食管胃结合部腺癌
从Barrett食管到癌症

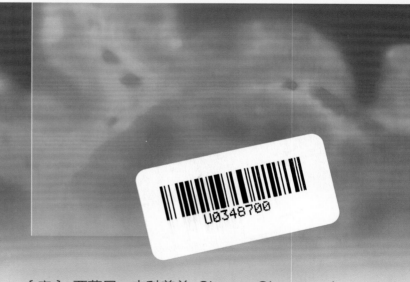

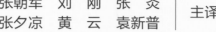

U0348700

〔意〕 西蒙尼·吉科普兹 Simone Giacopuzzi
〔意〕 安德里亚·扎诺尼 Andrea Zanoni 编
〔意〕 乔瓦尼·德·曼佐尼 Giovanni de Manzoni

张朝军 刘 刚 张 炎
主译
张夕凉 黄 云 袁新普

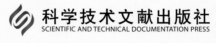

科学技术文献出版社
SCIENTIFIC AND TECHNICAL DOCUMENTATION PRESS
·北京·

图书在版编目（CIP）数据

食管胃结合部腺癌：从Barrett食管到癌症 /（意）西蒙尼·吉科普兹，（意）安德里亚·扎诺尼，（意）乔瓦尼·德·曼佐尼编；张朝军等主译. —北京：科学技术文献出版社，2023.5

书名原文：Adenocarcinoma of the Esophagogastric Junction：From Barrett's Esophagus to Cancer

ISBN 978-7-5189-9038-2

Ⅰ.①食… Ⅱ.①西… ②安… ③乔… ④张… Ⅲ.①食管癌—诊疗 Ⅳ.① R735.1

中国版本图书馆 CIP 数据核字（2022）第 049771 号

著作权合同登记号　图字：01-2021-2501

First published in English under the title

Adenocarcinoma of the Esophagogastric Junction：From Barrett's Esophagus to Cancer

edited by Simone Giacopuzzi，Andrea Zanoni and Giovanni de Manzoni

Copyright © Springer International Publishing Switzerland，2017

This edition has been translated and published under licence from

Springer Nature Switzerland AG.

食管胃结合部腺癌：从Barrett食管到癌症

策划编辑：郝迎聪　　责任编辑：王 培　　责任校对：张永霞　　责任出版：张志平

出　版　者	科学技术文献出版社	
地　　　址	北京市复兴路15号　邮编100038	
编　务　部	（010）58882938，58882087（传真）	
发　行　部	（010）58882868，58882870（传真）	
邮　购　部	（010）58882873	
官 方 网 址	www.stdp.com.cn	
发　行　者	科学技术文献出版社发行　全国各地新华书店经销	
印　刷　者	北京地大彩印有限公司	
版　　　次	2023 年 5 月第 1 版　2023 年 5 月第 1 次印刷	
开　　　本	787×1092　1/16	
字　　　数	405千	
印　　　张	21.5	
书　　　号	ISBN 978-7-5189-9038-2	
定　　　价	168.00元	

《食管胃结合部腺癌：从 Barrett 食管到癌症》

译者名单

主　　译：张朝军　刘　刚　张　炎　张夕凉　黄　云
　　　　　袁新普

副 主 译：龚太乾　田　磊　曹　震　邹贵军　杨坤秋
　　　　　杨晓冬　张育瑆　赵占伟　赵惠斌

译　　者：韦　锋　李建军　郑玥欣　王坤南　张锦明
　　　　　张钧则

译　序

　　近年来，全球范围内食管胃结合部腺癌（Adenocarcinomas of the Esophagogastric Junction，AEGJ）的发病率呈上升趋势。一项中国单中心 25 年的回顾数据显示，AEGJ 在胃腺癌中所占比例从 22.3% 上升到了 35.7%。日本 AEGJ 在胃腺癌中所占比例，从 20 世纪 60 年代初到 2000 年，由 2.3% 增加到 10.0%，其中 Siewert Ⅱ 型 AEGJ 的增幅最高。在美国，国家癌症研究所主持的"监测、流行病学和最终结果"项目发布的最新统计数据显示，AEGJ 的发病率在近 35 年增长近 2.5 倍，发病率稳定在 2/10 万左右。当前的文献报道，其 5 年生存率不到 50%。目前，有关食管胃结合部腺癌的手术方式、淋巴结清扫、食管和胃的切除范围、消化道重建、微创技术应用、新辅助或辅助放化疗免疫治疗等问题尚未达成共识，存在较大争议。

　　食管胃结合部腺癌在病因、发病机制等方面与食管癌、胃癌不完全相同。目前，较多的研究显示 Barrett 食管可能是食管胃结合部腺癌的病因之一。对于 Barrett 食管及早期食管胃结合部腺癌，内镜下治疗和消融治疗等手段越来越多地被采用。对于局部进展期食管胃结合部腺癌，不同的肿瘤位置决定了其不同的 Siewert 分型。不同的 Siewert 分型及食管受侵犯的长度又决定了不同的手术入路、淋巴结清扫范围及不同的消化道重建方式。对于手术入路的选择，东西方因为学科设置的差异，其手术方式不尽相同；因为不同的手术入路带来淋巴结清扫范围的差异，以及不同的消化道重建方式，所以导致不同的手术并发症发生率和远期预后差异。

　　近年来，随着放化疗、靶向治疗、免疫治疗等辅助治疗手段的更新，越来越多的研究显示，处于局部进展期的食管胃结合部腺癌通过新辅助治疗后其大多数肿瘤可以获得较好的临床退缩。新辅助治疗后行外科根治性手术提高了肿瘤局部完整切除的概率、降低了局部复发率和手术难度，使患者获得更好的肿瘤学治疗预后。

　　尽管目前在食管胃结合部腺癌的治疗方面，国外与国内仍存在一些争议，通过翻译本书并结合我们团队在食管胃结合部腺癌手术入路方面的最新探索研究，相信会进一步促进食管胃结合部腺癌病因、发病机制、诊断、治疗的快速发展，从而达到早防、早诊、早治的效果，从根本上降低食管胃结合部腺癌的发病率，提升其治愈率，为更多患者谋健康。

中国人民解放军总医院普通外科医学部

张朝军　教授

2023 年 2 月

前　言

　　在实体癌中，食管胃结合部（EGJ）癌是西方国家发病率增长最快的肿瘤，由于发展中国家和新兴工业化国家生活方式的改变，这一趋势预计将在世界范围内加剧。然而，EGJ腺癌的定义并不明确：一是因为它不是"器官疾病"而是"区域疾病"；二是因为EGJ癌包括具有不同病因和不同生物学的不同疾病。以日本为首的亚洲国家引领了胃癌的诊治方式，并提出了食管鳞状细胞癌的治疗指南。

　　但是，当我们谈论EGJ腺癌时，它是一个独立的病。在标准化的道路上，欧洲一直引领着EGJ癌思想的演变，这特别要归功于Siewert和德国学派，他们创造了这个分类，至今仍被临床医生用作治疗规划的指南。EGJ腺癌不仅是一个独立的实体疾病，也是西方面临的现实问题；因此，西方国家应该在标准化的道路上，系统化地回答这个癌症引发的相关问题。随着TNM第7版的推出，所有EGJ癌都被定义为食管癌，这表明了统一治疗的可能性。在个体治疗和靶向治疗的时代，我们想知道我们拥有的是否已经足够，我们是否需要进一步发展，特别是考虑到仅根据位置选择多模式治疗缺乏一致性。

　　因此，我和我的同事西蒙尼·吉科普兹、安德里亚·扎诺尼一起，决定写一本书，我们希望这本书能对当前的热门话题有所启发。为了使这本书更加国际化，我邀请了一些在该领域享有盛誉的外科医生参加，以给出他们的重要解读。我要感谢所有人的贡献。

　　根据意大利胃癌研究小组和IGCA欧洲分会的经验，我们希望有更密切的国际合作，并建立一个关于EGJ腺癌的欧洲网络。

贡献者名单

William H. Allum Department Surgery，Royal Marsden NHS
Foundation Trust，London，UK

Gian Luca Baiocchi Department of Clinical and Experimental Sciences，
Surgical Clinic，University of Brescia，Brescia，Italy

Maria Bencivenga Upper Gastrointestinal and General Surgery，
University of Verona，Verona，Italy

Francesco Casella Upper Gastrointestinal and General Surgery，
University of Verona，Verona，Italy

Filippo Catalano SRAG – Emergency Endoscopic Surgery，
Department of General Surgery，Ospedale Civile Maggiore –
University Hospital of Verona，Verona，Italy

Daniela Cenzi Department of Radiology，Ospedale Civile
Maggiore – University Hospital of Verona，Verona，Italy

Arianna Coniglio Department of Clinical and Experimental Sciences，
Surgical Clinic，University of Brescia，Brescia，Italy

Giovanni de Manzoni Upper Gastrointestinal and General Surgery，
University of Verona，Verona，Italy

Alberto Di Leo Unit of General Surgery，Rovereto Hospital，
APSS of Trento，Rovereto（TN），Italy

Amritpal Dhaliwal Department of Gastroenterology，University
Hospitals of Coventry and Warwickshire，Coventry，UK

Luca Faccio Department of Surgery，Oncology，and Gastroenetrology，
University of Padova，Padova，Italy

Anna Paola Fraccon Servizio di Oncologia，Casa di Cura Pederzoli，
Peschiera del Garda（Verona），Italy

Melissa Frizziero Medical Oncology Unit，Azienda Ospedaliera Universitaria Integrata，Verona，Italy

Comprehensive Cancer Center，Azienda Ospedaliera Universitaria Integrata，Verona，Italy

Simone Giacopuzzi Upper Gastrointestinal and General Surgery，University of Verona，Verona，Italy

Stefano M. Giulini Department of Clinical and Experimental Sciences，Surgical Clinic，University of Brescia，Brescia，Italy

Christopher J. Grocock The Oesophago-Gastric Unit，Royal Surrey County Hospital，Guildford，UK

Stephen T. Hornby Department Surgery，Bristol Royal Infirmary，Bristol，UK

Fiona M.S. Huddy The Department of Nutrition and Dietetics，Royal Surrey County Hospital，Guildford，UK

M.C.C.M. Hulshof Department of Radiotherapy，Academic Medical Center，Amsterdam，The Netherlands

Janusz Jankowski Department of Gastroenterology，University Hospitals of Coventry and Warwickshire，Coventry，UK

Silvia Laiti Upper Gastrointestinal and General Surgery，University of Verona，Verona，Italy

Christophe Mariette Department of Digestive and Oncological Surgery，University Hospital Claude Huriez，Regional University Hospital Center，Lille Cedex，France

University of Lille 2，Lille，France

Daniele Marrelli Unit of General Surgery and Surgical Oncology，Department of Medicine，Surgery and Neurosciences，University of Siena，Siena，Italy

Michael McFarlane Department of Gastroenterology，University Hospitals of Coventry and Warwickshire，Coventry，UK

Davide Melisi Digestive Molecular Clinical Oncology Research Unit，Università degli studi di Verona，Verona，Italy

Medical Oncology Unit，Azienda Ospedaliera Universitaria Integrata，Verona，Italy

Comprehensive Cancer Center，Azienda Ospedaliera Universitaria

Integrata, Verona, Italy

Yasmina Modena Unità Operativa Complessa di Oncologia,
Ospedale S. Maria della Misericordia, Rovigo, Italy

Sarah Molfino Department of Clinical and Experimental Sciences,
Surgical Clinic, University of Brescia, Brescia, Italy

Stefan P. Mönig Department of Surgery, University Hospital Geneva,
Genève, Swizerland

Stefania Montemezzi Department of Radiology, Ospedale Civile
Maggiore – University Hospital of Verona, Verona, Italy

Alessandro Neri Department of Medicine, Surgery
and Neurosciences – Unit of General Surgery and Surgical Oncology,
University of Siena, Siena, Italy

B.J. Noordman Department of Surgery, Erasmus MC – University
Medical Center, Rotterdam, The Netherlands

Felice Pasini Unità Operativa Complessa di Oncologia, Ospedale
S. Maria della Misericordia, Rovigo, Italy

Riccardo Piagnerelli Unit of General and Mini-invasive Surgery,
Department of Medicine, Surgery and Neurosciences, University
of Siena, Siena, Italy

Geny Piro Laboratory of Oncology and Molecular Therapy,
Department of Medicine, Università degli studi di Verona, Verona, Italy
Comprehensive Cancer Center, Azienda Ospedaliera Universitaria
Integrata, Verona, Italy

Nazario Portolani Department of Clinical and Experimental Sciences,
Surgical Clinic, University of Brescia, Brescia, Italy

Shaun R. Preston The Oesophago-Gastric Unit, Royal Surrey County
Hospital, Guildford, UK

Francesco Ricci Unit of General Surgery, Rovereto Hospital,
APSS of Trento, Rovereto（TN）, Italy

Thomas W. Rice Department of Thoracic and Cardiovascular Surgery,
Cleveland Clinic, Cleveland Clinic Lerner College of Medicine,
Office of Patient Experience, Cleveland, OH, USA

Angela M. Riddell Department of Diagnostic Radiology, Royal Marsden
Hospital, Sutton, UK

William B. Robb Department of Digestive and Oncological Surgery，
University Hospital Claude Huriez，Regional University Hospital Center，
Lille Cedex，France

Uberto Fumagalli Romario Unit of Upper Gastrointestinal Surgery，
Humanitas Clinical and Research Hospital，Rozzano，Italy

Riccardo Rosati Department of Gastroenterological Surgery，
San Raffaele Hospital and Vita-Salute University School of Medecine，
Milan，Italy

Franco Roviello Unit of General and Mini-invasive Surgery，
Department of Medicine，Surgery and Neurosciences，University
of Siena，Siena，Italy

Andrea Sansonetti General Surgery，"M.G. Vannini" Hospital，
Rome，Italy

Paul M. Schneider Hirslanden Clinic，Surgical Center Zurich，
Witellikerstrasse，Zürich，Switzerland
Clinic for Visceral，Thoracic and Vascular Surgery，City Hospital Triemli，
Birmensdorferstrasse，Zürich，Switzerland

J. Shapiro Department of Surgery，Erasmus MC – University Medical
Center，Rotterdam，The Netherlands

E. Strazimiri Department of Radiology，University Hospital-Policlinico
G.B. Rossi，Verona，Italy

Prashanthi N. Thota Department of Gastroenterology
and Hepatology/A30，Cleveland Clinic，Center of Excellence
for Barrett's Esophagus，Cleveland，OH，USA

Guido A.M. Tiberio Department of Clinical and Experimental Sciences，
Surgical Clinic，University of Brescia，Brescia，Italy

Anna Tomezzoli Department of Pathology，Verona Hospital，
Verona，Italy

Giampaolo Tortora Laboratory of Oncology and Molecular Therapy，
Department of Medicine，Università degli studi di Verona，Verona，Italy
Medical Oncology Unit，Azienda Ospedaliera Universitaria Integrata，
Verona，Italy
Comprehensive Cancer Center，Azienda Ospedaliera Universitaria
Integrata，Verona，Italy

Elio Treppiedi Upper Gastrointestinal and General Surgery，University of Verona，Verona，Italy

J.J.B. van Lanschot Department of Surgery，Erasmus MC – University Medical Center，Rotterdam，The Netherlands

A. van der Gaast Department of Medical Oncology，Erasmus MC – University Medical Center，Rotterdam，The Netherlands

Giuseppe Verlato Unit of Epidemiology and Medical Statistics，Department of Public Health and Community Medicine，University of Verona，Verona，Italy

Costantino Voglino Department of Medicine，Surgery and Neurosciences – Unit of General Surgery and Surgical Oncology，University of Siena，Siena，Italy

Jacopo Weindelmayer Upper Gastrointestinal and General Surgery，University of Verona，Verona，Italy

B.P.L. Wijnhoven Department of Surgery，Erasmus MC – University Medical Center，Rotterdam，The Netherlands

Paul M. Wilkerson Department Surgery，Royal Marsden NHS Foundation Trust，London，UK

Giovanni Zaninotto Department of Academic Surgery，St Mary's Hospital，Imperial College，London，UK

Andrea Zanoni Upper Gastrointestinal and General Surgery，University of Verona，Verona，Italy

Lisa Zantedeschi Department of Radiology，University Hospital-Policlinico G.B. Rossi，Verona，Italy

Michele Zuffante Department of Radiology，Ospedale Civile Maggiore – University Hospital of Verona，Verona，Italy

目　录

第 1 章
流行病学和危险因素 ①

1.1 方法学问题

食管胃结合部（EGJ）的定义在当前文献中仍存在争议。例如，根据 Prague C & M 标准，食管与胃的界标是胃褶皱的近端边缘，而在日本标准中主要使用下食管纵血管或栅状血管的远端界限 [1]。

EGJ 癌或贲门腺癌的定义也引起了许多分歧。在大多数欧洲国家，贲门腺癌的编码直到 20 世纪 70 年代末才被引入，而关于贲门腺癌的定义直到 20 世纪 90 年代末才达成共识 [2]。因此，1989 —1994 年在瑞典的贲门腺癌实际发病率可能比瑞典癌症登记处报告的发生率高出 15% ~ 45%[2]。

值得注意的是，美国最近在同一数据库（监测、流行病学和最终结果癌症登记计划的首字母简称为 SEER）进行了大约相同时期的两项研究。研究报道了 1973 —2008 年 EGJ 腺癌 [3] 和 1978 —2005 年 [4] 胃贲门癌的不同趋势。世界卫生组织将这两种癌都包括在 EGJ 癌中，它们被定义为"跨越食管胃结合部的肿瘤而无论肿瘤位于何处" [5]。在本章中，将优先使用术语"食管胃结合部（EGJ）腺癌"。但当被引用的作者使用时，也将使用术语"贲门腺癌"或"胃贲门癌"。

1.2 上消化道肿瘤概述

在西方国家，食管鳞状细胞癌（SCC）和非贲门腺癌的发病率下降的同时，食管远端腺癌（AC）和 EGJ 腺癌 /"贲门"癌的发病率却随之上升。因此，上消化道肿瘤总体上减少，但集中发生在食管胃连接部周围。

具体来说，在过去的几十年里，食管 AC 的发病率在大多数欧洲地区 [6] 和美国，

① Giuseppe Verlato，Unit of Epidemiology and Medical Statistics，Department of Public Health and Community Medicine，University of Verona，Italy
Giovanni De Manzoni ，Upper Gastrointestinal and General Surgery，University of Verona，Italy

特别是在美国白人男性中显著增加 [7-8]。相反，食管鳞状细胞癌的发病率在美国的所有种族中都在下降 [7-8]，在南欧和西欧的男性中的发病率也在下降，而在北欧的男性和所有欧洲地区的女性中的发病率都在上升 [6]。在世界其他地区，食管鳞状细胞癌的发病率相对稳定或略有下降 [9]。

相反，食管鳞状细胞癌的发病率在美国所有族裔群体中都在下降，在南欧和西欧的男性中也是如此，而在北欧男性和所有欧洲地区的女性中则呈上升趋势 [6]。在世界其他地区，食管鳞状细胞癌的发病率相对稳定或略有下降 [9]。

同样，EGJ 腺癌 [3] 和贲门腺癌 [4] 的发病率在美国白人男性中更为显著，而在女性和黑人中则不那么明显。在挪威，年龄调整后的远端胃肿瘤发病率在 1958—1992 年期间在两性中都有所下降，而近端胃癌的发病率在男性中稳定，在女性中仅略有下降 [10]。

在东亚，食管腺癌的发病率并没有上升，尽管最近胃食管反流病的发病率有所上升，特别是中国人、韩国人和日本人似乎更易患食管鳞状细胞癌 [9]。然而，在日本 [11] 和中国 [12-13]，贲门腺癌占整体胃癌的比例也有上升的趋势。

1.3 食管胃结合部腺癌的发病率

1.3.1 地理差异性

胃贲门腺癌的发病率在各国之间存在很大差异。根据五大洲的数据库 [14]，0 ~ 74 岁的累积发病率在阿根廷康科迪亚的女性中最低（约 0%），在荷兰男性中最高（0.52%）。

即使在同一国家内，累积发病率也因种族而异。例如，在美国，白人 0 ~ 74 岁的累积发病率为 0.37%（95%CI：0.35% ~ 0.39%），黑人为 0.25%（0.19% ~ 0.31%）。在新加坡观察到的差异更大，新加坡 0 ~ 74 岁累积发病率（0.29%，0.22% ~ 0.36%）是马来西亚男性（0.05%）的近 6 倍 [14]。相反，生活在不同国家的人即使在同一种族中也观察到显著差异。例如，居住在本土的印度人（0.08%，0.06% ~ 0.10%）比迁移到新加坡的印度人（0.15%，0.01% ~ 0.29%）的累积发病率翻了一番 [14]。

在美国，种族差异主要局限于男性，而女性的发病率大致相同。1996—1998 年，高加索男性每 10 万人的年龄调整发病率为 3.4，而西班牙裔、黑人和亚洲人 / 太平洋岛民的发病率为 1.9 ~ 2.1 [15]。在女性中，这些种族的发病率每 10 万人每年为 0.6 ~ 0.7。与之不同的是，美洲原住民的发病率非常低，男性和女性的发病率都很低（每 10 万人每年分别为 0.9 和 0.2）[15]。

1.3.2 年龄和性别分布

就年龄和性别分布而言，在欧洲癌症与营养前瞻性调查（EPIC）研究中，贲门腺癌在男性（占所有胃腺癌的 37%）中比在女性（18%）中更常见，而非贲门腺癌的情况则相反（在女性中为 58%，在男性中为 41%）[16]。西班牙（6∶1）[17]、英国（4∶1）[18] 和美国（5∶1）[19] 贲门腺癌患者的男女比例要高得多。

根据 EPIC 研究，贲门腺癌的发病年龄（63.8 ± 7.4 岁，平均值 ± SD）与非贲门腺癌（62.5 ± 8.5 岁）无差异[16]。同样，在荷兰，贲门腺癌（69.3 岁）和食管癌（69.6 岁）发病的中位年龄相似[20]。值得注意的是，在荷兰，75% 的贲门腺癌是在 60 岁以后诊断出来的[20]，而在美国，大多数贲门腺癌患者确诊时年龄都在 60 岁以上[19]。

1.3.3　起源于贲门的胃癌比例

根据 EPIC 的研究，贲门腺癌占欧洲所有胃腺癌的 29.4%。北方国家的贲门腺癌比例（35%）高于地中海国家（18%）[16]（图 1.1）。值得注意的是，如果排除未知部位的癌症，这些比例会变得更高（分别为 43.8% 和 24.7%）。在美国，1978—2005 年，SEER 数据库中贲门腺癌的比例为 24.1%[4]，排除重叠和非特定部位后，这一比例上升到 34.2%。

在韩国（6.9%）[21] 和日本（10%）[11]，贲门腺癌的比例相当低，而在中国，这一比例与北欧（33.6%）[12] 相当（图 1.1）。近端小胃癌（< 2 cm）的比例甚至更高，在中国单中心系列研究中，其比例在 2011 年达到了 45% 的峰值[13]。

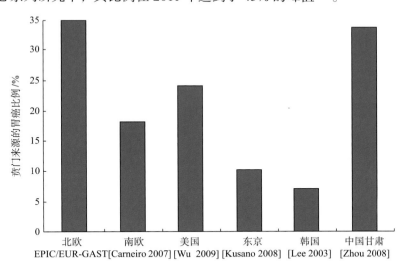

图 1.1　贲门部胃腺癌比例

1.3.4　贲门腺癌的发病趋势

据报道，西方国家的 EGJ 腺癌和贲门腺癌的发病率在 20 世纪 90 年代之前有所增加，此后保持稳定或下降（表 1.1）。在英国和西班牙，贲门腺癌的发病率增加了一倍以上，瑞典[26] 每年以 3.9% 的速度增长。有趣的是，在美国 SEER 数据库中，EGJ 腺癌的发病率几乎翻了一番[3]，而贲门腺癌的发病率仅增加了 23%[4]。

表 1.1 EGJ 腺癌和贲门腺癌的发病率

第一作者	国家		发病率 /（100 000 人 / 年）		
			起点	中点	终点
Newnham[18]a	英国（贲门癌）	男性	2.0（1971 年）		5.4（1991 年）
		女性	0.6		1.4
Crane[22]e	美国（明尼苏达）	EGJ 腺癌	0.6（1971—1980年）		2.2（1991—2000 年）
		贲门腺癌	0.9（1971—1980年）		0.8（1991—2000 年）
Abrams[23]d	美国（康涅狄格）	贲门癌	2.4（1965—1969年）	3.7（1988—1992 年）	3.4（2003—2007 年）
Wu[4]d	美国（SEER 数据库）	贲门癌	1.8（1978—1983）	2.2（1996—2000 年）	2.1（2001—2005 年）
Buas[3]d	美国（SEER 数据库）（EGJ 腺癌）	白人男性	2.48（1973—1978年）	4.10（1991—1996年）	3.78（2003—2008 年）
		白人女性	0.40	0.71	0.80
		黑人男性	1.35（1973—1978年）	2.05（1991—1996年）	2.01（2003—2008 年）
		黑人女性	0.34	0.68	0.55
Aragones[17]d	西班牙（贲门癌）	男性	1.13（1980—1984年）	2.71（1990—1994年）	2.76（2000—2004 年）
		女性	0.26	0.56	0.48
El-Serag[19]c	美国（SEER 数据库）	贲门腺癌	3.3（1987—1991 年）		3.1（1992—1996 年）
Dikken[20]a	荷兰（贲门腺癌）	男性	5.7（1989 年）	（每年减少 1.2%）	4.4（2008 年）
		女性	1.2	（每年减少 0.2%）	1.0
Schmass-mann[24]a	瑞士（贲门腺癌）	男性	7.5（1982—1985年）		4.3（2006—2007 年）
		女性	2.4		1.8

第一作者	国家		起点	每年变化 / %	终点
Bashash[25]	英国（哥伦比亚）（贲门癌）	男性	自 1990 年	+3.8	至 1999 年
		女性		+9.2	
Lagergren 2011[26]b	瑞典	贲门腺癌	自 1970 年	+3.9（3.2 ~ 4.7）	至 1990 年
			自 1990 年	−1.0（−1.6 ~ 0.3）	至 2008 年

注：显著 / 显著的变化以粗体和不断增加的趋势进一步突出，美国年龄标准化的 AC 腺癌、SEER 监测、流行病学和最终结果癌症登记计划使用 a 欧洲标准化人口、b 1989 年瑞典人口、c 1970 年美国人口、d 2000 年美国标准人口、e 2000 美国白人标准人口、f 1996 年加拿大人口进行年龄标准化。

　　20 世纪 90 年代，加拿大不列颠哥伦比亚省的发病率持续增长[25]，但在大多数国家趋于平稳（如西班牙[17]、美国[3, 19, 23]），或转为下降趋势（如荷兰[20]、瑞士[24]、瑞典[26]）。

　　此外，应该提醒的是，在过去的几十年里，来自不特定部位的胃癌也明显减少，这种模式可能放大了贲门腺癌的上升趋势[18]。

　　贲门腺癌的增加，加上非贲门胃腺癌的减少，导致贲门胃癌的比例显著增加。在康涅狄格州肿瘤登记处[23]，贲门 / 非贲门肿瘤的比例从 1965—1969 年的 0.2% 上升到 2003—2007 年的 0.6%。在日本的一个大型系列研究[11]中，EGJ 腺癌的总体比例从 2.3%（1962—1965 年）上升到 10.0%（2001—2005 年）。同样，在中国甘肃省，贲门腺癌的比例从 1993 年的 29.6% 上升到 2004 年的 37.1%[12]。相应地，在中国系列研究中[13]，位于 EGJ 下方 3 cm 以内的小胃癌（≤ 2 cm）所占比例从 2004 年的 16% 上升到 2011 年的 45%。韩国的贲门腺癌比例在 1991—1995 年和 1996—2000 年没有变化，分别为 6.2% 和 6.9%[21]。

　　贲门腺癌的增加主要是由于 Siewert Ⅱ 型癌症和反流相关亚型的发病率增加。在一个日本系列[11]中，Siewert Ⅱ 型的比例从 28.5%（1962—1965 年）上升到 57.3%（2001—2005 年），而 Ⅰ 型的比例保持在 1% 左右。根据康涅狄格州肿瘤登记处[23]的数据，在过去的 50 年里，与反流相关的亚型显著增加，从 1955—1959 年的每年 0.3/10 万增加到 2003—2007 年的每年 2.4/10 万。相反，与幽门螺旋杆菌相关的贲门腺癌在同一时期显著下降，从每 10 万人年 3.7 人下降到 1.0 人。

1.4　分期和生存率

　　至于分期，在荷兰的一项全国性研究[20]中，2004—2008 年诊断的约 45% 的贲门腺癌被归类为 M0，40% 被归类为 M1，而 15% 的分期未知。在美国的一项多中心研究[27]中，贲门腺癌的 T 分期比非贲门亚型更晚：AJCC T3-T4 肿瘤的比例为 71.8%vs.59.2%。在贲门腺癌和非贲门腺癌中，淋巴结转移患者的比例没有显著差异，分别为 60.3% 和 59.2%。

　　西方国家的预后仍然很差。在 2004—2008 年诊断为贲门腺癌的荷兰患者中，M0 患者 5 年的相对生存率为 20.6%（95%CI：17.7% ~ 23.8%），而 M+ 患者 2 年后的相对生存率降至 6%（4.6% ~ 7.7%）[20]。同样，在美国 SEER 数据库中，1997—2008 年确诊的患者的 5 年生存率为 17%[3]。有治疗意图而接受手术的患者生存率更高，在美国的多中心研究中，术后 5 年生存率为 32.5%[27]，在意大利系列研究中，术后 3 年生存率为 40.2%[28]。

　　日本文献中的 5 年生存率更高（58.7%）[29]。

　　在美国，从 1973—1984 年到 1997—2008 年，EGJ 腺癌患者的 5 年生存率翻了一番[3]，这种改善归因于早期诊断和更好的治疗。然而，荷兰的贲门腺癌的预后 1989—2008 年没有改善[20]。作者指出，手术和多模式治疗可以改善食管癌的预后，在贲门腺癌治疗中也应采用相同的干预措施。

1.5 危险因素

根据涉及的主要危险因素，贲门腺癌分为两个不同的亚型：与反流相关的和与幽门螺旋杆菌相关的[8, 23]。值得注意的是，胃食管反流是食管腺癌的主要危险因素，而幽门螺旋杆菌感染是胃非贲门腺癌的主要危险因素[30]。与反流相关的亚型表现为肠型，而与幽门螺旋杆菌相关的亚型则与重度萎缩性胃炎有关，可以表现为肠型和弥漫型。根据康涅狄格州肿瘤登记处[23]的研究，与幽门螺旋杆菌相关的亚型在1955—1959 年更为普遍（3.7 10 万人 / 年 vs.0.3 10 万人 / 年），而在 2003—2007 年，与反流相关的亚型已成为主流（2.4 10 万人 / 年 vs.1.0 10 万人 / 年），近期有研究报道幽门螺旋杆菌感染是非贲门腺癌最重要的危险因素之一，甚至可以起到保护贲门腺癌的作用[31]。

关于食管腺癌[32]或贲门腺癌[33]的风险，胃食管反流的不良反应是否更大存在分歧。除了胃食管反流，贲门腺癌与食管腺癌还有几个共同的危险因素：肥胖[34-35]，食用肉类和脂肪[36]，吸烟[37]，身体姿势和职业活动[32]（表 1.2）。

表 1.2 贲门腺癌危险因素

风险因素	关联类型	研究国家 / 组织
人口因素		
性别，性激素	雌激素治疗降低前列腺癌风险的男性队列研究	瑞典[38]
种族	与在英国和美国研究的其他种族相比，白人男性的发病率更高	英国[39]，美国[15]
社会经济因素		
教育	高等教育与降低胃心肌癌风险有关（HR=0.42，95% CI: 0.20 ~ 0.89）	EPIC[40]
职业	园丁、运输工人、砖瓦匠和化学加工工人的风险增加	瑞典[41]
生活方式因素		
体力活动	定期的体育活动可以预防非贲门癌，在较低程度上也可预防贲门癌	荷兰[42]
肉类及脂肪的摄入	高加工的肉类（尤其红肉）、糖果和高脂肪乳制品的饮食与低加工的肉类（尤其红肉）、糖果和高脂肪乳制品的饮食相比，患 EGJ 腺癌的风险几乎增加一倍	瑞典[36]

续表

风险因素	关联类型	研究国家 / 组织
肥胖	BMI ≥ 40 的人患贲门癌的风险是 BMI < 25 的患者的 3.07 倍	BEACON（meta-analysis）[34]
	身体质量指数的增加增加了食管腺癌的风险，并在较低程度上增加了贲门癌的风险	美国 [35]
吸烟	吸烟的人患贲门癌的风险是不吸烟人的 2.18 倍	BEACON（meta-analysis）[37]
病理因素		
胃食管反流病	食管腺癌发病机制中起到重要的作用	荷兰 [32]
	胃贲门癌发病机制中起到重要的作用	美国（明尼苏达）[33]
幽门螺旋杆菌感染	幽门螺旋杆菌感染可增加患非贲门胃癌的风险，但可降低患心肌癌和贲门癌的风险	芬兰 [31]

特别是，国际巴雷特食管腺癌协会（BEACON）最近进行的荟萃分析发现，与 BMI ≤ 25 相关的 BMI ≥ 40 的 OR 为 3.07（95%CI：1.89 ~ 4.99）[34]，而吸烟者与非吸烟者的 EGJ 腺癌 OR 为 2.18（95% CI：1.84 ~ 2.58）[37]，吸烟本身不仅有害，而且还放大了胃食管反流病的致癌作用 [43]。

在差异方面，腹型肥胖、饮酒和抗氧化剂摄入量是食管腺癌的强烈预测因素，不影响 EGJ 腺癌。事实上，在一项前瞻性队列研究中 [44]，增加腰臀比会增加食管腺癌的风险，但不会增加 EGJ 腺癌的风险。BEACON 的另一项荟萃分析报告称，与不饮酒者相比，每天喝 7 杯酒的 OR 为 0.77（95%CI：0.54 ~ 1.10）[45]。适量摄入（0.5 ≥ 1 杯 / 天）甚至有保护作用（OR=0.78，95%CI：0.62 ~ 0.99）。另一项荟萃分析发现，饮食中摄入抗氧化剂（维生素 C、维生素 E 或 β - 胡萝卜素 / 维生素 A）对食管腺癌有保护作用，而没有发现抗氧化剂摄入与贲门腺癌风险有关联 [46]。

总之，胃食管反流、肥胖和吸烟可能占了 EGJ 腺癌风险的 70%[47]。贲门腺癌的风险状况与食管腺癌和胃非贲门腺癌的风险状况有所不同。

遗传因素

EGJ 腺癌与 DNA 修复或炎症反应相关基因有关。TP53 基因突变是最常见的异常，在 42% 的食管胃结合部癌中检出。此外，涉及白细胞介素 2 和 4 代谢的基因与贲门腺癌有关 [49]。

在日本一系列 Siewert Ⅱ 型腺癌患者中，有 18.2% 的患者患有 HER-2 阳性肿瘤，也更容易发生肝转移（HER-2 阳性患者为 23.7%，HER-2 阴性患者为 7.6%）[29]。

1.6 结论

二十世纪七八十年代，西方国家食管胃结合部 / 贲门腺癌的发病率有所上升，随后有的保持稳定，有的则略有下降。在东亚地区，贲门腺癌的发病率上升幅度要小得多，而且有所延迟。目前，贲门腺癌占欧洲和中国部分地区胃癌的 1/3。在欧洲和美国，预后仍然很差，5 年生存率不到 20%。

EGJ 癌在过去 50 年中的上升主要反映了与胃食管反流相关的亚型的增加，而与幽门螺旋杆菌相关的亚型在同一时期下降。除了胃食管反流，EGJ 腺癌与食管腺癌有几个共同的危险因素：肥胖、肉类及脂肪的摄入、吸烟、职业。然而，EGJ 腺癌 / 贲门腺癌的风险分布与食管腺癌和胃非贲门腺癌的风险分布略有不同。

参考文献

[1] Ishimura N，Amano Y，Sollano JD et al，for the IGICS Study Group（2012）Questionnaire-based survey conducted in 2011 concerning endoscopic management of Barrett's esophagus in East Asian countries. Digestion 86（2）：136–146

[2] Ekstrom AM，Signorello LB，Hansson LE et al（1999）Evaluating gastric cancer misclassification：a potential explanation for the rise in cardia cancer incidence. J Natl Cancer Inst 91（9）：786–790

[3] Buas MF，Vaughan TL（2013）Epidemiology and risk factors for gastroesophageal junction tumors：understanding the rising incidence of this disease. Semin Radiat Oncol 23（1）：3–9

[4] Wu HY，Rusiecki JA，Zhu KM et al（2009）Stomach carcinoma incidence patterns in the United States by histologic type and anatomic site. Cancer Epidemiol Biomarkers Prev 18（7）：1945–1952

[5] Odze RD，Flejou JF，Boffetta P et al（2010）Adenocarcinoma of the oesophgogastric junction. In：Bosman FT，Carneiro F，Hruban RH，Theise ND（eds）WHO classification of tumours of the digestive system. World Health Organization Classification of Tumours. IARC Press，Lyon，pp 39–44

[6] Steevens J，Botterweck AAM，Dirx MJM et al（2010）Trends in incidence of oesophageal and stomach cancer subtypes in Europe. Eur J Gastroenterol Hepatol 22：669–678

[7] Trivers KF，Sabatino SA，Stewart SL（2008）Trends in esophageal cancer incidence by histology，United States，1998–2003. Int J Cancer 123：1422–1428

[8] Cook MB，Chow WH，Devesa SS（2009）Oesophageal cancer incidence in the United

States by race，sex，and histologic type，1977–2005. Br J Cancer 101：855–859

[9] Hongo M，Nagasaki Y，Shoji T（2009）Epidemiology of esophageal cancer：orient to occident. Effects of chronology，geography and ethnicity. J Gastroenterol Hepatol 24（5）：729–735

[10] Hansen S，Wiig JN，Giercksky KE，Tretli S（1997）Esophageal and gastric carcinoma in Norway 1958– 1992：incidence time trend variability according to morphological subtypes and organ subsites. Int J Cancer 71：340–344

[11] Kusano C，Gotoda T，Khor CJ et al（2008）Changing trends in the proportion of adenocarcinoma of the esophago-gastric junction in a large tertiary referral center in Japan. J Gastroenterol Hepatol 23（11）：1662–1665

[12] Zhou Y，Zhang Z，Zhang Z et al（2008）A rising trend of gastric cardia cancer in Gansu Province of China. Cancer Lett 269：18–25

[13] Shi J，Sun Q，Xu BY etal（2014）Changing trends in the proportions of small（≤ 2 cm）proximal and nonproximal gastric carcinomas treated at a high-volume tertiary medical center in China. J Dig Dis 15（7）：359–366

[14] Corley DA，Buffler PA（2001）Oesophageal and gastric cardia adenocarcinomas：analysis of regional variation using the Cancer Incidence in Five Continents database. Int J Epidemiol 30：1415–1425

[15] Kubo A，Corley DA（2004）Marked multi-ethnic variation of esophageal and gastric cardia carcinomas within the United States. Am J Gastroenterol 99：582–588

[16] Carneiro F，Moutinho C，Pera G et al（2007）Pathology findings and validation of gastric and esophageal cancer cases in a European cohort（EPIC/EUR-GAST）. Scand J Gastroenterol 42（5）：618–627

[17] Aragones N，Izarzugaza MI，Ramos M et al，for the Oesophago-gastric Cancer Working Group（2010）Trends in oesophago-gastric cancer incidence in Spain：analysis by subsite and histology. Ann Oncol 21（Suppl. 3）：Ⅲ69– Ⅲ75

[18] Newnham A，Quinn MJ，Babb P et al（2003）Trends in the subsite and morphology of oesophageal and gastric cancer in England and Wales 1971–1998. Aliment Pharmacol Ther 17：665–676

[19] El-Serag HB，Mason AC，Petersen N et al（2002）Epidemiological differences between adenocarcinoma of the oesophagus and adenocarcinoma of the gastric cardia in the USA. Gut 50：368–372

[20] Dikken JL，Lemmens VE，Wouters MWJM et al（2012）Increased incidence and survival for oesophageal cancer but not for gastric cardia cancer in the Netherlands. Eur

J Cancer 48（11）：1624–1632

[21] Lee JY，Kim HY，Kim KH，Jang HJ，Kim JB，Lee JH et al（2003）No changing trends in incidence of gastric cardia cancer in Korea. J Korean Med Sci 18：53–57

[22] Crane SJ，Locke GR 3rd，Harmsen WS et al（2007）The changing incidence of oesophageal and gastric adenocarcinoma by anatomic sub-site. Aliment Pharmacol Ther 25：447–453

[23] Abrams JA，Gonsalves L，Neugut AI（2013）Diverging trends in the incidence of reflux-related and helicobacter pylori-related gastric cardia cancer. J Clin Gastroenterol 47（4）：322–327

[24] Schmassmann A，Oldendorf MG，Gebbers JO（2009）Changing incidence of gastric and oesophageal cancer subtypes in central Switzerland between 1982 and 2007. Eur J Epidemiol 24：603–609

[25] Bashash M，Shah A，Hislop G et al（2008）Incidence and survival for gastric and esophageal cancer diagnosed in British Columbia，1990 to 1999. Can J Gastroenterol 22：143–148

[26] Lagergren J，Mattsson F（2011）No further increase in the incidence of esophageal adenocarcinoma in Sweden. Int J Cancer 129：513–516

[27] Amini N，Spolverato G，Kim Y et al（2015）Clinicopathological features and prognosis of gastric cardia sdenocarcinoma：a multi-institutional US study. J Surg Oncol 111（3）：285–292

[28] de Manzoni G，Pedrazzani C，Verlato G et al（2004）Comparison of old and new TNM systems for nodal staging in adenocarcinoma of the gastro-oesophageal junction. Br J Surg 91（3）：296–303

[29] Katai H，Ishida M，Yamashita H et al（2014）HER2 Expression in carcinomas of the true cardia（Siewert Type Ⅱ Esophagogastric Junction Carcinoma）. World J Surg 38（2）：426–430

[30] de Martel C，Forman D，Plummer M（2013）Gastric cancer epidemiology and risk factors. Gastroenterol Clin North Am 42（2）：219–240

[31] Kamangar F，Dawsey SM，Blaser MJ et al（2006）Opposing risks of gastric cardia and noncardia gastric adenocarcinomas associated with Helicobacter pylori seropositivity. J Natl Cancer Inst 98：1445–1452

[32] Jonge PJF，Wolters LMM，Steyerberg EW et al（2007）Environmental risk factors in the development of adenocarcinoma of the oesophagus or gastric cardia：a cross-sectional study in a Dutch cohort. Aliment Pharmacol Ther 26（1）：31–39

[33] Crane SJ，Locke GR，Harmsen WS et al（2007）Subsite-specific risk factors for esophageal and gastric adenocarcinoma. Am J Gastroenterol 102（8）：1596–1602

[34] Hoyo C，Cook MB，Kamangar F et al（2012）Body mass index in relation to oesophageal and oesophago gastric junction adenocarcinomas：a pooled analysis from the international BEACON consortium. Int J Epidemiol 41（6）：1706–1718

[35] Olefson S，Moss SF（2015）Obesity and related risk factors in gastric cardia adenocarcinoma. Gastric Cancer 18（1）：23–32

[36] Bahmanyar S，Ye W（2006）Dietary patterns and risk of squamous-cell carcinoma and adenocarcinoma of the esophagus and adenocarcinoma of the gastric cardia：a population-based case–control study in Sweden. Nutr Cancer 54：171–178

[37] Cook MB，Kamangar F，Whiteman DC et al（2010）Cigarette smoking and adenocarcinomas of the esophagus and esophagogastric junction：a pooled analysis from the international BEACON consortium. J Natl Cancer Inst 102：1344–1353

[38] Lindblad M，Ye WM，Rubio C，Lagergren J（2004）Estrogen and risk of gastric cancer：a protective effect in a nationwide cohort study of patients with prostate cancer in Sweden. Cancer Epidemiol Biomarkers Prev 13（12）：2203–2207

[39] Coupland VH，Lagergren J，Konfortion J et al（2012）Ethnicity in relation to incidence of oesophageal and gastric cancer in England. Br J Cancer 107（11）：1908–1914

[40] Nagel G，Linseisen J，Boshuizen HC et al（2007）Socioeconomic position and the risk of gastric and overphageal cancer in the European Prospective into Cancer and Nutrition（EPIC-EURGAST）. Int J Epidemiol 36（1）：66–76

[41] Ji JG，Hemminki K（2006）Socio-economic and occupational risk factors for gastric cancer：a cohort study in Sweden. Eur J Cancer Prev 15（5）：391–397

[42] Abioye AI，Odesanya MO，Abioye AI，Ibrahim NA（2015）Physical activity and risk of gastric cancer：a meta-analysis of observational studies. Br J Sports Med 49（4）：224–233

[43] Pandeya N，Webb PM，Sadeghi S et al（2010）Gastro-oesophageal reflux symptoms and the risks of oesophageal cancer：are the effects modified by smoking，NSAIDs or acid suppressants? Gut 59：31–38

[44] O'Doherty MG，Freedman ND，Hollenbeck AR et al（2012）A prospective cohort study of obesity and risk of oesophageal and gastric adenocarcinoma in the NIH-AARP Diet and Health Study. Gut 61：1261–1268

[45] Freedman ND，Murray LJ，Kamangar F et al（2011）Alcohol intake and risk of

oesophageal adenocarcinoma：a pooled analysis from the BEACON consor tium. Gut 60：1029–1037

[46] Kubo A，Corley DA（2007）Meta-analysis of antioxidant intake and the risk of esophageal and gastric cardia adenocarcinoma. Am J Gastroenterol 102（10）：2323–2330

[47] Olsen CM，Pandeya N，Green AC et al（2011）Population attributable fractions of adenocarcinoma of the esophagus and gastroesophageal junction. Am J Epidemiol 174：582–590

[48] Li-Chang HH，Kasaian K，Ng Y et al（2015）Retrospective review using targeted deep sequencing reveals mutational differences between gastroesopha-geal junction and gastric carcinomas. BMC Cancer（15）：32

[49] Wu J，Lu Y，Ding YB et al（2009）Promoter polymor-phisms of IL2，IL4，and risk of gastric cancer in a high-risk Chinese population. Mol Carcinog 48（7）：626–632

第 2 章

Barrett 食管：发病机制及预防①

2.1 发病机制

正如前一章所述，Barrett 食管发生的危险因素包括男性性别、年龄增长、年轻时 BMI 高和臀围比增加[1]。

Barrett 食管的进展过程与正常鳞状食管上皮向分泌黏液的柱状上皮的化生有关。有人提出，该过程分为两步：第一步，从鳞状黏膜到柱状黏膜的初始转化在几年内相对较快地发生；第二步，柱状上皮的化生过程相对缓慢，需要 5 ~ 10 年[2]。特别是在遗传易感性个体中，这种细胞改变主要是对胃食管反流病（GERD）引起的慢性食管损伤的反应[3]。一个病例系列表明，超过 60% 的患病是慢性反流的结果；慢性下食管炎的其他诱因包括化疗、非甾体抗炎药和病毒感染[4]。

在人体内发生这种变化的确切细胞过程尚不清楚。动物模型不是人类疾病的主要决定因素[5]。相关的人类遗传性基因组改变包括体细胞突变、生长因子表达[6]和细胞黏附分子活性[7]改变等。

理论认为，人类 Barrett 食管的发生与反流引起的鳞状黏膜损伤有关，从而导致发育转录因子表达的改变。这种表达模式的改变可能导致成熟的食管鳞状细胞转变为柱状细胞，这一过程被称为转分化，或者导致未成熟的食管前体细胞分化为柱状细胞，而不是鳞状反式作用[8-10]。

也有人认为，慢性反流的存在会影响食管下段的肠道菌群，这种破坏可能会导致食管炎症的增加。对微生物群的进一步分析发现，食管炎和 Barrett 食管病患者含有的革兰氏阳性细菌明显减少，而革兰氏阴性细菌的数量增加。革兰氏阴性细菌的外膜含有脂多糖（LPS）。脂多糖已被证明可上调促炎细胞因子的基因表达，并可通过诱导型一氧化氮合酶进一步引起食管下括约肌的松弛[11]。

---

① Janusz Jankowski，Amritpal Dhaliwal，Michael McFarlane，Department of Gastroenterology，University Hospitals of Coventry and Warwickshire，UK

影响 Barrett 食管发展的遗传因素包括男性和种族，而发生食管恶性肿瘤的主要危险因素之一是衰老，这意味着体细胞突变的积累是食管癌发病机制的关键。然而，Barrett食管与年龄之间的关系尚不清楚；这主要是因为对 Barrett 食管的诊断需要内镜检查，通常由反流症状引起，但多达 40% 的有 Barrett 食管背景的恶性肿瘤患者否认有明显的反流症状[12]。这使得很难阐明有多少 Barrett 食管是由于遗传因素造成的，以及有多少是由于饮食和行为等因素导致了散发 / 体细胞突变。Barrett 食管通常在 60 ～ 70 岁被诊断出来，而婴儿和儿童时期的诊断非常罕见[13]。很可能 Barrett 食管在诊断前已经存在了数十年，由于在年轻人中进行的内窥镜检查数量较少，所以根本没有被检测到[3]。

对 Barrett 食管的家族研究显示出不同的结果。一项研究对患有长节段性 Barrett 病的一级亲属做了上消化道内镜检查。他们发现，Barrett 食管进展的风险因素包括年龄增长、男性性别和长期反流症状。他们还发现，即使调整了 3 个主要危险因素，一级亲属患Barrett 食管的可能性也比对照组高一倍。否认有任何反流症状的 Barrett 食管患者的一级亲属在内窥镜检查中发现有反流性食管炎证据的可能性是后者的 3 倍[14]。无论是遗传因素、环境因素，还是两者的组合，均表明 Barrett 食管和胃食管反流病的家族存在易感性。

两个大型的全基因组协作研究，即英国和北欧队列 Eagle 与全球队列 Beacon，目前正在报告其研究的最后阶段。这两项研究（约 8000 名患者和 18 000 名对照）合作发现了两个与食管癌遗传易感性相关的基因区域——它们都是单核苷酸多态性，位于6p 和 16q[15]。其他对生物标记物的研究可能与从 Barrett 食管到癌症的恶性进展有关，原因包括细胞周期损伤、凋亡、侵袭和异常生长信号等多种不同的机制。其中包括位于染色体 9p 上的 p16 因为杂合性缺失（LOH）和突变而失活。这导致可以选择和复制的异常细胞在段内进行克隆扩张。假设表明，随着这些细胞进一步扩张，这些克隆会进一步发展成基因异常，从而可能发展为腺癌[17]。

另外，染色体 17p 上杂合性的缺失（对应于肿瘤抑制蛋白 p53 的编码区域）使异常细胞得以扩增。p53 病变在食管腺癌中频繁发生（85% ～ 95%），而在同一患者的正常组织中几乎从未发生过。随着不典型增生的组织学分级的提高，他们的患病率也随之增加，这使其成为进一步研究的合适人选。Reid 等人对 256 名患者进行了前瞻性观察，并以食管腺癌为主要终点，对 4 期大型研究 48 例进行 17p（p53）LOH 的评估。在这项研究中，17p（p53）杂合性缺失是食管腺癌进展的一个强有力而且有意义的预测因子，与没有病变的患者相比，有这种病变的患者的相对危险度是 16[17]。

出现 DNA 含量异常（四倍体、非整倍体）[16-17]，蔗糖异麦芽糖酶，隐窝细胞抗原，细胞角蛋白 7 和 20[2] 也与此有关。在 7 名患者中，鼠单克隆抗体（DAS-1）被证明与Barrett 黏膜中的一个未知表位发生反应，随后有 6 名患者出现肠化生[2]。

E-cadherin 基因（CDH1）胚系突变导致家族性胃癌。E-cadherin（钙依赖的细胞间黏附分子，用于细胞分化和极性）的表达缺失与许多非家族性人类癌症相关，

包括食管腺癌。已经注意到 E-cadherin 在 Barrett 食管患者中的表达低于正常人，这提示 E-cadherin 在早期疾病中可能具有肿瘤抑制作用。

在一些研究中，COX-2 和衍生的前列腺素 E2（PGE2）似乎与癌症的发生有关，因为它们延长了有利于基因变化积累的异常细胞的存活时间。它们减少细胞凋亡和细胞黏附，增加细胞增殖，促进血管生成和侵袭，并使癌细胞抵抗宿主免疫反应。COX-2 在正常食管中有表达，但在 Barrett 食管中表达明显增高，在 HGD 和食管腺癌中的表达更明显。最近的研究提示 COX-2 的表达可能对食管腺癌的预后有价值，因为 COX-2 在癌组织中的免疫反应性研究表明，COX-2 高表达的患者比低表达的患者更容易发生远处转移和局部复发，并且生存率显著降低。这些数据说明了慢性炎症在胃肠道癌变过程中的作用，但是肿瘤坏死因子 α 和环氧合酶 -2 在巴雷特化生中过度表达的预后价值尚未在前瞻性研究中得到证实 [17，25]。

开发生物标记物以帮助预测巴雷特病情的进展将有助于风险分层，并有望制定个体化监测计划。

饮食被认为在 Barrett 食管发展为食管癌的过程中起着作用，de Ceglie 对文献的回顾发现，食用肉类和高脂肪饮食与食管腺癌呈正相关，虽然个别研究报告称，当饮食中水果、蔬菜和抗氧化剂含量较高时，癌症发病率会降低，但这一观点在研究中并不一致。有一些研究正着眼于饮食和巴雷特病的发展，但其成果尚无定论 [18]。

一项针对 713 名患者的前瞻性研究发现，在 Barrett 食管发生肿瘤的主要危险因素是低度不典型增生、持续时间超过 10 年、食管节段较长和持续食管炎 [19]。其他研究证实，不典型增生程度似乎是从 Barrett 食管进展到恶性肿瘤风险的最好指标，高度不典型增生的比例每年高达 10%[4]。研究还表明，持续性食管炎即在有持续性反流症状的患者当中，Barret 食管患者发生高度不典型增生或食管癌的风险是非 Barreet 食管患者的 3.5 倍（图 2.1）[1]。

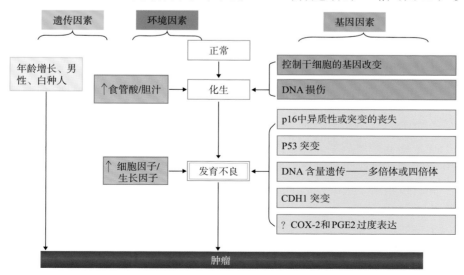

图 2.1　这个数字突出了与 Barrett 食管发病有关的遗传、环境和基因因素 [27]

2.2 预防

由于 Barrett 食管发生的确切机制和危险因素尚未完全阐明，因此，旨在预防使其发展过程变得困难。由于当前的 Barrett 食管发病机制是继发于进行性胃食管反流疾病的慢性食管损伤之一，因此，降低反流严重程度的治疗将降低发生 Barrett 食管的可能性。包括使用诸如 H2 受体拮抗剂（雷尼替丁）、质子泵抑制剂（奥美拉唑、兰索拉唑、埃索美拉唑）之类的药物，以及简单的非处方抗酸药，同时还应避免使用会导致反流发生率增加的药物，如 NSAID、抗胆碱能药、钙通道阻滞剂、硝酸盐、茶碱和三环类抗抑郁药。

这些疗法显然仅在患者出现反流症状时才使用。由于 40% 的 Barrett 食管患者未报告明显的反流症状，因此仅通过治疗有症状的患者会漏掉大部分患者，但考虑到长期使用抑酸药物的潜在副作用及 Barrett 患者的患病率较低，没有理由开展广泛的预防性治疗。

可以降低 Barrett 食管发展为高度不典型增生和腺癌的可能性的药物包括 PPI、他汀类药物、NSAID 和选择性 COX-2 抑制剂[4, 20]。在一项多中心前瞻性队列研究中已显示 PPI 可将已知 Barrett 食管患者的食管癌和高度不典型增生发病风险降低 59%。它还可以减少活动性食管炎的发生，但对 Barret 食管的长度并无影响[21]。在 5 项涉及 Barrett 食管患者的研究的荟萃分析中，他汀类药物使 Barrett 食管患者的食管癌的发生率降低了 41%[22]。

流行病学和实验证据表明，使用非甾体抗炎药和选择性 COX-2 抑制剂（如阿司匹林）进行化学预防可能有助于降低 Barrett 患者的癌症进展风险。然而，人体试验并未显示患癌风险有任何降低[4, 23]。阿司匹林的风险 - 益处需要仔细评估，特别是在 BE[24-25]。目前，Aspect 研究（一项 2500 项随机多中心对照试验，低剂量或高剂量埃索美拉唑加或不加小剂量阿司匹林，为期 8 年的随访）正在等待最终分析[26]。

反流的外科治疗即抗反流手术被认为是可能防止 Barrett 食管及其不同程度的异型增生进展为食管癌的一种方法。虽然胃底折叠术在大多数情况下已被证明能够有效地控制反流症状，但尚未发现它与食管癌发病率的降低有关[4]。

为了开发有效的 Barrett 食管治疗方法，需要更好地了解在有无杯状细胞的情况下，从鳞状黏膜到柱状黏膜化生改变的分子变化。这不仅有望防止 Barrett 食管进展为低度不典型增生、高度不典型增生和腺癌，而且还能从源头防止其发展。现在已经有了很多共识声明，特别是良性巴雷特癌症工作组（BoBCAT），它们强调了质量管理的关键点，同时也指出了未来发展的新领域。

参考文献

[1] de Jonge PJ，van Blankenstein M，Grady WM，KuipersEJ（2014）Barrett's

oesophagus：epidemiology，cancer risk and implications for management. Gut 63（1）：191–202

[2] Oh DS，Demeester SR（2010）Pathophysiology and treatment of Barrett's esophagus. World J Gastroenterol 16（30）：3762–3772

[3] Jankowski J，Hawk E（2013）Handbook of gastrointestinal cancer. Chapter 2.Esophageal cancer. Wiley Blackwell，Oxford，UK

[4] De Palma GD（2012）Management strategies of Barrett's esophagus. World J Gastroenterol 18（43）：6216–6225

[5] Attwood S，Preston S，Harrison LA，Jankowski J（2008）Esophageal adenocarcinoma in mice and men；back to basics. Am J Gastroenterol 103：2367–2372

[6] Brito M，Filipe MI，Linehan J，Jankowski J（1995）Association of transforming growth factor α and its precursors with malignant change in Barrett's epithelium：biological and clinical variables. Int J Cancer 60：27–32

[7] Jankowski J，Newham P，Hirano S，Takeichi M，Pignatelli M（1994）Differential expression of E-cadherin in metaplastic and dysplastic esophageal mucosa. Int J Oncol 4：441–448

[8] Jankowski J，Harrison RF，Perry I，Balkwill F，Tselepis C（2000）Seminar：Barrett's metaplasia. Lancet 356：2079–2085

[9] Jankowski J，Wright NA，Meltzer S，Triadafilopoulos G，Geboes K，Casson A，Kerr D，Young LS（1999）Molecular evolution of the metaplasia dysplasia adenocarcinoma sequence in the esophagus（MCS）. Am J Pathol 154：965–974

[10] Jankowski J，Perry I，Harrison RF（2000）Gastrooesophageal cancer：death at the junction. Understanding changes at the molecular level could lead to screening opportunities. Br Med J 321：463–464

[11] Yang L，Francois F，Pei Z（2012）Molecular pathways：pathogenesis and clinical implications of microbiome alteration in esophagitis and Barrett esophagus. Clin Cancer Res 18（8）：2138–2144

[12] Lagergren J，Bergström R，Lindgren A，Nyrén O（1999）Symptomatic gastroesophageal reflux as a risk factor for esophageal adenocarcinoma. N Engl J Med 340（11）：825–831

[13] Nguyen DM，El-Serag HB，Shub M，Integlia M，Henderson L，Richardson P，Fairly K，Gilger MA（2011）Barrett's esophagus in children and adolescents without neurodevelopmental or tracheoesophageal abnormalities：a prospective study. Gastrointest Endosc 73（5）：875–880

[14] Romero Y，Slusser JP，de Andrade M，The Barrett's Esophagus Genomic Study Group et al（2006）Evidence from linkage analysis for susceptibility genes in familial Barrett's esophagus and esophageal adenocarcinoma. Gastroenterology 130（4 Suppl 2）：A106

[15] Su Z，Gay LJ，Strange A，Esophageal Adenocarcinoma Genetics Consortium，Wellcome Trust Case Control Consortium 2 et al（2012）Common variants at the MHC locus and at chromosome 16q24.1 predispose to Barrett's esophagus. Nat Genet 44（10）：1131–1136

[16] Reid BJ（2010）Early events during neoplastic progression in Barrett's esophagus. Cancer Biomark 9（1–6）：307–324

[17] Zagorowicz E，Jankowski J（2007）Molecular changes in the progression of Barrett's oesophagus. Postgrad Med J 83（982）：529–535

[18] De Ceglie A，Fisher DA，Filiberti R，Blanchi S，Conio M（2011）Barrett's esophagus，esophageal and esophago-gastric junction adenocarcinomas：the role of diet. Clin Res Hepatol Gastroenterol 35（1）：7–16

[19] Sikkema M，Looman CW，Steyerberg EW，Kerkhof M，Kastelein F，van Dekken H，van Vuuren AJ，Bode WA，van der Valk H，Ouwendijk RJ，Giard R，Lesterhuis W，Heinhuis R，Klinkenberg EC，Meijer GA，ter Borg F，Arends JW，Kolkman JJ，van Baarlen J，de Vries RA，Mulder AH，van Tilburg AJ，Offerhaus GJ，ten Kate FJ，Kusters JG，Kuipers EJ，Siersema PD（2011）Predictors for neoplastic progression in patients with Barrett's Esophagus：a prospective cohort study. Am J Gastroenterol 106（7）：1231–1238

[20] Nguyen DM，Richardson P，El-Serag HB（2010）Medications（NSAIDs，statins，proton pump inhibitors）and the risk of esophageal adenocarcinoma in patients with Barrett's esophagus. Gastroenterology 138：2260–2266

[21] Kastelein F，Spaander MC，Steyerberg EW，Biermann K，Valkhoff VE，Kuipers EJ，Bruno MJ，ProBar Study Group（2013）Proton pump inhibitors reduce the risk of neoplastic progression in patients with Barrett's esophagus. Clin Gastroenterol Hepatol 11（4）：382–388

[22] Singh S，Singh AG，Singh PP，Murad MH，Iyer PG（2013）Statins are associated with reduced risk of esophageal cancer，particularly in patients with Barrett's esophagus：a systematic review and meta-analysis. Clin Gastroenterol Hepatol 11（6）：620–629

[23] Thiagarajan P，Jankowski JA（2012）Aspirin and NSAIDs；benefits and harms for the gut. Best Pract Res Clin Gastroenterol 26（2）：197–206

[24] Jankowski J，Moayyadi P（2004）Re：cost - effectiveness of aspirin chemoprevention for Barrett's esophagus. J Natl Cancer Inst 96：885–887

[25] Cuzick J，Thorat MA，Bosetti C，Brown PH，Burn J，Cook NR，Ford LG，Jacobs EJ，Jankowski JA，La Vecchia C，Law M，Meyskens F，Rothwell PM，Senn HJ，Umar A（2015）Estimates of benefits and harms of prophylactic use of aspirin in the general population. Ann Oncol 26：47–57

[26] Jankowski J et al（2013）Barrett's esophagus：evolutionary insights from genomics. Gastroenterology 144（4）：667–9. doi：10.1053/j.gastro.2013.02.014. Epub 2013 Feb 21.（figure 1）

[27] Jankowski J et al（2010）Diagnosis and management of Barrett's Oesophagus. BMJ 10（341）：c4551. doi：10.1136/bmj.c4551.（figure 2）

第 3 章

Barrett 食管和不典型增生的监测①

食管腺癌在西方国家的发病率正在迅速上升，尽管外科和内窥镜治疗取得了进步，但这种疾病的预后仍然很差，总体 5 年生存率为 15%[1]。Barrett 食管（BE）被认为是一种可退化为食管腺癌（EA）的癌前病变，这就是为什么大多数胃肠病学会和外科学会建议对 BE 患者进行定期内镜监测，以便发现早期癌变[2-3]。然而，与 BE 相关的真正致癌风险尚不完全清楚，甚至 BE 的定义仍然是一个有争议的问题。虽然 Barrett 黏膜通常被认为是食管鳞状上皮的柱状上皮化生，但柱状上皮有多种表型，内镜监测的最佳时间和频率尚未确定[4]。

现在公认的是，BE 通过表型序列进展为 EA，包括条件不确定的异型增生（IND）、低度异型增生（LGD）和高度异型增生（HGD）。从 BE 进展到侵袭性 EA 的可能性随着异型增生的严重程度而增加：对于非异型增生的 BE 来说，进展的可能性很低 [低于 0.5/（100 名患者 / 年）]，但当 LGD 开始出现时，它会增加 10 倍，当检测到 HGD 时，它会增加 60 倍。

观察性研究表明，在 BE 监测下的患者发生的 EA 在较早的阶段被发现，因此具有更好的生存率和接受内镜治疗的机会。不幸的是，尚未进行任何前瞻性随机试验来证实这一假说，一些队列研究表明，监测对降低 EA 死亡率没有影响[7-8]。鉴于已知有 2% 的普通人群存在监测状况的成本和资源，内窥镜监测的负担也继续引起争议，但患者每年的进展率约为 0.5%[9-11]（表 3.1）。因此，需要根据《巴雷特食管管理德尔菲共识》（BOBCAT）制定的最新指南来确定病情进展风险较高的患者，并集中精力进行监测[13]。

---

① Luca Faccio，Department of General Surgery，Policlinico Abano Tertme，Italy
Giovanni Zaninotto，Department of Academic Surgery，St Mary's Hospital，Imperial College，UK

表 3.1　Barrett 食管监测时间表的社会指南[12]

机构	无异型增生巴雷特食管	低级别异型增生巴雷特食管	高级别异型增生巴雷特食管
American Gastroenterology Association（AGA）[6]	每 3 ~ 5 年	每 6 ~ 12 个月	每 3 个月根除治疗失败
American College of Gastroenterology[7]	第一年进行两次内窥镜检查；如果没有发育不良，此后每 3 年进行一次	6 个月后重复，然后每年重复	每 3 个月需要额外的干预
American Association for Gastrointestinal Endoscopy（ASGE）[8]	不考虑监视或每 3 ~ 5 年进行一次	6 个月后重复，然后每年重复；考虑消融	每 3 个月考虑额外的干预
British Society of Gastroenterology（BSG）2006[9]	每 2 年	8 ~ 12 周后重复（PPI 治疗），LGD 每 6 个月确认一次	如果不需要额外干预，每 6 个月一次
British Society of Gastroenterology（BSG）2013[10]	IM-ve 段< 3 cm：无监视；IM+ve 段< 3 cm：每 3 ~ 5 年；IM+ve 段> 3 cm：每 2 ~ 3 年	每 6 个月由两位病理学家进行回顾	讨论 MDT 治疗干预
French Society of Digestive Endoscopy[11]	长段（> 6 cm）：每 2 年	8 周后重复（PPI 治疗），然后每 6 个月重复一次，之后每年重复一次	4 ~ 8 周后重复（PPI 治疗），需要额外干预
American College of Physicians（ACP）[13]	每 3 ~ 5 年	更频繁（没有具体建议）	没有具体建议

　　BE 患者进展为 EA 的危险因素包括几个临床、内镜和病理特征，如年龄和性别、持续时间、症状的频率和严重程度、肥胖和吸烟、BE 节段的长度及异型增生的存在[14-15]。许多关注集中在可能帮助我们识别有风险的 BE 患者的生物标记物上[16]，最有希望的生物标记物是异常的 p53 和 p16 蛋白。然而，常规检测这些生物标志物既昂贵又耗时，而且这种方法并没有得到广泛的普及[17-18]。归根结底，目前还没有经过临床证实的特异性生物学标记物来标记有 EA 风险的 BE 患者，因此分层应该继续基于上述的临床、内镜和病理特征来进行。

3.1　临床特征

　　性别、年龄和症状持续时间：对于患有 BE 的男性来说，患上 EA 的风险几乎是女性的两倍，而 60 岁以上的男性如果有 GERD 症状长达 10 年或更长时间，风险就会增加。一些作者建议在这类患者中进行 BE 的内镜筛查，但目前还没有明确的数据表明内镜筛查在降低 EA 死亡率方面的效果[19]。

向心性肥胖是 BE 向 EA 进展的另一个公认的危险因素，因为腹部脂肪和进展的生物标记物（瘦素和胰岛素）之间已经显示出直接的相关性[20]。最近的一项荟萃分析还显示，向心性肥胖与食管炎、化生和 EA 相关的参数之间存在一致的相关性[21]。

3.2 内窥镜特征

3.2.1 BE 病变长度

从化生发展到癌症的风险还取决于所涉及病变的长度。最初，人们对 BE 的两种分型——短型和长型进行了区分；前者定义为向食管远端延伸小于 3 cm（但大于 2 cm）的柱状腺体化生，其增长与较长的 BE 病变有关[22]。这种过于简单的分类随后受到了挑战，但 BE 病变超过 6 cm 的患者被认为有更高的进展风险[23]。在 Anparthy 最近的一项研究中，中位随访时间为 5.5 年的 1175 名 BE 患者中，有 44 人发生了 HGD 或 EA。病情进展的患者比其他患者的 BE 病变更长（6.5∶3.5，$P < 0.01$），Logistic 回归分析显示，超过 2 cm 后每厘米 BE 的风险增加 28%[24]。在一项多中心队列研究中进行的多变量分析结果证实，除其他因素外，BE 长度（相对危险度每厘米增加 1.11；95%CI：1.01 ~ 1.2）是进展为 HGD 或 EA 的重要预测因子[25]。

3.2.2 结节、溃疡或内窥镜可见的异常

异常情况的内窥镜检查证据与增生组织或癌症的存在密切相关，因此应仔细地对相关区域进行活检或内镜切除。此类异常不应被视为疾病进展的危险因素，而应被视为存在更严重疾病的标志[26]。

3.3 病理特征

众所周知，BE 患者是从无不典型增生到低度不典型增生，从高度不典型增生和腺癌的表型序列进展到 EA 的，这些步骤没有预定的时间表，并且过程可能会有很大差异[27]。BE 的不典型增生（或上皮内瘤变）按 Vienna 分类分为 4 类[28]。

①无不典型增生："正常" BE 上皮（杯状柱状上皮和非杯状柱状上皮）。然而，仅通过黏膜杯状细胞的形态学鉴定来定义 BE 是不够的，因为已经证明非杯状柱状上皮可能是"肠化"过程的早期阶段，表现出与杯状细胞上皮相似的分子异常，仍具有一定的肿瘤进展风险，但其风险低于"杯状细胞"。

②不确定的不典型增生：轻度细胞学改变，核膜不规则，深层腺体有丝分裂增多，或有炎症，但腺体结构正常，表面成熟。

③低度不典型增生：一些轻微的弥漫性细胞学异常，如核染色质增厚和核膜异

常，核极性正常，结构轻度异常，腺体拥挤，但基底膜清晰可辨，扭曲的表面成熟，表面组装在下面的腺体上。

④高度不典型增生：细胞学改变明显，核染色质增厚，核仁不规则，核极性丧失，细胞学异常，腺体拥挤，表面成熟不足。

3.4　非增生性 Barrett 食管的进展风险

非发育不良 BE（NDBE）患者的进展风险较低，介于 0.3 和 0.7（100 名患者 / 年）[29]。Delphi 诊断出 NDBE 一年后进行重复的食管胃十二指肠镜检查（EGD）；如果 NDBE "持续存在"（没有进展的证据），则内镜检查之间的间隔可以增加到 5 年。这一建议是基于这样的观察，即当一段时间内的几次内窥镜检查证实 NDBE 持续存在时，进展到 HGD/EA 的可能性较低[6]。

3.5　Barrett 食管 IND 的进展风险及管理

IND 病例是最难识别的一组，因为炎性和肿瘤性改变之间存在重叠。进展的风险通常比 LGD 低一些，但当 IND 是多灶性的，并延伸到 BE 的整个节段时，风险可能与 LGD 一样高。这可能表明，其在致癌过程的早期阶段可能比晚期阶段更重要，因为在后期，一些细胞克隆已经到了无法返回的地步。[30]

3.6　轻度不典型增生的进展风险及处理

LGD 具有中等程度的进展风险，高于 NDBE，低于 HGD。Gatenby 报告指出，每年进展为 EA 的发生率为 2.2%，与 NDBE 相比，危险比为 2.871（95%CI: 1.480 ~ 5.540；$P < 0.002$）。在多变量分析中，LGD 是发展为 HGD / EA 的独立危险因素[32]。然而，关于 LGD 进展到 EA 的发生率，文献中有相反的数据。

在 EBRA 研究中，LGD 的发生与进展（HGD 或 EA）有统计学相关性：841 名 BE 患者前瞻性随访 44.4 月（3083 名患者 / 年），每位患者平均进行 3 次内镜检查。患有 HGD 和 / 或癌症的患者除外。到研究期结束时，22 名患者进展，其中 LGD 7/64 名（3.2%）、NDBE 15/777（0.72%；$P=0.01$）。在多变量分析中，LGD 仍然是进展的危险因素（$RR=3.72$，$CI=1.22$ ~ 11.43，$P=0.02$）[33]。

BEST（Barrett 的食管研究）基于一个由 5 个大容量中心预期汇编的大型数据库，对这一结果提出了质疑。2006 年的第一份报告涉及 156 名 LGD 患者，平均随访 5 年（1 ~ 15.5 年），在此期间 103 名患者（66%）患有 NDBE，32 名患者（20.5%）患有持续性 LGD，16 名患者（10.3%）发展为 HGD，5 名患者（3.2%）发展为 EA。癌症发病率为每 156 名患者中有 1 例随访数年，与 NDBE 患者的癌症风险相似。在关于 2011 年最佳数据的第二份报告中，LGD 患者的群体已经扩大到 210 人，LGD 的诊断得到了病理学专家的确认。HGD/EA 的发生率为 1.83（95%CI：1.23 ~ 2.74），

LGD 流行病例与发病病例、局灶性 LGD 与弥漫性 LGD 之间无明显差异[34]。

这些差异可能有以下解释。例如，一些研究并未区分流行性 LGD 和事件性 LGD，但患有流行性 LGD 的患者更容易进展[35]。另一个原因可能是 LGD 表型的不稳定性，在使用质子泵抑制剂或手术后，LGD 表型也可能退化为 NDBE[36]。LGD 也是一种斑片状疾病，如果活检很小，活检可能会遗漏 LGD 的病灶或将其完全切除。最后，病理学家之间缺乏共识，导致在观察者间或观察者内因组织再生或炎性组织被误诊为 LGD 的可能性更高[35]。

当两名或两名以上病理学家确认 LGD 的诊断时，LGD 进展的风险似乎大大增加。在 Curvers 等人的一项研究中，两名病理学家证实，在 147 名最初诊断为 LGD 的患者中，只有 15% 的人存在 LGD，而在 22 名被确诊为 LGD 的患者中，有 8 人进展为 HGD 或 EA，累积风险为 85%[37]。Skacel 证明，当 3 名病理学家独立确定 LGD 诊断时，有 80% 的进展风险，是只有两名病理学家确认诊断的风险（40%）的两倍[38]。正如之前对 HGD 的建议，鉴于 LGD 的"客观"诊断很难得出，英国胃肠病学会已将其双重报告建议扩展到 LGD 病例，建议 LGD 的诊断应由上消化道疾病的第 2 名病理学家来证实[39]。

弥漫性 LGD 与局灶性 LGD 相比，进展风险也更高，尽管弥漫性 LGD 与局灶性 LGD 的区别存在一定争议。弥漫性 LGD 通常采用的定义是基于累及 5 个以上的隐窝。

3.7 LGD 的处理

上述数据可用于构建内窥镜监测的流程图（图 3.1）[35]。在 NDBE 被诊断后，鉴于 HGD/EA 在指数内镜检查[35]（偶发病变）后第一年内的诊断发生率相对较高，应在一年后进行随访内镜检查。如果 NDBE 得到确认，那么可以每隔 5 年安排进一步的内窥镜检查[13]。

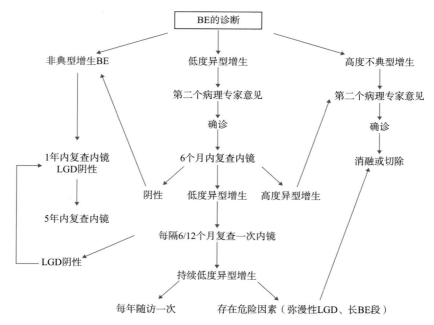

图 3.1 非典型增生及增生型 BE 的监测建议[35]

活检发现 LGD 阳性时应改变监测时间，第二种意见应征求上消化道疾病病理学家的意见。如果 LGD 得到确认，患者应在 6 个月后再次接受内窥镜检查，如果出现其他危险因素（如 BE 节段较长、长期存在的 GERD 或肥胖），建议对 BE 节段进行消融[39]。

3.8　重度不典型增生的进展风险及处理

已发现 HGD 与伴随癌的高风险和进展为浸润癌的高发生率相关。一份基于 4 项研究的荟萃分析发现，63/236 HGD 患者（30%）在 5 年内发展为癌症[24]。最近关于 EA 发病率的纵向研究中，HGD 被认为是"本身"的终点，与侵袭性腺癌没有区别。HGD 的可靠诊断支持更具治愈性的积极治疗手段，如黏膜切除术、食管黏膜切除术、射频消融甚至食管切除术[41]（患者适合手术且内镜治疗不可行时）。

参考文献

[1] Hvid-Jensen F，Pedersen L，Drews AM et al（2011）Incidence of adenocarcinoma among patients with Barrett's esophagus. N Engl J Med 365：1375–1383

[2] De Jonge PJ，Van Blankenstein M，Grandu WM et al（2014）Barrett's oesophagus：epidemiology，cancer risk and implications for management. Gut 63（1）：191–202

[3] Wang KK，Sampliner RE et al（2008）Updated Guidelines 2008 for the diagnosis，surveillance and therapy of Barrett's esophagus. Am J Gastroenterol 103：788–797

[4] Rugge M，Pizzi M，Castoro C et al（2014）Definition of Barrett's esophagus dysplasia：are we speaking the same language? World J Surg 39（3）：559–565. doi：10.1007/s00268-014-2692-y：10.1007/s00268-014-2692-y

[5] Jankowski JA，Harrison RF，Perry I et al（2000）Barrett's metaplasia. Lancet 356（9247）：2079–2085

[6] Gilbert W，Luna RA，Harrison VL，Hunter JC（2011）Barrett's Esophagus：a review of the literature. J Gastrointest Surg 15（5）：708–718

[7] Wong T，Tian J，Nagar AB（2010）Barrett's surveillance identifies patients with early esophageal adenocarcinoma. Am J Med 123：426–427

[8] Spechler SJ，Sharma P，Souza RF et al（2011）American Gastroenterological Association medical position statement on the management of Barrett's esophagus. Gastroenterol 140：1084–1091

[9] Ronkainen J，Aro P，Storskrubb T et al（2005）Prevalence of Barrett's esophagus in the general population：an endoscopic study. Gastroenterology 129：1825–1831

[10] Inadomi JM，Sampliner R，Lagergren J，Lieberman D，Fendrik M，Vakil N（2003）

Screening and surveillance for Barrett's esophagus：a cost utility analysis. Ann Intern Med 138：176–186

[11] Coleman HG，Bhat S，Murray LJ et al（2011）Increasing incidence of Barrett's esophagus：a population-based study. Eur J Epidemiol 26：739–745

[12] Vaezi MF，Kahrilas PJ（2013）Barrett's esophagus surveillance：time to rethink if one size fits all? Gastroenterology 145（3）：503–505. doi：10.1053/j.gastro.2013.07.020，Epub 2013 Jul 25

[13] Bennett C，Moayyedi P et al（2015）BOB CAT，a large-scale review and Delphi Consensus for management of Barrett's esophagus with no dysplasia，indefinite for，or low-grade dysplasia. Am J Gastroenterol 110（5）：662–682. doi：10.1038/ajg.2015.55

[14] Hardikar S，Onstad L，Blount PL et al（2013）Role of tobacco，alcohol，and obesity in neoplastic progression to esophageal adenocarcinoma：a prospective study of Barrett's esophagus. PLoS One 8：e52192

[15] Lagergren J，Bergstrom R，Lindgren A et al（1999）Symptomatic gastroesophageal reflux as a risk factor for esophageal adenocarcinoma. N Engl J Med 340：825–831

[16] Cronin J，McAdam E，Danikas A et al（2011）Epidermal growth factor receptor（EGFR）is overexpressed in high-grade dysplasia and adenocarcinoma of the esophagus and may represent a biomarker of histological progression in Barrett's esophagus（BE）. Am J Gastroenerol 106：46–56

[17] Rubstein JH（2014）Improving the efficiency of Barrett's esophagus management：do biomarkers hit the mark? Gastrointest Endosc 79：257–259

[18] Rubstein JH，Vakil N，Inadomi JM（2005）The cost-effectiveness of biomarkers for predicting the development of esophageal adenocarcinoma. Aliment Pharmacol Ther 22：135–146

[19] Rastogi A，Puli S，El Serag HB et al（2008）Incidence of adenocarcinoma in patients with Barrett's esophagus and high-grade dysplasia. Gastrointest Endosc 67：394–398

[20] Duggan C，Onstad L，Hardikar S et al（2013）Association between markers of obesity and progression from Barrett's to esophageal adenocarcinoma. Clin Gastroenterol Hepatol 11：1399–1412

[21] Singh S，Sharma AN，Murad MH et al（2013）Central adiposity is associated with increased risk of esophageal inflammation，metaplasia，and adenocarcinoma：a systematic review and meta-analysis. Clin Gastroenterol Hepatol 11：934–943

[22] Fiocca R，Mastracci L，Milione M et al（2011）Microscopic esophagitis and Barrett's esophagus：the histology report. Dig Liver Dis 43（Suppl 4）：S319–S330

[23] Greenhill C（2013）Barrett oesophagus: using length of Barrett oesophagus to determine risk of progression to high-grade dysplasia and adenocarcinoma. Nat Rev Gastroenterol Hepatol 10: 383

[24] Anaparty R, Gaddam S et al（2013）Association between length of Barrett's esophagus and risk of high-grade dysplasia or adenocarcinoma in patients without dysplasia. Clin Gastroenterol Hepatol 11: 1430–1436

[25] Sikkema M, Looman CV et al（2011）Predictors for neoplastic progression in patients with Barrett's Esophagus: a prospective cohort study. Am J Gastroenterol 106: 1231–1238

[26] Hillman LC, Chiragakis L et al（2003）Barrett's esophagus: macroscopic markers and the prediction of dysplasia and adenocarcinoma. J Gastroenterol Hepatol 18: 426–433

[27] Mueller J, Werner M et al（2000）Malignant progression in Barrett's esophagus: pathology and molecular biology. Recent Results Cancer Res 155: 29–41

[28] Schlemper RJ, Riddell RH, Kato Y et al（2000）The Vienna classification of gastrointestinal epithelial neoplasia. Gut 47: 251–255

[29] Desai TK, Krishnan K, Samala N et al（2012）The incidence of oesophageal adenocarcinoma in nondysplastic Barrett's oesophagus: a meta-analysis. Gut 61（7）: 970–976

[30] Thota PN, Lee HJ et al（2015）Risk stratification of patients with Barrett's esophagus and low-grade dysplasia or indefinite for dysplasia. Clin Gastroenterol Hepatol 13（3）: 459–465

[31] Gatenby P, Ramus J et al（2009）Routinely diagnosed low-grade dysplasia in Barrett's oesophagus: a population-based study of natural history. Histopathology 54（7）: 814–819

[32] Sikkema M, Kerkhof M et al（2009）Aneuploidy and overexpression of Ki67 and p53 as markers for neoplastic progression in Barrett's esophagus: a case-control study. Am J Gastroenterol 104（11）: 2673–2680

[33] Rugge M, Zaninotto G et al（2012）Barrett's esophagus and adenocarcinoma risk: the experience of the North-Eastern Italian Registry（EBRA）. Ann Surg 256（5）: 788–794

[34] Lao-Sirieix P, Fitzgerald R（2006）Surveillance and screening of Barrett's oesophagus. Br J Hosp Med（Lond）67（7）: 355–359, Review

[35] Zaninotto G, Bennett C et al（2015）Surveillance for low-grade dysplastic Barrett's oesophagus: one size fits all? World J Surg 39（3）: 578–585

[36] Spechler SJ（2014）Does Barrett's esophagus regress after surgery（or proton pump inhibitors）? Dig Dis 32（1–2）：156–163

[37] Curvers WL et al（2010）Low-grade dysplasia in Barrett's esophagus：overdiagnosed and underestimated. Am J Gastroenterol 105（7）：1523–1530

[38] Skacel M et al（2000）The diagnosis of low-grade dysplasia in Barrett's esophagus and its implications for disease progression. Am J Gastroenterol 95（12）：3383–3387

[39] Lim YC，Fitzgerald RC（2013）Diagnosis and treatment of Barrett's oesophagus. Br Med Bull 107：117–132

[40] Ishimura N，Amano Y et al（2011）Barrett's esophagus：endoscopic diagnosis. Ann N Y Acad Sci 1232：53–75

[41] Rees JR，Lao-Sirieix P，Wong A，Fitzgerald RC（2010）Treatment for Barrett's oesophagus. Cochrane Database Syst Rev 20（1）：CD004060

第 **4** 章

Barrett 食管和异型增生的消融技术 ①

4.1 引言

自 Barrett 食管被认为是癌前病变以来，人们一直致力于根除它。内科或外科抗反流治疗的侵袭性抑酸导致 Barrett's 上皮退变的结果并不一致。已经观察到 Barrett 食管在消融后可以恢复正常的鳞状上皮，并保持最大限度的抑酸。使用内窥镜激光治疗非发育不良的 Barrett 食管的初步报道[1]由此产生。随后的研究集中在 Barrett 的高度不典型增生（HGD）患者的内窥镜治疗上，尽管他们进展为癌症的风险最高，但这些患者大多数不适合手术治疗。从那时起，消融治疗已经发展起来，并成为治疗 Barrett 食管相关不典型增生的主要方法。

仅切除发育不良区域而不彻底根除整个 Barrett 食管段与发展为异时性肿瘤的风险高度相关[2]。因此，目前 Barrett 食管的治疗标准包括内镜黏膜切除（EMR）可见的病变，然后消融残留的 Barrett 食管上皮，并持续监测。尽管内窥镜治疗无法治愈转移至局部淋巴结的肿瘤，但这种发生淋巴结转移的情况在 Barrett 食管黏膜内腺癌患者中仅占 1% ~ 2%，因此可用于某些黏膜内癌病例。因为存在更高的进展风险，可在确诊的轻度异型增生（LGD）病例中考虑内镜治疗。此外，最近有一系列的病例报道描述了内镜治疗在早期黏膜下癌中的应用。

4.2 消融技术

现有的各种消融治疗方法包括射频消融（RFA）、光动力治疗（PDT）、冷冻治疗、氩等离子体凝固（APC）和多极电凝（MPEC）。那么理想的 Barrett 食管消融技术的标准是什么呢？正如 Bergman 等人所描述的[3]，首先，要清除所有异型增生和肠化生。其次，消融后形成的新鳞状黏膜不应存在像预处理化生黏膜那样的致癌风险因素，其

---

① Prashanthi N.Thota，Department of Gastroenterology and Hepatology/A30，Cleveland Clinic，Center of Excellence for Barrett's Esophagus，USA

下方不应有残留的化生柱状黏膜（埋藏的 Barrett 上皮）。再次，它应该非常精确地针对黏膜，而不损害更深的层次，从而将并发症的发生率降至最低，并保留食管的正常功能。最后，它应该是快速而简单的，优先在一次手术中消除所有的 Barrett 食管。目前还没有这种理想的消融技术，但 RFA 在多个临床试验中已经证明了其有效性、耐久性和安全性，使其成为首选的消融技术。

4.3 射频消融

　　最广泛使用的治疗 Barrett 异常增生的消融技术是 2000 年首次开发的使用 HALO 系统的 RFA。经过精心设计的随机对照试验和后续经验证明，Barrx flex 系统（以前称为 Halo flex 系统）在治疗发育不良 Barrett 病方面具有卓越的疗效和安全性，该系统由两种不同类型的消融导管组成：用于一次消融的周向消融导管或 Barrx 360 消融导管，以及用于 Barrx 90、Barrx 90 Ultra 和 Barrx 60 的焦点消融导管和通过 Scope Channel RFA 设备进行的 RFA。FLEX 发生器既可用于圆周 RFA，也可用于焦点 RFA（图 4.1）。

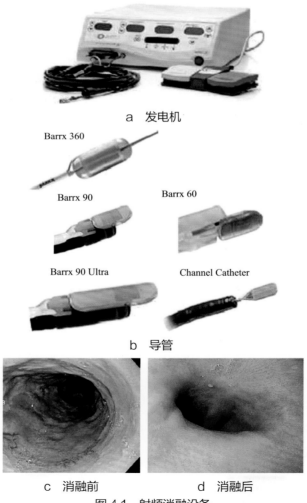

图 4.1　射频消融设备

4.3.1　技术

环向消融：Barrx 360 消融导管由一个 165 cm 的导管组成，在其远端有一个球囊，其中包含一个 3 cm 的双极电极。电极阵列围绕着球囊，射频能量通过球囊施加，消融 Barrett 食管。消融导管有 5 种外径（充气后为 18 mm、22 mm、25 mm、28 mm 和 31 mm）。在仔细确定标志并检查 Barrett's 段的可见异常后，用 1% 乙酰半胱氨酸或水冲洗。然后，通过在导丝上定标导管来评估不同水平的食管腔直径。根据管腔的大小，选择合适大小的 Barrx 360 导管，并将其推进到导丝上。在内窥镜下，将导管放在 BE 最近端上方 1 cm 处充气，并应用射频能量。然后导管向远端移动，射频能量按顺序输送。取下消融导管，用套在内窥镜顶端的盖子刮去凝块。随后，执行第二系列消融。最近，一种 4 cm 长的圆周 360 快速 RFA 气囊导管被开发出来，它省去了测量尺寸的需要。在第一次环向消融治疗 8 ～ 12 周后，患者需根据 Barrett's 残留的程度接受 Barrx 360 或 Barrx 90 的额外治疗。

局部消融：Barrx 90 将 20 mm × 13 mm 大小的电极安装在内窥镜顶端，放置在内窥镜视频图像的 12 点位置。然后，通过内窥镜将电极紧密地施加到食管壁后，两次施加射频能量（美国为 12 J/cm², 欧洲为 15 J/cm²）。然后，用导管刮去凝结的组织，如前所述重复消融。也包含没有清洁阶段的简化方案。Barrx 90 Ultra 具有更大的表面积，在与 Barrx 360 不能紧密对位的情况下，也可应用于食管扩张和弯曲的患者。Barrx 60 和 Channel 导管可用于食管狭窄或上括约肌狭窄的患者。

消融后，患者需接受大剂量的质子泵抑制剂治疗，每日 2 次，同时加用硫糖铝液体，每天 4 次，疗程 10 ～ 14 天。保持流质饮食 1 天，并按照耐受性进食固体食物。然后，在 2 ～ 3 个月内再次重复这一过程。

4.3.2　疗效

RFA 对化生（71% ～ 93%）和不典型增生（91% ～ 100%）有较高的根治率。在 BE 伴异型增生中使用 RFA 的最令人信服的证据来自 AIM 不典型增生试验[4]，这是一项由 127 名患者参加的美国多中心随机对照试验。随访 1 年，HGD 组 81%、LGD 组 90% 异型增生消失。这种效果是持久的，在 3 年后，超过 85% 的患者不典型增生得以根除[5]。另一项证明 RFA 疗效的研究来自 SURF 试验，这是一项针对 136 名确诊 LGD 患者的随机对照试验。在两年结束时，射频消融降低了进展为高度不典型增生或癌症的风险（射频消融组为 1.5%，监测组为 26.5%，$P < 0.001$）[6]。

4.3.3　并发症

RFA 是一种安全的手术，不良反应很少。最常见的并发症依次为狭窄（5%）、胸痛（3%）和出血（1%）。

4.4 冷冻疗法

冷冻治疗的原理是通过应用一种导致极端低温的冷冻剂来消融 Barrett 食管。反复快速冷冻和缓慢解冻的循环会导致细胞膜破裂。迟发性损伤包括由于微循环和免疫相关过程的丧失而导致的组织缺氧。已有两种类型的冷冻治疗设备：一种是低温喷射箱（CSA Medical），它用于在 –196 ℃（图 4.2）下输送液氮；另一种是冷冻治疗导管（GI Supply），它利用的是冷却到 –78 ℃ 的二氧化碳气体。最近开发的一种通过显微镜简化的焦点冷冻系统（C2 治疗系统）正在研究用于 Barrett 食管。由于冷冻消融不需要任何接触，因此对于食管弯曲和黏膜表面结节不平整的患者是有用的。

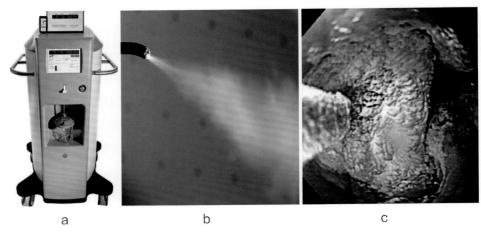

图 4.2 低温喷射箱（a）、冷冻治疗导管（b）、冷冻疗法（c）

4.4.1 技术

冷冻治疗是通过将导管穿过内窥镜的辅助通道进行的，导管的尖端被保持在距离靶组织 5 ~ 10 mm 的地方。脚踏板被压下，触发了制冷剂的释放。冷冻剂被喷洒在目标组织上，直到它变成白色，这意味着已经发生了冷冻。这通常发生在使用 10 ~ 15 秒之后。融化通常发生在 10 ~ 30 秒内。同一区域通常要经历 3 ~ 4 次冻融循环才能达到消融效果。在冷冻系统中，减压管被用来排出胃中多余的气体，而在 Polar Wand 系统中，吸入导管连接到内窥镜的尖端。

4.4.2 疗效

疗效的证据来自回顾性研究。在一项对 60 名接受冷冻治疗的 Barrett's HGD 患者的研究中，87% 的人在平均 10.5 个月的随访期间完全根除了不典型增生伴持续性非异型肠化生，57% 的人完全根除了肠化生[7]。根据对 32 例 HGD 患者的回顾性研究报告，这种效果是持久的，平均随访时间为 37 个月，其中 97% 的 HGD 被根除，81% 的肠化生被根除[8]。冷冻治疗后复发 6 例（18%）。在另一项对 49 名食管癌患者（46 名腺癌患者）的研究中，75% 的黏膜内癌患者在平均 10.6 个月的随访期内完全缓解[9]。在一项以摘要形式发表的对 39 名患者的小型研究中，二氧化碳冷冻治疗完全消除不典型增生的有效率为 80.6%，消除化生的有效率为 42%[10]。

4.4.3　并发症

冷冻治疗一般耐受性好，几乎没有副作用和罕见的并发症报道。常见的副作用包括胸痛（17.6%）、吞咽困难（13.3%）和吞咽疼痛（12.1%）[11]。一名 Marfan 综合征患者发生胃穿孔；另一名患者因接触内窥镜造成冷损伤而发展为唇部溃疡，在 4 天内痊愈，无须特殊治疗[12]。在对球囊扩张治疗有反应的患者中，有 3% ~ 13% 的人发现了食管狭窄[8-9]。

4.5　光动力疗法（PDT）

在射频消融出现之前，光动力疗法是治疗 Barrett 食管的最广泛研究的消融疗法之一。它最初用于晚期食管癌的姑息治疗，但后来发现对 Barrett's 和 HGD 及早期食管癌患者的治疗非常有用，而且这些患者都不适合做手术。

4.5.1　技术

光动力疗法基于光敏剂在受到光刺激时诱导的细胞破坏原理。在美国，以 3 ~ 5 分钟的静脉推注剂量，以 2 mg / kg 体重的剂量给予卟吩姆钠（Photofrin，Pinnacle Biologics Inc）。两天后，穿过内窥镜附属通道的光学纤维或球囊扩散纤维透射出约 630 nm 的可见红光。对于使用 HGD 治疗 Barrett 的光纤，建议的光剂量为 130 ~ 200 J / cm。2 ~ 3 天后进行第二次内镜检查，必要时重复治疗。在欧洲，还使用了其他光敏剂，如 5- 氨基乙酰丙酸（5-ALA）和间四羟基苯基二氢卟酚（mTHPC）。可以口服 ALA，其具有更短的皮肤光敏持续时间（24 ~ 48 小时），并且减少狭窄的发生率。

4.5.2　疗效

PDT 是第一种在随机对照试验中被证明是有效和持久的消融技术。在这项对 208 名 HGD 患者进行的随机试验中，PDT 组与单纯奥美拉唑组相比，平均随访 24 个月，PDT 组的 HGD 完全消融率为 77%，而对照组为 39%（$P < 0.0001$）[13]，卟吩姆钠 PDT 加奥美拉唑与单用奥美拉唑相比，HGD 完全消融率为 77%（$P < 0.0001$）。PDT 组 52% 的患者化生完全消除，而奥美拉唑组仅有 7%（$P < 0.0001$）。进展为癌症的情况也有显著差异，PDT 组有 13% 的患者进展为癌症，而奥美拉唑组的这一比例为 28%。在接受 PDT 联合奥美拉唑治疗的患者中，77% 的患者在 5 年随访期内根除了 HGD，在单纯接受奥美拉唑治疗的患者中，有 39% 的患者实现了根治。PDT 组在 5 年随访期内进展为食管癌的比例为 15%，仅使用奥美拉唑组为 29%[14]。PDT 也可用于黏膜内癌 EMR 后 Barrett 食管的根治。在一项对 17 名 EMR 后接受 PDT 的患者的研究中，94% 的患者在 13 个月后仍处于缓解期[15]。在大的专科中心接受 PDT 和用外科食管切除术治疗 BE HGD 的患者的对比回顾性数据显示，中位随访 5 年以上的总存活率

相似（仅接受 EMR 或 EMR 加 PDT 的患者为 83%，而接受食管切除术治疗黏膜内癌的患者为 95%[16]）。这些数据证实了卟吩姆钠 PDT 是食管切除术的一种可行的选择，特别是在个体中——无论是由于高龄、合并症还是倾向外科食管进行切除。

4.5.3　并发症

最常见的不良反应是光敏反应（69%）、食管狭窄（36%）、呕吐（32%）、非心源性胸痛（20%）、发热（20%）和吞咽困难（19%）[13]。5- 氨基乙酰丙酸的副作用较少，但在美国并未广泛使用。

4.6　氩等离子体凝聚（APC）

APC 是一种非接触性技术，通过在 40 ~ 90W 的能量设置下输送电离氩气来消融 Barrett's，它被用于根除非发育不良的 Barrett's 和 LGD，但不完全根除是常见的。据报道，高达 40% 的患者存在埋藏的腺体[17]。APC 在用 HGD 消融 Barrett's 时也有描述。在一项对 32 名 HGD 患者的研究中，78% 的 HGD 患者和 69% 的 Barrett's 患者根除了 HGD，然而，在平均 34 个月的随访期内，有 13% 的患者进展为 EAC[18]。另一个潜在的作用是对引起吞咽困难或出血的晚期癌症进行姑息治疗[19]。并发症包括狭窄、发热、出血，很少有穿孔。

4.7　MPEC

多极电凝（MPEC）消融 Barrett's 是一种相当简单的技术。将 10 个法国 MPEC 探头穿过治疗性内窥镜，以 15 ~ 20W 的功率施加热能，直到出现白色凝块。每隔几周继续进行一次环向治疗，直到整个 Barrett 食管消融。它主要研究非发育不良 Barrett 病[20]、少数 LGD 病例[21]，以及少量黏膜内癌联合激光治疗的病例[22]。根除率约为 78%，鳞状下肠化生（SSIM）的发生率约为 5% ~ 27%[20-21]。由于应用该技术治疗大面积 Barrett's 比较耗时，因此最好将其保留用于治疗先前采用不同方法消融治疗后残留的小面积 Barrett's。

4.8　内镜治疗与食管切除术的比较

Barrett's 合并 HGD 和黏膜内癌的传统治疗方法是食管切除术。食管切除术的优点是它不仅去除了肿瘤，还去除了高危黏膜，从而消除了复发的风险，也消除了食管周围淋巴结的复发风险，从而可以进行准确的分期。然而，它的并发症的发病率很高，在 30% ~ 50% 的范围内；虽然在大的研究中死亡的风险很低，但是不可忽视。目前，还没有随机对照试验比较内镜治疗和食管切除术，但一些研究表明，它们的长期疗效相当，但并发症发生率少得多，而且还具有保留食管的额外优势。最近发表的一项对 870 例早期食管肿瘤患者的荟萃分析[23]显示，内镜治疗和食管切除术在肿瘤缓解率方面没有显著差异（*RR*=0.96；95%*CI*：0.91 ~ 1.01）。食管切除术患者的缓解率为 97% ~ 100%，内镜治疗患者的缓解率为 84% ~ 97%。此外，5 年的总生存率（RR=1.00）没有差异。随访期间，内镜治疗组和手术组的累积死亡率分别为 11.4% 和 8.7%。大多数患者死于基础合并症，包括心血管疾病、肺部疾病、糖尿病和既往恶性肿瘤。肿瘤相关死亡率内镜治疗组为 0.2%，手术组为 0.3%。接受内科治疗的患者肿瘤复发率较高（RR=9.50），主要不良事件较少（RR=0.38）。大部分（77.8% ~ 100%）肿瘤复发患者经内镜再次治疗后肿瘤缓解或病情稳定。

4.9　消融后监护

Barrett's 根治成功后，有两个问题需要考虑：一是鳞状下肠化生（SSIM 或埋藏性 Barrett's）；二是 Barrett's 根治成功后的消融后复发。

4.10　鳞状上皮肠化生

SSIM 或 "埋藏式 Barrett's" 是指覆盖在鳞状黏膜下的固有层出现肠化生。这通过内窥镜检查是不可见的，可以通过组织取样或增强成像技术检测到。从理论上讲，SSIM 可能由于缺乏胃酸和胆汁暴露而具有较低的肿瘤潜能，但有大量关于 SSIM 发展为 HGD 或癌症的报道[24]。已知在消融之前和之后都存在 SSIM。其来源尚不清楚，但被认为是活检部位的新鳞状上皮过度增生、肠化生或消融的结果。报道的 SSIM 患病率从 0 到 28% 不等[25]，但这可能不是一个真实的估计，因为大多数内镜活检不足以包括上皮下固有层[26]。研究报告称，在任何消融治疗前，EMR 标本中 SSIM 的患病率为 28% ~ 98%[27-28]。消融对 SSIM 患病率的影响尚不清楚，但经 RFA 治疗后可能会降低。最近一项关于内镜消融术后 SSIM 的系统综述发现，接受 PDT 治疗的患者中有 14.2% 出现 SSIM，RFA 治疗后有 0.9% 的患者出现 SSIM[29]。鉴于这种不确定性，即使在完全根除表面化生之后，患者也需要继续接受监测计划。

4.11　复发和复发预测因素

复发很常见，在为期 3 年的随访期内，复发率从 20% 到 33% 不等。在一个由 448 名接受 RFA 治疗的患者组成的多中心联盟中，56% 的患者完全缓解，其中 33% 的患者在接下来的 2 年内复发[29]。虽然大多数复发是非发育不良型且内镜可控的，但 RFA 后的持续监测仍是必要的。在美国 RFA 登记的 5521 名患者中[30]，85% 的患者实现了肠化生的完全根除。在完全根除后平均 2.4 年的随访中，化生复发的患者为 20%，异型增生或非定型异型增生为 86%。在 Kaplan-Meier 分析中，更先进的预处理组织学与更高的年复发率相关。与未复发的患者相比，有复发的患者有可能年龄更大、节段更长、是非高加索人、在治疗前有发育不良的 Barrett's，需要更多的治疗疗程。复发性异型增生的治疗策略与原发性异型增生相似。对于任何可见的异常情况，进行 EMR 治疗和分期，然后对复发的平坦区域进行消融治疗。如果对一种方式耐受，应考虑改用不同的黏膜消融技术。

4.12 随访间隔

建议在内科治疗后继续进行内窥镜监测，间隔时间以先前的异型增生分级和治疗反应为依据。目前，对于消融后患者的监测频率或活检方案尚无共识。根据 2014 年公布的英国指南[31]，对于接受 HGD 治疗的患者，建议在 1 年内每 3 个月进行一次内窥镜随访，此后每年随访一次。随访应该包括在贲门和 Barrett 上皮以前的范围内进行活组织检查。对于 LGD 患者，建议每年监测一次。

4.13 患者情况和技术选择

接受内窥镜治疗的患者应该用高清晰度内窥镜进行详细的白光检查，以确定边界和任何可见的病变。在内镜下切除可疑区域的同时，应每隔 1 cm 进行 4 个象限监视活检。不典型增生的诊断需要胃肠病理学专家的确认。对于淋巴结转移风险较低的 HGD 和黏膜内癌，如病灶 < 2 cm、组织学分化良好、无淋巴血管侵犯，内镜治疗优于食管切除术。对于 EMR 后残留病变，鉴于异时性肿瘤的高风险，残留的 Barrett's 需要被消融。在没有可见病变的情况下，消融治疗是首选治疗方法。考虑到复发的风险，患者需要通过内窥镜对复发进行持续监测和治疗。

由于缺乏比较不同消融疗法的头对头随机对照试验，没有一种消融方式适合所有患者。表 4.1 列出了不同消融技术的比较。对于需要治疗表面积大的长节段 Barrett 病患者，RFA 是首选的治疗方式。其他选择包括光动力疗法和冷冻疗法。对于小面积残留的 Barrett's，APC 和 MPEC 可能是具有成本效益的治疗方式。对于不能与 RFA 紧密对位的结节性疾病患者，可选择冷冻治疗、光动力疗法和逐步根治性 EMR。对于反复消融后仍持续存在 Barrett's 区的患者，可以使用 EMR。

表 4.1 不同射频技术的比较

射频技术	异型增生 根治率 / %	化生 根治率 / %	优点	缺点
RFA	91 ~ 100	71 ~ 93	RCT 有效应答率高，并发症发生率低	费用高昂
Cryotherapy	87 ~ 97	42 ~ 81	良好的安全性能适用于结节区域	小型研究（没有 RCT），没有长期的后续数据
PDT	40 ~ 77	52	RCT 可提供对结节区域的治疗	高狭窄率、光敏性埋藏 Barrett's
APC	67 ~ 86	69	适用性广泛、价格低廉	仅适用于短节段黏膜下 Barrett's
MPEC	—	75 ~ 100	适用性广泛、价格低廉	仅适用于短节段黏膜下 Barrett's

随机对照试验，射频消融术，光动力疗法，APC 氩等离子体凝固术，MPEC 多极电凝术。

参考文献

[1] Berenson MM，Johnson TD，Markowitz NR et al（1993）Restoration of squamous mucosa after ablation of Barrett's esophageal epithelium. Gastroenterology 104：1686–1691

[2] Pech O，Behrens A，May A et al（2008）Long-term results and risk factor analysis for recurrence after curative endoscopic therapy in 349 patients with high-grade intraepithelial neoplasia and mucosal adenocarcinoma in Barrett's oesophagus. Gut 57：1200–1206

[3] Bergman JJGHM，Fockens P（2006）Ablating Barrett's metaplastic epithelium：are the techniques ready for clinical use？ Gut 55（9）：1222–1223

[4] Shaheen NJ，Sharma P，Overholt BF et al（2009）Radiofrequency ablation in Barrett's esophagus with dysplasia. N Engl J Med 360：2277–2288

[5] Shaheen NJ，Overholt BF，Sampliner RE et al（2011）Durability of radiofrequency ablation in Barrett's esophagus with dysplasia. Gastroenterology 141：460–468

[6] Phoa KN，van Vilsteren FGI，Weusten LAM et al（2014）Radiofrequency ablation vs endoscopic surveillance for patients with Barrett Esophagus and low-grade dysplasia. A randomized clinical trial. JAMA 311（12）：1209–1217

[7] Shaheen NJ，Greenwald BD，Peery AF et al（2010）Safety and efficacy of endoscopic spray cryotherapy for Barrett's esophagus with high-grade dysplasia. Gastrointest Endosc 71：680–685

[8] Gosain S，Mercer K，Twaddell WS et al（2013）Liquid nitrogen spray cryotherapy in Barrett's esophagus with high-grade dysplasia：long-term results. Gastrointest Endosc 78（2）：260–265

[9] Greenwald BD，Dumot JA，Abrams JA et al（2010）Endoscopic spray cryotherapy for esophageal cancer：safety and efficacy. Gastrointest Endosc 71（4）：686–693

[10] Canto MI，Gorospe EC，Shin EJ et al（2009）Carbon dioxide（CO_2）Cryotherapy is a safe and effective treatment of Barrett's Esophagus（BE）with HGD/Intramucosal Carcinoma. Gastrointest Endosc 69：AB341

[11] Greenwald BD，Dumot JA，Horwhat D，Lightdale CJ，Abrams JA（2010）Safety，tolerability，and efficacy of endoscopic low-pressure liquid nitrogen spray cryotherapy in the esophagus. Dis Esophagus 23：13–19

[12] Dumot JA，Vargo JJ，Falk GW et al（2009）An openlabel，prospective trial of cryospray ablation for Barrett's esophagus high-grade dysplasia and early esophageal cancer in high-risk patients. Gastrointest Endosc 70：635–644

[13] Overholt BF，Lightdale CJ，Wang KK et al（2005）Photodynamic therapy

with porfimer sodium for ablation of high-grade dysplasia in Barrett's esophagus：international，partially blinded，randomized phase Ⅲ trial. Gastrointest Endosc 62(4)：488–498

[14] Overholt BF，Wang KK，Burdick JS et al（2007）Fiveyear efficacy and safety of photodynamic therapy with Photofrin in Barrett's high-grade dysplasia. Gastrointest Endosc 66（3）：460–468

[15] Pacifico RJ，Wang KK，Wongkeesong LM et al（2003）Combined endoscopic mucosal resection and photodynamic therapy versus esophagectomy for management of early adenocarcinoma in Barrett's esophagus. Clin Gastroenterol Hepatol 1：252–257

[16] Prasad GA，Wu TT，Wigle DA et al（2009）Endoscopic and surgical treatment of mucosal（T1a）esophageal adenocarcinoma in Barrett's esophagus. Gastroenterology 137：815–823

[17] Grade AJ，Shah IA，Medlin SM et al（1999）The efficacy and safety of argon plasma coagulation therapy in Barrett's esophagus. Gastrointest Endosc 50：18–22

[18] Lewis CJ，Caplin S，Armstrong G et al（2003）Argon Beam Plasma Coagulation as an ablative therapy for high grade dysplasia in Barrett's Oesophagus. Clin Gastroenterol Hepatol 1（4）：258–263

[19] Akhtar K，Byrne JP，Bancewicz J et al（2000）Argon Beam Plasma Coagulation in the management of cancers of the esophagus and stomach. Surg Endoscopy 14：1127–1130

[20] Sampliner RE，Faigel D，Fennerty MB et al（2001）Effective and safe endoscopic reversal of nondysplastic Barrett's esophagus with thermal electrocoagulation combined with high dose acid suppression：a multicenter study. Gastrointest Endosc 53：554–558

[21] Sharma P，Bhattacharyya A，Garewal HS et al（1999）Durability of new squamous epithelium after endoscopic reversal of Barrett's Esophagus. Gastrointest Endosc 50：159–164

[22] Sharma P，Jaffe PE，Bhattacharyya A et al（1999）Laser and multipolar electrocoagulation ablation of early Barrett's adenocarcinoma. Gastrointest Endosc 49：442–446

[23] Wu J，Pan Y，Wang T et al（2014）Endotherapy versus surgery for early neoplasia in Barrett's esophagus：a meta-analysis. Gastrointest Endosc 79（2）：233–241

[24] Titi M，Overhiser A，Ulusarac O et al（2012）Development of subsquamous high-grade dysplasia and adenocarcinoma after successful radiofrequency ablation of Barrett's esophagus. Gastroenterology 143：564–566

[25] Gray NA，Odze RD，Spechler SJ（2011）Buried metaplasia after endoscopic ablation of Barrett's esophagus：a systematic review. Am J Gastroenterol 106：1899–1908

[26] Gupta N，Mathur SC，Dumot JA et al（2012）Adequacy of esophageal squamous mucosa specimens obtained during endoscopy：are standard biopsies sufficient for postablation surveillance in Barrett's esophagus? Gastrointest Endosc 75：11–18

[27] Anders M，Lucks Y，El-Masry MA et al（2014）Subsquamous extension of intestinal metaplasia is detected in 98% of cases of neoplastic Barrett's esophagus [published online July 23，2013]. Clin Gastroenterol Hepatol 12（3）：405–410. doi：http：//dx.doi. org/10.1016/j.cgh.2013.07.013

[28] Chennat J，Ross AS，Konda VJ et al（2009）Advanced pathology under squamous epithelium on initial EMR specimens in patients with Barrett's esophagus and high-grade dysplasia or intramucosal carcinoma：implications for surveillance and endotherapy management. Gastrointest Endosc 70：417–421

[29] Gupta M，Iyer PG，Lutzke L et al（2013）Recurrence of esophageal intestinal metaplasia after endoscopic mucosal resection and radiofrequency ablation of Barrett's esophagus：results from a US Multicenter Consortium. Gastroenterology 145：79–86

[30] Pasricha S，Bulsiewicz WJ，Hathorn K et al（2014）Durability and predictors of successful radiofre-quency ablation for Barrett's Esophagus. Clin Gastroenterol Hepatol 12（11）：1840–1847

[31] Fitzgerald RC，di Pietro M，Ragunath K et al（2014）British Society of Gastroenterology guidelines on the diagnosis and management of Barrett's oesophagus. Gut 63：7–42

第 **5** 章

从 Barrett 食管至不典型
增生的内镜下切除 ①

5.1　Barrett 食管的循证依据

　　1950 年，Barrett 食管（BE）首次被描述为慢性胃食管反流性疾病（GERD）的一种可能并发症，在有症状和无症状的个体中都可发生。在 Barrett 食管的下段，鳞状细胞由正常的扁平上皮细胞变为矩形的柱状细胞（肠上皮化生）。因此，我们面临着一种细胞不典型增生的情况，即在这个区域新细胞可以异常生长，而它们看起来越不正常，不典型增生的程度则越高。换句话说，癌前病变细胞可出现于 Barrett 食管组织中。不过，关于从低级别不典型增生进展为高级别不典型增生或腺癌的风险仍然存在争议，很大程度上是因为很难界定不典型增生及非不典型增生的 Barrett 食管，而且不典型增生的判定准确性是否可重复也让人存疑。由于不典型增生发展为癌症的方式缺乏明确的标记，目前还没有明确的分界点来区分低级别和高级别不典型增生 [1]。

　　BE 患者更容易患上食管腺癌（又称 Barrett 腺癌，BAD）。BAD 的年发病率为 0.12% ~ 0.50%。在西方国家，BE 发病率的上升导致 BAD 发病率增加了 4 倍，但在东方国家没有。然而，在不远的将来，由于幽门螺旋杆菌感染率的下降及饮食方式的西方化，促进了胃食管反流发生，东亚地区中 BAD 发病率也将上升。

　　在癌症发生前，BE 可能存在许多年。患癌症的风险似乎会随着 BE 的程度而变化。与短节段 BE 病变患者相比，长节段病变患者的 BAD 发生率会更高。

　　实际上，对患者最好的监测是上消化道内镜，并对 Barrett 食管组织进行活检监测，观察癌症发展的迹象。严格和系统的活检方案提高了对不典型增生至早癌病变的检出率 [2]。在西方国家，无不典型增生时，建议每 2 ~ 3 年进行一次内窥镜检查，低度不典型增生一年 2 次，高度不典型增生每 3 个月进行一次。标准是随机内镜下从 4

① Filippo Catalano，SRAG – Emergency Endoscopic Surgery，Department of General Surgery，Ospedale Civile Maggiore – University Hospital of Verona，Italy

个方向活检，间隔 2 cm（如果有异型增生，间隔 1 cm）。

5.2　诊断

如今，可以通过高分辨率的内镜仪器对这种癌前病变进行非常近距离的检查。在靛胭脂浓度为 2%，醋酸浓度为 1% 的条件下，色素内镜检查有助于更好地显示整个 BE 病灶，并突出不规则区域。一些内镜可提供窄带成像（NBI），这是一种利用反射光来观察器官表面结构的无创光学技术。基于其对 BE 段内血管和黏膜形态的高分辨率与高对比度的成像功能，该技术被用于显示食管病变结构的形态学变化。

得益于内镜技术的进步，近年来，西方国家中浅表 BAD 病变的发生率稳步上升。

5.3　内镜治疗

手术是食管胃结合部肿瘤的标准治疗方法，但据报道，手术相关死亡率为 3.0% ～ 12.2%[3]，术后复发率高达 20% ～ 47%。

BAD 的存活率与其分期息息相关。局部晚期疾病的 5 年生存率约为 20%，因此监测和早期发现 BAD 已成为一个关键问题。

早期癌症高发病率、低死亡率、低转移率，使得微创治疗已成为食管癌切除术的有力替代。

在早期阶段，食管腺癌的微创内镜治疗是可行的。

食管切除标本的研究表明转移的风险很低，T1m BAD 的转移风险为 1.3% 以下，T1sm 的转移风险为 18% ～ 22%。T1m 淋巴结转移率低，为内镜治疗提供了基础。

最准确的疾病分期是根据活检组织进行的，因此，相对于射频、氩等离子消融术等其他内镜治疗，内镜下切除是最好的方式。

内镜下切除（ER）的两大方法包括 EMR（内镜黏膜切除）和 ESD（内镜黏膜下剥离），已被广泛接受，并用于直径 ≤ 2 cm 的无溃疡高分化型胃腺癌（图 5.1）的标准治疗。

在东亚，人们建议扩大指征，允许许多患者接受 ESD 而不是手术。许多日本和韩国的报告显示，对满足扩大标准的胃癌患者行 ESD 治疗有很好的结果。西方的内窥镜医师在 ESD 操作方面仍然没有足够的经验和技能。分期为早期癌变的病例发生率较低，不建议采用扩展标准治疗，但在大的诊疗中心可以有选择性地对患者采用扩展标准。

在过去的 10 年中，许多作者已经清楚地证明了 ESD 在治疗早期胃癌方面明显优于 EMR。良好的整体切除率和根治性切除率及较低的主要并发症发生率（出血率和穿孔率分别 < 5%）证实了该手术在早期胃癌治疗中的突出作用。EMR 的局部复发 EGC

风险过高。与 EMR 手术相比，ESD 对于获得整块切除和最终的肿瘤治疗是安全有效的，可以对早期胃癌患者进行精确的组织学分期（图 5.1）。

食管胃结合部及食管下段是 ER 的难点部位，因其管腔狭窄、角度刁钻，影响完整切除及根治性切除。ESD 的主要并发症，如术后出血和穿孔，可能受手术难度的影响。

强调早期食管癌的 ESD 适应证要比胃癌严格，这一点很重要。早期食管癌比胃癌有更严格的 ESD 适应证，此适应证适用于贲门未充分评估的肿瘤。

浅表性食管癌的 ESD 指征包括直径 < 20 mm 且无淋巴血管侵犯的高分化型黏膜癌，而 EGJ 早期癌的 ESD 指征应与 EGC 一致。

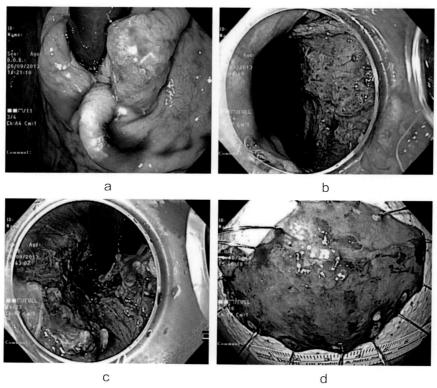

图 5.1　靛胭脂染色显示食管胃结合部直径 23 mm 的高级别上皮内瘤变（a），
患者接受 ESD 治疗。手术的早期结果显示在 b（顺时针看）和 c（逆时针看）。
经专家、病理学家分析标本，证实 d 为高级别上皮内瘤变

对于早期 BAD，如果发现黏膜下侵犯，患者必须接受手术切除，因为有很大的转移风险。当病变侵犯黏膜肌层时，转移的风险也很大，应根据患者的情况考虑额外的手术切除。如果在完整的整块切除后，对标本进行准确评估以证实肿瘤局限于黏膜且无淋巴血管侵犯，则内镜切除足够，因为淋巴结转移的风险极低。

实际上用 ESD 治疗浅表 BAD 的报道少之又少[4-5]。

与 EMR 相比，黏膜下剥离是一个非常困难且耗时的手术。因此，对于 Barrett 食

管可见的不典型增生病变，大多数西方内镜医师仍倾向于 EMR 治疗。多数情况下，由于不典型增生的多点分布，需要进行多片切除。然而在接受 EMR 的 BE 早期瘤变患者中，出现残留 Barrett 黏膜术后瘤变复发的病例高达 30%[6]。最近引入的多环套扎黏膜切除术（MBM）似乎更安全，据报道穿孔率为 1.2% 以下。最近，荷兰的一项 Meta 分析[7] 比较了 16 项研究（EMR 技术和 ESD 技术），结论表明，在比较早期食管腺癌或 EGJ 肿瘤根除的重要结果参数时，MBM 技术与 ESD 同样有效。他们在短期内支持肿瘤治疗中的非劣效，但需要进一步的研究，将 MBM 技术与 ESD 在早期 Barrett's 或 EGJ 瘤中的随机对照试验相比较，以证实这些结果（图 5.2）。

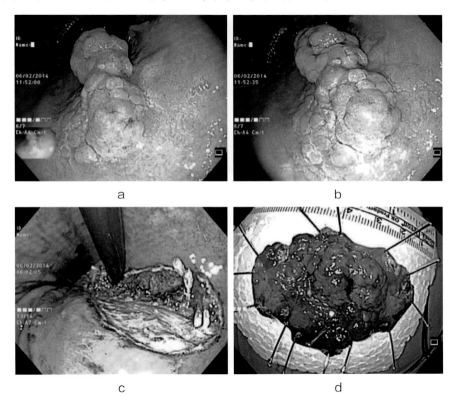

图 5.2　做标记点之前，可用靛胭脂标记病变边缘（a，b）。有时在 ESD 手术的最后，对于因切缘过深所残留的溃疡面，有必要应用一些夹子以避免术后出血（c）。d 标本必须固定在一个支撑面以便于后续的病理评估

目前，内镜切除治疗似乎是治疗早期 BAD 和早期 EGJ 癌的一种很有前途的方法。相对于 EMR，ESD 更可取，因为大的病灶可以整块切除，以便进行准确的组织学评估。我们的数据表明，在日本，65 例接受 ESD 的胃部病变患者中，我们得到了令人满意的长期结果（数据未公布）。但在 2 例患者中（1 例穿孔和 1 例因困难未能进行内镜治疗），我们意识到即便对经验丰富的内镜医师来说，食管胃结合部的内镜治疗也有不小的风险。数据仍然太少，了解 EGJ 早期瘤变 ESD 术后的长期预后任重道远（图 5.3）。

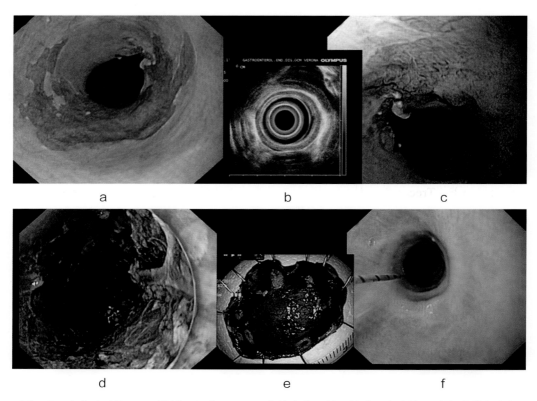

图 5.3 患者 41 岁，HIV 阳性，既往 Barrett 食管病史。他最终进展为边缘不清的黏膜内腺癌（a，c）。超声胃镜诊断为 T1 m（b）。我们进行了近乎环食管一圈的 ESD 手术（d）。术后标本证实为根治性切除，切缘阴性，无淋巴管浸润（e）。6 个月后，患者因食管管腔严重狭窄需要扩张。两次机械扩张足以解决狭窄症状（f）

参考文献

[1] AGA（2011）American Gastroenterological Association Medical Position Statement on the management of Barrett's esophagus. Gastronetrology 140：1084–1091

[2] Abela JE，Going JJ，Mackenzie JF et al（2008）Systematic four quadrant biopsy detects Barrett's dysplasia in more patients than non-systematic biopsy. Am J Gastroenterol 103：850–855

[3] Ell C，May A，Pech O et al（2007）Curative endoscopic resection of early esophageal adenocarcinomas（Barrett's cancer）. Gastrointest Endosc 65：3–10

[4] Ikeda K，Isomoto H，Oda H et al（2009）Endoscopic dissection of a minute intramucosal adenocarcinoma in Barrett's Esophagus. Dig Endosc 21：34–36

[5] Hoteya S，Matsui A，Izuka T et al（2013）Comparison of the clinico-pathological characteristics and results of endoscopic submucosal dissection for esophago-gastric

junction and non junctional cancers. Digestion 87：29–33

[6] Buttar NS，Wang KK，Lutzke LS et al（2001）Combined endoscopic mucosal re-section and photodynamic therapy for esophageal neoplasia within Barrett's esophagus. Gastrointest Endosc 54：682–688

[7] Komeda Y，Bruno M，Koch A et al（2014）EMR is not inferior to ESD for early Barrett's and EGJ neoplasia：an extensive review on outcome，recurrence and complication rate. Endosc Int Open 02：E58–E64

[8] Catalano F，Trecca A，de Manzoni G et al（2009）The modern treatment of early gastric cancer：our experience in an Italian cohort. Surg Endosc 23：1581–1586

第 6 章

第 7 版 AJCC/UICC 分期：食管和食管胃结合部 ①

TNM 癌症分期的概念描述了癌症的解剖范围，是由 Gustave-Roussy 癌症研究所的 Pierre Denoix 于 1943—1952 年提出的。它的原理是，随着未治疗的原发肿瘤（T）的大小增加，区域淋巴结转移（N）和远处转移（M）发生率增加。尽管在 1953 年就已提出，但直到 1968 年，国际抗癌联盟（UICC）才出版第 1 版《癌症分期手册》。

癌症的分期是一个不断进步的过程。最初，食管癌的 TNM 分期迅速发展，但不幸的是，很快就停滞了几十年。胸段食管癌的 T 分期最后一次修改是在 1988 年，N 分期是在 1977 年，M 分期是在 1997 年。长期以来，人们一直单纯地认为食管癌的分期建立在一种简单的、有序的、逐渐增加的 T、N 和 M 解剖分类的基础上。然而，如今发现这种观念是错误的。这一假设既不符合癌症生物学，也不符合生存数据。全球协作[1] 提供了一种独特的数据分析[2]，并由此产生了基于数据驱动的新食管和食管胃结合部癌[3] 的分期。该新系统是 AJCC 和 UICC 第 7 版《癌症分期手册》的基础[4-5]。更能代表，也更符合食管癌患者食管切除术后的生存情况。改善了既往分期以经验主导及与胃癌分期不协调的问题。此外，数据、分析和共识也表明需要对 TNM 分期进行审查和修订。首次将非解剖性肿瘤的特征——原发癌部位（位置）、组织学分级（等级）和组织病理学类型（细胞类型）纳入食管癌分期。

6.1　数据

在 AJCC 的要求下，世界食管癌合作组织（WECC）于 2006 年成立。截至 2007 年 7 月，已有来自 5 个国家和 3 个大洲（亚洲、欧洲和北美洲）的 13 家机构提交了确定的数据。并由此建立起一个囊括 4627 例食管切除术患者的数据库，这些患者均没有接受诱导或辅助治疗[1]。

---

① Thomas W. Rice，Department of Thoracic and Cardiovascular Surgery，Cleveland Clinic，Cleveland Clinic Lerner College of Medicine，USA

6.2　分析

以前多次提出的食管癌分期修订版都检验了拟合优度或 P 值，以检验分期对生存统计的显著影响。相反，第 7 版的分期使用了随机森林（RF）分析，这是一种专注于患者预后的机器学习技术 [2]。RF 分析没有对患者生存做出先验假设，能够识别变量之间的复杂交互作用，并解释非线性影响。这可以被视为一种"逆向"分析，它决定了与特定生存组相关的解剖分期（TNM）和非解剖性癌症特征。

RF 分析通过生成每个患者的风险调整生存曲线，从影响生存的其他因素中分离出感兴趣的癌症特征。与以前根据癌症特征分组的方法不同，RF 分析的分组依据是单向递减且风险调整后的生存率。然后，在这些组中确定了对分期组成重要的解剖和非解剖性癌症特征。最后，根据组内的同质性，将相邻组间的癌症特征合并和分割，从而得到最终分期组 [3-5]。

6.3　第 7 版 TNM 分期：更改和补充

Tis 和 T4 肿瘤的原发肿瘤（T）分期发生了改变。现在，Tis 被定义为高级别不典型增生，包括所有以前被称为原位癌的非侵袭性肿瘤上皮。T4 是侵入局部结构的肿瘤，目前已分为 T4a 和 T4b；T4a 是侵犯邻近结构的可切除肿瘤，如胸膜、心包、膈肌。T4b 是侵犯其他邻近结构的不可切除肿瘤，如主动脉、椎体、气管。其余方面，T 分期不变（图 6.1、表 6.1）。

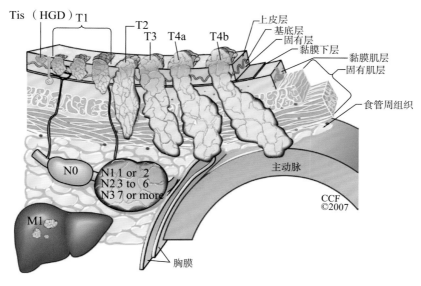

图 6.1　第 7 版 TNM 分期

注：T 分为以下几种。Tis，高级别发育不良；T1，癌侵及固有层、黏膜肌层或黏膜下层；T2，肿瘤侵犯固有肌层；T3，癌症侵袭浆膜层；T4a，可切除的癌症侵袭邻近结构，如胸膜、心包、膈肌；T4b，不可切除的肿瘤会侵袭邻近的其他结构，如主动脉、椎体、气管。N 分为以下几种。N0，无区域淋巴结转移；N1，区域淋巴结转移 1 ~ 2 个淋巴结；N2，局部淋巴结转移 3 ~ 6 个淋巴结；N3，局部淋巴结转移，涉及 7 个或 7 个以上淋巴结。M 分为以下几种。M0，无远处转移；M1，远处转移。

表 6.1　2010 年第 7 版 AJCC/UICC TNM 分期

原发肿瘤（T）	
TX	原发肿瘤不能评价
T0	没有原发肿瘤的证据
Tis	高级别上皮内瘤变 [a]
T1	肿瘤侵及黏膜固有层、黏膜肌层或黏膜下层
	T1a　肿瘤侵及黏膜固有层或黏膜肌层
	T1b　肿瘤侵及黏膜下层
T2	肿瘤侵及固有肌层
T3	肿瘤侵及外膜
T4	肿瘤侵及邻近结构
	T4a　侵及胸膜、心包或膈膜的可切除肿瘤
	T4b　侵及主动脉、椎体或气道等其他邻近结构的不可切除肿瘤
区域淋巴及（N）[b]	
NX	区域淋巴结不能评价
N0	无区域淋巴结转移
N1	1～2 个区域淋巴结转移
N2	3～6 个区域淋巴结转移
N3	≥ 7 个区域淋巴结转移
远处转移（M）	
M0	无远处转移
M1	有远处转移
组织学类型	
鳞癌	
腺癌	
组织学分级（G）	
GX	分化程度不能确定——按 G1 分期
G1	高分化癌
G2	中分化癌
G3	低分化癌
G4	未分化癌—按 G3 分期
位置 [c]	
食管中上部至下肺静脉下缘以上	
食管下部至下肺静脉下缘以下	

a：包括所有以前称为原位癌的非侵袭性肿瘤上皮。非侵袭性或原位的癌症被归类为 TIS。

b：必须记录抽样的原位结节总数和报告的转移结节总数。

c：位置（原发癌部位）由食管肿瘤上（近）缘的位置来定义。

区域淋巴结被重新定义，包括从颈部淋巴结延伸到腹腔淋巴结的所有食管旁淋巴结（表 6.1）。食管"床"外的淋巴结属于远处转移。数据分析可对癌阳性淋巴结数目进行方便的粗略分组[2-4]。区域淋巴结（N）分为 N0(无癌阳性淋巴结)、N1(1 ~ 2 个)、N2（3 ~ 6 个）和 N3（7 个或更多）。食管癌和食管胃结合部癌的 N 分期与胃癌的 N 分期相同。

M1a 和 M1b 子分类已被删除，MX 也被删除（表 6.1）。远处转移被简单地命名为两种：M0，无远处转移；M1，远处转移。

6.4　第 7 版：非解剖性癌症特征

非解剖分类对分期分组很重要（表 6.1），包括组织病理细胞类型、组织学分级和肿瘤位置（图 6.2）。对于Ⅰ期和Ⅱ期，腺癌和鳞状细胞癌（简称"鳞癌"）的生存差异最好通过不同的分期来处理。组织学分级的增加与早期癌症生存率的逐渐降低有关。对于腺癌，区分 G1 和 G2（高分化和中分化）与 G3（低分化）对Ⅰ期和ⅡA 期癌症很重要。对于鳞状细胞癌，区分 G1、G2 和 G3 对Ⅰ期和Ⅱ期癌症很重要。肿瘤的位置（上、中胸和下胸）对于 T2-3N0M0 鳞状细胞癌的分组很重要。

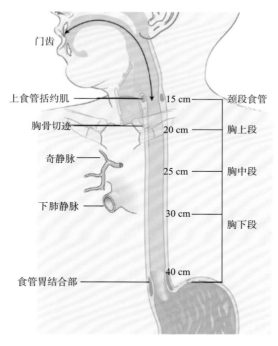

图 6.2　癌症的位置

注：颈段食管，上缘为环咽肌，下缘为胸骨切迹，食管镜下距离门齿约 15 ~ 20 cm。上胸段食管，上以胸骨切迹为界，下以奇静脉弓为界，食管镜检查时，其典型位置为＞距门齿 20 ~ 25 cm。胸部中段食管，上缘为奇静脉弓，下缘为下肺静脉，食管镜检查时，其典型位置为＞距门齿 25 ~ 30 cm。胸部下段食管，上缘为下肺静脉，下缘为下食管括约肌，食管镜检查时，其典型位置为＞距门齿 30 ~ 40 cm；它包括中心位于近胃端 5 cm 内，并延伸至食管胃结合部或胸椎下段食管的肿瘤。

6.5 第 7 版分期

0 期和Ⅳ期根据定义（非数据驱动）分别是 TisN0M0 和伴有远处转移的任意 T 或 N。M0 腺癌的分期分组如图 6.3 所示。对于 T1N0M0 和 T2N0M0 腺癌，根据组织学分级进行亚分组：分为非 G3 组（G1 和 G2）和 G3 组。

M0 鳞状细胞癌的分期分组如图 6.4 所示。对于 T1N0M0 鳞状细胞癌，按组织学分级进行亚分组：G1 与非 G1（G2 和 G3）（图 6.4a）。对于 T2N0M0 和 T3N0M0 鳞状细胞癌，分期则根据组织学分级和部位进行（图 6.4a）。这 4 种组合包括：G1 期下纵隔鳞状细胞癌（ⅠB 期），生存期最好；G2 ～ G4 期上、中纵隔鳞状细胞癌（ⅡB 期），生存期最差；G2 ～ G4 期下纵隔鳞状细胞癌和 G1 期上、中胸鳞状细胞癌（ⅡA 期），生存期中等。

0 期、Ⅲ期、Ⅳ期腺癌（图 6.3）和鳞状细胞癌（图 6.4b）分期相同。腺鳞癌按鳞状细胞癌分期。

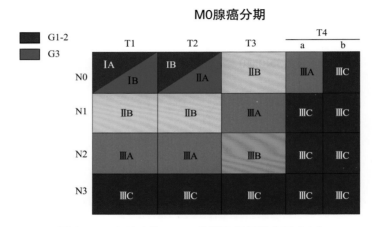

图 6.3　M0 腺癌的 T、N 分类及组织学分级（G）

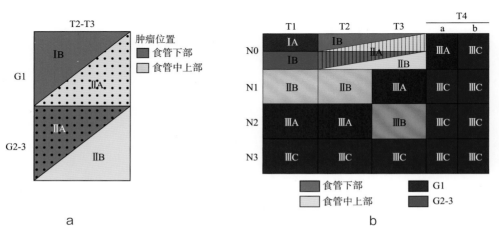

图 6.4　M0 鳞状细胞癌的分期分组

注：a 为 T1N0M0 和 T2-3N0M0 鳞状细胞癌按组织学分级（G），按肿瘤位置进行分期分组。M0 鳞状细胞癌的分期分组。b 为其他所有 M0 鳞状细胞癌的分期分组。

6.6　食管胃结合部癌

除了数据驱动外，第 7 版《癌症分期手册》也对食管胃结合部的癌症分期进行了统一。以前的分期版本根据食管癌或胃癌的分期对该部位的癌症产生了不同的分期分组。第 7 版分期是食管和食管胃交界的癌症，包括侵袭食管胃交界的胃上部 5 cm 内的癌症。

6.7　未来：第 8 版及以后

第 7 版预示了数据驱动的癌症分期时代的到来，并将成为未来分期的基础。然而，这个版本仅基于食管切除术数据，这是一个明显的缺点。今后食管癌分期需要有以下改进。

完善 0 期和Ⅳ期的同质性。这需要放弃对这些阶段分组的限制性定义，并改变相邻阶段ⅠA 和ⅢC 的组成（图 6.5、图 6.6）。

提高ⅡB 期腺癌（图 6.5）和ⅡA、ⅡB 期鳞癌（图 6.6）的同质性。这需要扩大 WECC 数据库中这些不常见癌症的数量。

建议增加临床分期（cStage），诱导治疗后临床分期与根治性非手术治疗后临床分期（ycStage），以及诱导治疗后病理分期（ypStage）。这需要扩大 WECC 数据库和分析。

评估其他影响生存率的非解剖性肿瘤特征。这需要除了组织病理细胞类型、组织学分级和肿瘤部位之外的数据元素。

增加非食管切除术的生存数据，包括 0 期和ⅠA 期的内镜治疗，以及Ⅳ期的姑息治疗等预后数据。这需要与非手术专科、专业协会和团体共同合作。

增加对颈段食管癌的分期。这需要与头颈部任务小组的合作和协调，就像第 7 版制定过程中与胃癌任务小组的合作一样。

通过 WECC 获取多中心、多国家的数据是[1]这项工作的关键。创新和改进的机器学习技术将再次用于分析[2]。整合临床分期（cTNM）、病理分期（pTNM）和诱导治疗后病理分期（ypTNM）的分析策略正在开发中。

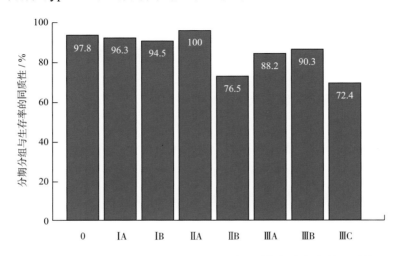

图 6.5　食管腺癌的第 7 版分期：衡量分期分组与生存率的同质性

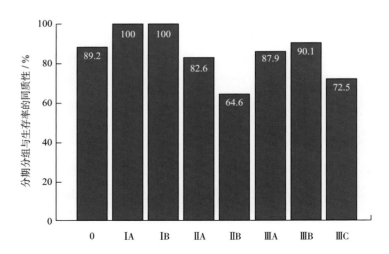

图 6.6　食管鳞癌的第 7 版分期：衡量分期分组与生存率的同质性

6.8　解剖分期以外的进步

AJCC 和 UICC 在癌症分期的焦点和目标上的差异可能会因印刷版手册的消失和互联网癌症分期站点的发展而消除。这意味着不必每隔 6 ~ 7 年就对所有器官系统进行全面更换，可以在需要做出调整时对每个器官系统进行不断的更改。

患者和治疗因素也会在未来的分析研究中被更多采用，并将侧重于个别患者。患者的特异性预后不仅需要这些因素的风险调整，而且需要在分析中把它们作为变量。该分析将提供两种模型：基于临床分期和其他患者因素的决策模型，有助于治疗决策；基于病理分期、患者因素和提供的治疗的预后模型，有助于预测预后。智能手机应用程序或类似的应用程序可供患者和医生使用。

6.9　结论

描述癌症解剖范围的 TNM 分期概念是在 20 世纪中期发展起来的。然而，直到 1977 年它才被完全应用于食管癌。在超过 30 年的时间里，经过 6 个版本的迭代，食管癌的分期遵循经典性的分期过程，即基于局部癌浸润（T）增加，然后转移到区域淋巴结（N），最后转移到远处的位置（M）。

第 7 版食管和食管胃结合部腺癌的分期依据是数据驱动，并与胃癌分期相协调。这就需要改变 TNM 的定义，并增加非解剖性癌症的特征。对于食管癌和食管胃结合部癌，腺癌和鳞癌的 0 期、Ⅲ 期和 Ⅳ 期是相同的。然而，根据组织病理细胞类型、组织学分级和癌症部位，Ⅰ 期和 Ⅱ 期癌症的分期分组不同。

改善癌症分期需要摆脱严格的解剖分期 TNM 描述。将 TNM 变量与其他变量（待确定）一起纳入将使食管癌的定义更加完整，并有助于治疗决策和改善预后。

参考文献

[1] Rice TW，Rusch VW，Apperson-Hansen C et al（2009）Worldwide esophageal cancer collaboration. Dis Esoph 22：1–8

[2] Ishwaran H，Blackstone EH，Apperson-Hansen C，Rice TW（2009）A novel approach to cancer staging：application to esophageal cancer. Biostatistics 10：603–620

[3] Rice TW，Rusch VW，Ishwaran H，Blackstone EH（2010）Cancer of the esophagus and esophago-gastric junction：data-driven staging for the 7th edition of the AJCC cancer staging manual. Cancer 116：3763–3773

[4] American Joint Committee on Cancer（2010）AJCC cancer staging manual，7th edn. Springer，New York

[5] International Union Against Cancer（2009）TNM classification of malignant tumors，7th edn. WileyBlackwell，Oxford，UK

[6] Rusch VW，Rice TW，Crowley J，Blackstone EH，Rami-Porta R，Goldstraw P（2010）The seventh edition of the American Joint Committee on Cancer/International Union Against Cancer Staging Manuals：the new era of data-driven revisions. J Thorac Cardiovasc Surg 139：819–821

第 7 章

食管胃结合部腺癌的 Siewert 分型：依然适用还是已经过时了？①

食管胃结合部腺癌（AEGJ）的分类和定义尚未明确标准化，选择合适的手术方式仍然是一个有争议的话题。20 世纪 80 年代，由于贲门区域的混乱，Siewert 和同事提出了一种对这些肿瘤的分类方法，目的是将复杂的疾病分类，并提出合适的手术策略[1]。与胃癌发病率的下降形成鲜明对比的是，这些肿瘤如今引起了人们的特别关注；许多西方工业化国家的研究报告说，在过去 30 年里，食管和贲门腺癌的发病率增加。美国、英国和瑞士的以人群为基础的癌症登记研究表明，食管胃结合部腺癌发病率迅速上升[2-5]，增长的原因尚不清楚。一些原因正在讨论中，如 Barrett 黏膜的恶性潜能及肥胖、饮食、酒精、药物和烟草使用等病因因素[2]。

在本章中，我们试图总结我们目前对食管胃结合部这一混乱区域的肿瘤如何分类的认识，并试图总结最常用的 AEGJ 分类，即 Siewert 分类的优缺点。

7.1 食管胃结合部

7.1.1 定义

由于缺乏明确的定义和分类，食管胃结合部癌有时被认为是远端食管癌，有时被认为是近端胃癌，有时被认为是与食管癌和胃癌[1]相独立的实体肿瘤，从而有不同的考量与治疗。造成这种混淆的部分原因可能是由于对胃贲门的定义不精确。在古希腊语[6]中，胃靠近心脏的那部分被称为"kardia"。尽管解剖学家将贲门描述为胃与管状食管口相邻的区域，但该口也可以被定义为食管胃结合部（EGJ），主要的问题在于如何准确地识别这个交界。EGJ 位于 His 角的水平，即管状食管与囊状胃的连接点，这在术前并不适用于临床。解剖学家、生理学家、内镜医师和病理学家

---

① Paul M. Schneider，Hirslanden Clinic，Surgical Center Zurich，Clinic for Visceral，Thoracic and Vascular Surgery，City Hospital Triemli，Switzerland
Stefan P. Mönig，Department of Surgery，University Hospital Geneva，Switzerland

对 EGJ 的定义不同。生理学家将 EGJ 定义为测压法所确定的食管下括约肌的远端边界。内镜医师将 EGJ 定义为胃黏膜纵皱襞[7]的近端边缘。对于贲门的远端边缘，没有解剖标志。鳞柱交界线（Z 线）是内镜下可见的由鳞状上皮和柱状上皮并列形成的线，据报道位于解剖定义的 EGJ 近端 3 ~ 10 mm 处[8-10]。Chandrasoma 和同事在组织学上将食管胃交界定义为泌酸（胃底）黏膜[11]的近端界限。据报道，贲门腺分布的黏膜和泌酸黏膜的最大长度平均为 3 ~ 15 mm[9, 12-13]，分布于贲门腺的鳞状上皮的最大长度平均为 1 ~ 5 mm[9, 12]。用食管管状末端或胃皱襞的近端界限来定义食管胃交界，其位置可在离食管胃结合部癌[14]近端 2 cm 以上。因此，DeMeester 和同事将主要位于食管远端和"胃贲门"的腺癌统称为食管癌。

7.1.2　不同的分类系统

大多数基于人群的食管癌和胃癌研究都是以癌症登记处收集的数据为基础，目前使用的是 ICD-O 亚型分类[15]。ICD-O 根据主要病变部位的不同，将食管胃结合部癌分为食管下三分之一癌（病变主要位于食管时）和胃贲门癌（病变位于食管胃交界的中心或远端时）。事实上，由于贲门远端范围不明确，以及缺乏对贲门本身的准确定义，导致了高达 15% 的对这些癌症[16]的错误分类。国际抗癌联盟（UICC）和美国癌症联合委员会（AJCC）的 TNM 分类直到第 6 版才对食管癌和胃癌进行了区分，并没有对食管胃结合部的腺癌进行单独的分类[17-18]。这在实际的第 7 版中发生了变化。在这个新的 AEGJ 与食管癌分类中，癌中心在食管胃结合部或在胃上部 5 cm 以内但侵犯 EGJ 或食管的归类为食管癌；而所有其他癌中心在胃里，距 EGJ 远端超过 5 cm 或 5 cm 内但不超过贲门的归类为胃癌[19]。

日本对贲门的定义通常是 EGJ 上下 2 cm 以内的区域[9, 20]，肿瘤中心在该区域的被认为是贲门腺癌；这种肿瘤与近端胃癌不同。

食管胃交界的利物浦分型是 1999 年根据超过 15 000 例食管癌和胃癌[16]的临床流行病学特征提出的。在这一分类中，食管胃交界的位置以胃皱襞近端[21]表示，累及 EG 交界的癌被归为食管癌、食管胃交界下位癌。只发生在食管而不累及食管胃交界的癌被归为食管下三分之一癌。肿瘤位于胃且靠近食管而未累及食管胃交界的被归为胃近端癌。累及胃近端和远端亚部位的癌被归为重叠，即使它们延伸到连接处。

Ellis 等人提出了这些肿瘤的位置分类[22-24]。贲门腺癌在此分类系统中被定义为起源于胃上三分之一，累及食管胃交界和食管下段的肿瘤。Barrett 食管腺癌不包括在内，即使它们可能累及 EG 交界。

直到今天，这些不同的分类系统都没有得到国际上的认可。

7.2　EGJ 腺癌的 Siewert 分型

为了明确食管胃结合部癌的定义并制定治疗策略，Siewert 和同事在 1987 年发表了 EGJ 腺癌的位置 - 解剖亚分类[25]。该分类在 1995 年国际食管疾病学会（International Society of the Disease of the Esophagus）和 1997 年国际胃癌协会（International Gastric Cancer Association）的共识会议上得到了批准[26]。

7.2.1 定义和位置分类

　　Siewert 分型纯粹基于肿瘤中心的解剖定位，内镜下可根据胃黏膜纵襞近端定义，作为内镜下贲门（0 点）的实用参考。AEGJ 包括内镜下贲门（0 点）近端 5 cm（+5 cm）和远端（–5 cm）的所有肿瘤。而食管远端腺癌和贲门下胃癌只有当它们侵犯到解剖性贲门时才囊括到 AEGJ 中。根据这一定义，食管胃结合部癌按部位可分为 3 种不同类型（图 7.1）。

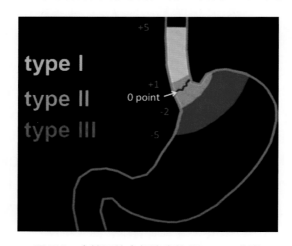

图 7.1　食管胃结合部腺癌的 Siewert 分类

注：Ⅰ型为肿瘤中心位于贲门上方 1 ~ 5 cm（零点）。Ⅱ型为肿瘤中心位于贲门上方 1 cm 至下方 2 cm（零点）。Ⅲ型为贲门以下 2 ~ 5 cm 的肿瘤中心（零点）。

　　Ⅰ型癌（图 7.2）。食管远端（中心位于上方 1 ~ 5 cm）腺癌，通常发生于特殊的肠上皮化生区域（Barrett 食管），属于Ⅰ型癌。

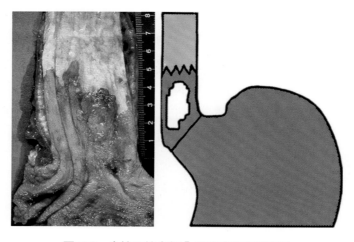

图 7.2　食管胃结合部Ⅰ型腺癌的肉眼表现

Ⅱ型癌（图 7.3）。真正的贲门腺癌是Ⅱ型癌（中心位于上方 1 cm 至下方 2 cm），直接
发展于食管胃结合部。它可以起源于贲门黏膜，也可以起源于食管胃交界的肠化生短节段。

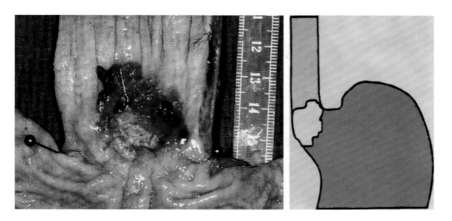

图 7.3　食管胃结合部Ⅱ型腺癌的肉眼表现

Ⅲ型癌（图 7.4）。Ⅲ型癌（中心位于下方 2～5 cm）是一种贲门下胃癌，从下向
食管胃结合部或食管远端浸润。与"单纯"的近端胃癌的区别是侵犯贲门伴或不伴食
管远端浸润。

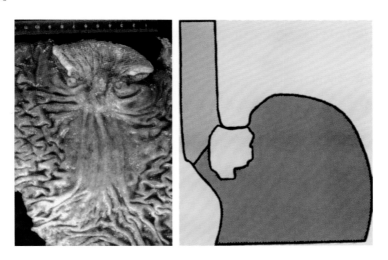

图 7.4　食管胃结合部Ⅲ型腺癌的肉眼表现

7.2.2　诊断

由于这 3 种不同类型的肿瘤属于形态学分类，是基于肿瘤中心的解剖定位，那么
鉴别腺癌的最好方法应该是内镜检查和放射学检查的联合应用。食管胃镜既要顺行检
查，也要逆行检查，以确定肿瘤的主要部位。现代的 CT 扫描也可以帮助确定肿瘤类
型，然而，作者建议的食管造影现在基本上不用来确定肿瘤的位置[26-27]。AEGJ 的严
格分类带来了一些问题，特别是局部进展期的肿瘤会使 EGJ 消失，这使得很难判断它
们起源于交界处的上方还是下方。对于这些病例，Siewert 建议用主要肿瘤肿块的位置

做出判定。毕竟，3 种分型的最终确定需要在术中和切除标本的基础上重新确认，必要时，还必须修改术前的分型。

7.2.3 流行病学、形态学和生物学差异

尽管所有的 AEGJ 都具有一些共同的流行病学和形态学特征，但在引入 Siewert 分类后的一系列文献观察结果可能为后续的生物学论证提供依据[26]。

采用 Siewert 分型的外科研究的流行病学数据显示，Ⅰ-Ⅲ型在性别分布、肠上皮化生（Barrett's 黏膜）、Lauren's 分型和分化程度（WHO 分级）方面存在显著差异[28]。

在一项纳入 1346 例 AEGJ 患者的系列研究中，男性患者患Ⅰ型肿瘤的比例多于Ⅱ型或Ⅲ型肿瘤[29-30]。在Ⅰ型肿瘤中，77% 的肿瘤附近可见肠上皮化生（Barrett's 上皮），但Ⅱ型肿瘤中只有 10%，Ⅲ型肿瘤中只有 2%。根据 Lauren 分型，超过 80% 的Ⅰ型癌表现为所谓的肠道生长模式，而超过 60% 的Ⅲ型癌为弥漫性生长模式，并且 70% 以上的这些Ⅲ型肿瘤也是未分化的 G3/G4 类型[28]。

最近研究表明，Ⅱ型肿瘤中 HER-2/neu 阳性的比例高于Ⅰ型或Ⅲ型肿瘤[31]。

7.2.4 淋巴引流和转移

目前，关于 AEGJ 患者术式选择讨论的一个主要方面是淋巴结切除术的适当范围。淋巴结清扫应基于对引流这些区域的淋巴系统的了解、淋巴结转移的实际发生率及对生存的影响。

Siewert 等在对 AEGJ 的显微镜分析中报道，Ⅰ型肿瘤侵袭淋巴结的概率低于Ⅱ型和Ⅲ型肿瘤，且与预后相关[28, 32]。Ⅰ型和Ⅱ型/Ⅲ型癌在淋巴血管侵犯之间的这种差异引出一个假设，随着时间的推移，Ⅰ型肿瘤的慢性炎症过程导致淋巴管变性/闭塞，因此与Ⅱ型/Ⅲ型肿瘤相比，Ⅰ型肿瘤的淋巴扩散减少或延迟。但是，没有对不同的 T 分期进行比较，只是对比了Ⅰ型与Ⅱ型/Ⅲ型。

Akiyama 等研究表明，在鳞状食管癌中，转移的淋巴结广泛分布于上纵隔至腹腔之间，因此提出了对后纵隔、胃上区、腹腔区的全段淋巴结清扫[33]。但 Aikou 等人报道，气管分叉以上Ⅰ型的淋巴结转移率较低，为 6.6%，Ⅱ型为 0%[34]。Griffin 等发现食管腺癌患者行根治性食管切除术加双野淋巴结清扫术后颈部复发率较低[35]。

这一结果受到两项行腹部、纵隔和颈部三野扩大淋巴结清扫术的研究成果的挑战。Altorki 发现，食管下段腺癌患者接受三野淋巴结切除术后，出现颈部淋巴结转移的比例为 27%[36]。Lerut 等报道，在三野淋巴结切除术后，26% 的食管下段腺癌患者和 18% 的食管胃交界腺癌患者（Siewert Ⅰ型和Ⅱ型）发生了颈部淋巴结转移[37-38]。以上结果提示，Ⅰ型和Ⅱ型肿瘤细胞可向纵隔，甚至颈部淋巴结及腹部淋巴结扩散。与Ⅰ型癌相反，Ⅱ型和Ⅲ型癌向纵隔淋巴扩散的概率较低，而向腹腔扩散的概率较高[39]。淋巴显像研究支持后一种说法[40]。Tachimori 等人发现在侵犯食管的贲门腺癌患者（Ⅱ

型）中，19% 的人有下纵隔淋巴结转移，而 Wang 等人报道在贲门腺癌患者中，18% 的人出现食管下段周围的淋巴结转移[41-42]。在我们的 Cologne 系列研究[43]中，Ⅱ型和Ⅲ型癌中下纵隔淋巴结转移的发生率分别为 11%、13%，与 Aikou 和 Shimazu 报道的 10% 相似[34]。综上所述，与Ⅱ型和Ⅲ型癌症相比，Ⅰ型癌症在气管分叉区和上纵隔区的淋巴结受累更为频繁。另外，在Ⅱ型和Ⅲ型癌中，淋巴结转移更常见于下纵隔和腹腔干区域。因此，Ⅰ型和Ⅱ型/Ⅲ型肿瘤之间的淋巴结转移分布模式似乎存在差异，而Ⅱ型和Ⅲ型肿瘤的淋巴结转移分布模式是相似的。

7.2.5　预后的差异

长期生存分析显示（图 7.5），Ⅰ型癌患者预后明显好于Ⅱ型和Ⅲ型癌患者，其中Ⅲ型预后最差[28]。对于Ⅲ型肿瘤预后不良的原因，Siewert 的解释是，Ⅲ型肿瘤中大部分 Lauren 分型为弥漫型，而且分化差（G3/G4），更容易出现淋巴扩散。相比之下，日本的 Yuasa 等人认为，与Ⅲ型肿瘤相比，Ⅱ型肿瘤的淋巴结转移率更高，肝脏复发风险增加，5 年生存率更低[45]。然而，这些比较并没有在 T 分期之间进行，而是在肿瘤实体之间进行。来自首尔国立大学的研究小组回顾了 2003—2009 年接受治疗的 497 例 Siewert Ⅱ型/Ⅲ型食管胃结合部腺癌和 4027 例胃癌（GC）患者，发现 AEGJ 的预后与 GC 相似。AEGJ Ⅱ型和Ⅲ型在临床病理特征上无差异。虽然延伸至 EGJ 的 AEJ（AEJe）较未延伸至 EGJ 的 AEJ（AEJg）表现出更恶性的病理特征，但按 T 分期分层，AEJe 与 AEJg 的预后无明显差异。与应用在 AEGJ 的胃癌分型相比，AJCC 第 7 版指南的 TNM 分期对 AEGJ 的食管癌分型在各个 TNM 分期中均丧失了特异性。作者认为，无论是否累及 EGJ，未来都应将 AEGJ Ⅱ型和Ⅲ型肿瘤纳入胃癌分期[46]。

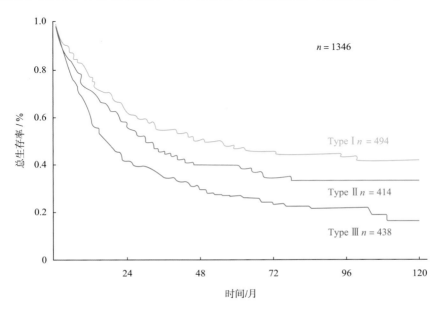

图 7.5　AEGJ Ⅰ型 -Ⅲ型的存活率（修改自 Siewert 等[44]）

7.2.6 Siewert 分型的治疗效果

我们将 AEGJ 的 Siewert 分类作为"与治疗相关分类"来介绍。这一主题也将在第 14 章治疗选择和适应证中继续探讨。手术治疗的目的是完全切除原发肿瘤（R0 切除）和彻底的淋巴结清扫。Ⅰ型腺癌是食管远端癌的典型代表，因此最好的治疗方法是胸腹联合食管切除术加二野淋巴结清扫。荷兰一项随机对照试验表明，对于Ⅰ型腺癌，经胸入路食管切除术能比经腹食管裂孔入路获得更好的总体生存率。如果低于 8 个淋巴结转移，这种生存差异是显著的[47-48]。在基于 Siewert 分类的亚组分析中，经胸入路与经腹食管裂孔入路相比，Ⅰ型患者（$n=90$）的 5 年总生存率高出 14%，Ⅱ型患者（$n=115$）高出 4%[48]。由于样本量不足，本研究未显示有统计学上的差异，但结果强烈表明，对于 Siewert Ⅰ型肿瘤，需要通过右开胸手术进行纵隔彻底清扫，而对于Ⅱ型则不需要。然而，关于Ⅱ型的最佳手术方法仍存在较大争论。

来自日本临床肿瘤学组的一项随机试验显示，与经食管裂孔（TH）扩大胃切除术相比，左胸腹入路（LTA）对治疗Ⅱ型 / Ⅲ型癌没有生存益处。亚组分析显示，经胸入路的 Siewert Ⅱ型患者没有生存获益。然而，对于Ⅲ型肿瘤，经食管裂孔入路比经胸入路生存率更高。该试验在第一次中期分析后结束，笔者的结论是 LTA 与 TH 相比并不能改善生存率，并且会导致贲门腺癌或贲门下癌患者的发病率增加。因此，LTA 不能用于治疗这部分肿瘤[49-50]。Yamashita 等[50]回顾性分析了 225 例 Siewert Ⅱ型肿瘤的淋巴结清扫最佳范围。他们的数据表明，通过开胸的广泛纵隔淋巴结清扫术与单纯经腹食管裂孔入路的食管周围淋巴结清扫术相比，生存率没有提高。此外，在这些病例中，淋巴结复发最常见的是主动脉旁淋巴结，纵隔淋巴结较少。这与Ⅱ型和Ⅲ型肿瘤的解剖位置一致，因为有相关的腹膜后淋巴管，引流至胰腺上、胰腺下及左肾静脉淋巴结[51]。此外，Ⅱ型 EGJ 癌表现出与胃癌不同的生物学行为，并与肿瘤血行播散密切相关[50]。

法国的多中心试验也得到了类似的结果，表明对于Ⅱ型癌，扩大全胃切除术优于食管切除术[52]。

目前所有证据表明，Ⅲ型肿瘤分期同胃癌一样[46]，最佳治疗方式是经食管裂孔扩大胃切除加食管远端切除[51]。如果肿瘤已侵及食管远端 3 cm 或以上，经食管裂孔入路有时难以获得足够的切缘[53]。如果是弥漫性肿瘤，这种情况会加重，对于那些罕见的病例，食管胃联合切除是首选的方法。

7.2.7 评论

尽管 1995 年国际食管疾病学会和 1997 年国际胃癌协会均推荐了这种分类，但科学上的争论仍在继续。我们必须认真对待这些反复出现的评论。随着时间的推移，"零点参考点"不知何故发生了变化，纵向胃褶的末端作为一个实用的参考点来定义贲门（零点），在 1987 年首次出版[25]时没有提及，但在 1998 年[26]增加了。关于这一分类的关键问题之一是缺乏一个正式确认过程，而非由专家共识所替代。Grotenhuis 等[54]已经证明，内镜 / 超声内镜（EUS）根据 Siewert 分类预测肿瘤位置的总体准确率为70%，CT 为 72%。22% 的患者术前数据无法与病理评估进行比较，因为大的肿瘤模糊了胃皱襞的标志。笔者的结论是，因为内镜下和病理上 EGJ 的位置经常不一致，以及晚期肿瘤模糊了 Siewert 分类评估中使用的标志，所以它的用途有限。

新辅助化疗或放化疗是局部晚期肿瘤的标准治疗方案，但目前还没有关于分类系统稳定性的前瞻性验证研究，这进一步加剧了这一问题。此外，正如 Siewert 和他的同事指出的那样，术前的分类必须重新评估，并在术中最后通过组织病理学来确认。随着非完全和完全微创手术的使用越来越多，手术治疗策略必须在术前确定，而不是像开放手术那样在术中确定，因为开放手术可以从经裂孔入路变为腹胸入路。此外，这种实用外科分类的"生物学论证"在某种程度上是武断的，Siewert 及其同事所主张的差异也受到了挑战。在韩国最近的一项研究中，观察到 AEGJ Siewert Ⅱ型和Ⅲ型之间没有临床或组织病理学上的差异，对 T 分期进行分层后，没有生存差异[46]。

7.3　结论

综上所述，最初于 1987 年提出的食管胃结合部腺癌的 Siewert 分型至今仍是东西半球最常用的分型系统。鉴于不同的生物学行为和治疗方法，其所建议的 Ⅰ 型和Ⅲ型已被普遍接受，而Ⅱ型则是一个持续争论的问题。尽管有严肃和正当的评论，Siewert分型仍极大地激发了我们对治疗 AEGJ 最佳方法的共同目标的科学讨论，在被一个更好的分类法取代之前，它肯定会一直存在。

参考文献

[1] Schneider PM（2010）Preface. The Siewert Lesson for Adenocarcinomas of the esophago-gastric junction：a plea for an order in a complex disease. Recent Results Cancer Res 182：vii–viii

[2] Bollschweiler E，Wolfgarten E，Gutschow C，Hölscher AH（2001）Demographic variations in the rising incidence of esophageal adenocarcinoma in white males. Cancer 92：549–555

[3] Bollschweiler E，Wolfgarten E，Nowroth T，Rosendahl U，Mönig SP，Hölscher AH（2002）Vitamin intake and risk of subtypes of esophageal cancer in Germany. J Cancer Res Clin Oncol 128：575–580

[4] Devesa SS，Blot WJ，Fraumeni JF Jr（1998）Changing patterns in the incidence of esophageal and gastric carcinoma in the United States. Cancer 83：2049–2053

[5] Sharma R，Samantaray S，Shukla NK，Ralhan R（2003）Transcriptional gene expression profile of human esophageal squamous cell carcinoma. Genomics 81：481–488

[6] Marsman WA，Tytgat GN，ten Kate FJ，van Lanschot JJ（2005）Differences and similarities of adenocarcinomas of the esophagus and esophago-gastric junction. J Surg Oncol 92：160–168

[7] Ectors N，Driessen A，de Hertog G，Lerut T，Geboes K（2005）Is adenocarcinoma of the esophago-gastric junction or cardia different from Barrett adenocarcinoma? Arch Pathol Lab Med 128：183–185

[8] Bombeck CT，Dillard DH，Nyhus LM（1966）Muscular anatomy of the gastroesophageal junction and role of phrenoesophageal ligament：autopsy study of sphincter mechanism. Ann Surg 164：643–654

[9] Misumi A，Murakami A，Harada K，Baba K，Akagi M（1989）Definition of carcinoma of the gastric cardia. Langenbecks Arch Chir 374：221–226

[10] Takubo K，Sawabe M，Esaki Y（1995）Pathology of the esophago-gastric junction. Dig Endosc 7：479–488

[11] Chandrasoma P，Wickramasinghe K，Ma Y，DeMeester T（2007）Adenocarcinomas of the distal esophagus and "gastric cardia" are predominantly esophageal carcinomas. Am J Surg Pathol 31：569–575

[12] Ogawa M，Inui T，Shimoda T et al（2001）Pathology of the gastroesophageal junction in Japanese. Stomach Intestine 36：625–633

[13] Sarbia M，Donner A，Gabbert HE（2002）Histopathology of the gastroesophageal junction：a study on 36 operation specimens. Am J Surg Pathol 26：1207–1212

[14] Chandrasoma P，Makarewicz K，Wickramasinghe K，Ma Y，Demeester T（2006）A proposal for a new validated histological definition of the gastroesophageal junction. Hum Pathol 37：40–47

[15] Percy C，Holten VV，Muir C（1990）ICD-O，2nd edn. WHO，Geneva

[16] Dolan K，Sutton R，Walker SJ，Morris AL，Campbell F，Williams EMI（1999）New classification of oesophageal and gastric carcinomas derived from changing patterns in epidemiology. Br J Cancer 80：834–842

[17] American Joint Committee on Cancer（2002）Cancer staging manual. 6th ed. AJCC，Springer Verlag，Berlin，Heidelberg，New York.

[18] Sobin LH，Wittekind C（eds）（2002）International Union against cancer. TNM classification of malignant tumors. Wiley-Blackwell，New York

[19] Sobin LH，Gospodarowicz MK，Wittekind CH（ed）（2009）TNM classification of

malignant tumours，7th ed. Wiley-Blackwell，Oxford

[20] Nishi M，Kajisa T，Aiko T，Kaneko Y，Kawaji T et al（1973）The proposal of carcinoma of gastric cardia. Gekarinshou 15：1328–1338

[21] McClave SA，Boyce HW Jr，Gottfried MR（1987）Early diagnosis of columnar-lined esophagus：a new endoscopic diagnostic criterion. Gastrointest Endosc 33：413–416

[22] Ellis FH（1980）Esophago-gastrectomy for carcinoma technical considerations based on anatomic location of the lesion. Surg Clin North Am 60：265–279

[23] Ellis FH，Maggs PR（1981）Surgery for carcinoma of the lower esophagus and cardia. World J Surg 5：527–533

[24] Ellis FH，Gibb SP，Watkins E（1988）Limited esophago-gastrectomy for carcinoma of the cardia：indications，technique and results. Ann Surg 208：354–360

[25] Siewert JR，Hölscher AH，Becker K，Gössner W（1987）Kardiakarzinom：Versuch einer therapeutisch relevanten Klassifikation. Chirurg 58：25–32

[26] Siewert JR，Stein HJ（1998）Classification of adenocarcinoma of the oesophago-gastric junction. Br J Surg 85：1457–1459

[27] Cordin J，Lehmann K，Schneider PM（2010）Clinical staging of adenocarcinoma of the esophago-gastric junction. Recent Results Cancer Res 182：73–83

[28] Siewert JR，Feith M，Stein HJ（2005）Biologic and clinical variations of adenocarcinoma at the esophago-gastric junction. relevance of a topographic-anatomic subclassification. J Surg Oncol 13：139–146

[29] Nakamura T，Ide H，Eguchi R，Ota M，Shimizu S，Isono K（2002）Adenocarcinoma of the esophago-gastric junction：a summary of responses to a questionnaire on adenocarcinoma of the esophagus and the esophago-gastric junction in Japan. Dis Esophagus 15：219–225

[30] Siewert JR，Feith M，Werner M，Stein HJ（2000）Adenocarcinoma of the esophago-gastric junction. Ann Surg 232：353–361

[31] Schoppmann SF，Jesch B，Friedrich J，Wrba F，Schultheis A，Pluschnig U，Maresch J，Zacherl J，Hejna M，Birner P（2010）Expression of Her-2 in carcinomas of the esophagus. Am J Surg Pathol 34（12）：1868–1873

[32] von Rahden BH，Stein HJ，Feith M，Becker K，Siewert JR（2005）Lymphatic vessel invasion as a prognostic factor in patients with primary resected adenocarcinomas of the esophago-gastric junction. J Clin Oncol 23：874–879

[33] Akiyama H，Tsurumaru M，Kawamura T，Ono Y（1981）Principles of surgical treatment for carcinoma of the esophagus：analysis of lymph node involvement. Ann

Surg 194：438–446

[34] Aikou T，Shimazu H（1989）Difference in main lymphatic pathways from the lower esophagus and gastric cardia. Jpn J Surg 19：290–295

[35] Griffin SM，Chung SC，Woods SD，Li AK（1990）Adenocarcinoma of the cardia：treatment by thoracoabdominal R3 radical gastrectomy. Br J Surg 77：937–939

[36] Altorki K，Skinner DB（1997）Occult cervical nodal metastasis in esophageal cancer：preliminary results of three field lymphadenectomy. J Thorac Cardiovasc Surg 113：540–544

[37] Lerut T（1998）Esophageal surgery at the end of the millennium. J Thorac Cardiovasc Surg 116：1–20

[38] Lerut T，Nafteux P，Moons J，Coosemans W，Decker G，de Leyn P，van Raemdonck D，Ectors N（2004）Three-field lymphadenectomy for carcinoma of the esophagus and gastroesophageal junction in 174 R0 resections：impact on staging，disease-free survival，and outcome. Ann Surg 240：962–974

[39] Dresner SM，Lamb PJ，Bennett MK，Hayes N，Griffin SM（2001）The pattern of metastatic lymph node dissemination from adenocarcinoma of the esophago-gastric junction. Surgery 129：103–109

[40] Cense HA，Sloof GW，Jlaase JM，Bergman JJ，van Hemert FJ，Fockens P，van Lanschot JJ（2004）Lymphatic drainage routes of the gastric cardia visualized by lymphoscintigraphy. J Nucl Med 45：247–252

[41] Tachimori Y，Kato H，Watanabe H，Sasako M，Kinoshita T，Maruyama K（1996）Difference between carcinoma of the lower esophagus and the cardia. World J Surg 20：507–510

[42] Wang LS，Wu CW，Hsieh MJ，Fahn HJ，Huang MH，Chien KY（1993）Lymph node metastasis in patients with adenocarcinoma of gastric cardia. Cancer 71：1948–1953

[43] Mönig SP，Baldus SE，Zirbes TK，Collet PH，Schröder W，Schneider PM，Dienes HP，Hölscher AH（2002）Topographical distribution of lymph node metastasis in adenocarcinoma of the gastroesophageal junction. Hepatogastroenterology 49：419–422

[44] Siewert JR，Feith M（2007）Adenocarcinoma of the esophago-gastric junction：competition between Barrett and gastric cancer. J Am Coll Surg 205（4 Suppl）：49–53

[45] Yuasa N，Miyake H，Yamada T，Ebata T，Nimura Y，Hattori T（2006）Clinicopathologic comparison of Siewert type II and III adenocarcinomas of the gastroesophageal junction. World J Surg 30：364–371

[46] Suh YS，Han DS，Kong SH，Lee HJ，Kim YT，Kim WH，Lee KU，Yang

HK（2012）Should adenocarcinoma of the esophago-gastric junction be classified as esophageal cancer？ A comparative analysis according to the seventh AJCC TNM classification. Ann Surg 255（5）：908–915

[47] Hulscher JB，van Sandick JW，de Boer AG，Wijnhoven BP，Tijssen JG，Fockens P，Stalmeier PF，ten Kate FJ，van Dekken H，Obertop H，Tilanus HW，van Lanschot JJ（2002）Extended transthoracic resection compared with limited transhiatal resection for adenocarcinoma of the esophagus. N Engl J Med 347：1662–1669

[48] Omloo JM，Lagarde SM，Hulscher JB，Reitsma JB，Fockens P，van Dekken H，Ten Kate FJ，Obertop H，Tilanus HW，van Lanschot JJ（2007）Extended transthoracic resection compared with limited transhiatal resection for adenocarcinoma of the mid/distal esophagus：five-year survival of a randomized clinical trial. Ann Surg 246：992–1000

[49] Sasako M，Sano T，Yamamoto S，Sairenji M，Arai K，Kinoshita T，Nashimoto A，Hiratsuka M，Japan Clinical Oncology Group（JCOG9502）（2006）Left thoracoabdominal approach versus abdominaltranshiatal approach for gastric cancer of the cardia or subcardia：a randomised controlled trial. Lancet Oncol 7：644–651

[50] Yamashita H，Katai H，Morita S，Saka M，Taniguchi H，Fukagawa T（2011）Optimal extent of lymph node dissection for Siewert type Ⅱ esophago-gastric junction carcinoma. Ann Surg 254（2）：274–280

[51] Schiesser M，Schneider PM（2010）Surgical strategies for adenocarcinoma of the esophago-gastric junction. Recent Results Cancer Res 182：93–106

[52] Sauvanet A，Mariette C，Thomas P et al（2005）Mortality and morbidity after resection for adenocarcinoma of the gastroesophageal junction：predictive factors. J Am Coll Surg 201：253–262

[53] Kurokawa Y，Sasako M，Doki Y（2013）Treatment approaches to esophago-gastric junction tumors. Dig Surg 30（2）：169–173

[54] Grotenhuis BA，Wijnhoven BP，Poley JW，Hermans JJ，Biermann K，Spaander MC，Bruno MJ，Tilanus HW，van Lanschot JJ（2013）Preoperative assessment of tumor location and station-specific lymph node status in patients with adenocarcinoma of the gastroesophageal junction. World J Surg 37（1）：147–155

第 8 章

术前检查：常规放射学检查、CT 扫描、超声检查和 MRI 检查 [①]

8.1 常规放射学检查

钡餐

对于吞咽困难或疑似胃食管反流病的患者，选择的初步检查是上消化道内窥镜，因其提供了一个机会进行活组织检查和直观确诊，如展示食管炎的存在或提供特定阻塞性病变的病理识别。对于有吞咽困难、消化不良和胃灼热症状的上消化道症状（GI）患者，钡餐检查仍是早期检查的一部分。这项检查确定了大部分吞咽困难和一些运动障碍的解剖学原因，并在确定食管外压迫和不涉及食管黏膜的壁内病变方面优于内窥镜。食管狭窄的诊断和治疗需要进一步的内镜检查。恶性狭窄往往较长，外形不规则，上、下缘呈"肩状"（图 8.1）。食管远端光滑的锥形狭窄是贲门失弛缓症的特征。更细微的改变如黏膜不规则或结节状，有些非特异性，但可能与 Barrett 食管或浅表播散性肿瘤有关。局部进展期肿瘤的并发症，如气管食管瘘，在钡餐检查中很容易发现。

技术：最佳的技术是双重造影技术，在食管上覆盖钡餐，然后扩张显示管腔狭窄的区域。提供的钡溶液的体积不同，但一般为 100 ~ 300 mL。这是与起泡剂联合提供的。平滑肌松弛剂，如丁溴东莨菪碱（20 mg，肌注）也可以帮助维持胃胀。然而，这影响胃动力，并可能妨碍动力障碍的诊断，因此不应常规使用。

① Angela M. Riddell，Department of Diagnostic Radiology，Royal Marsden Hospital，UK

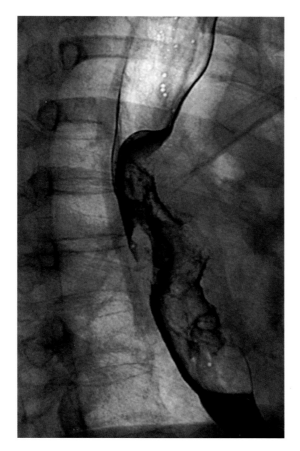

图 8.1　这张来自吞钡双对比造影的图像显示食管下段有一个不规则的恶性狭窄

8.2　多排螺旋 CT 扫描

多排螺旋 CT（MDCT）是判断食管癌初始分期的基础。它可以评估局部疾病的程度，并检测出区域淋巴结和转移性疾病的存在。因此，它可有效地将患者分为可能适合根治性治疗的患者和适合姑息治疗的晚期患者。

技术：通过多探测器扫描技术，有可能实现高空间分辨率。这会生成各向同性的体素，从而可以在多个平面上进行后处理。因此，肿瘤与后纵隔内周围结构的关系可以得到充分的评估。一个标准的分期方案是将患者置于仰卧位，包括从颈下区域（包括锁骨上淋巴结）到髂峰的成像。骨盆 CT 通常包括在分期方案中，但研究表明它不会改变肿瘤分期[1]。在静脉给予碘化造影剂后于扫描采集时间进行成像，可获得门静脉期的肝脏成像，有利于肝转移的识别。水作为阴性的口服对比剂也被用来帮助胃扩张，以看清食管胃结合部。

一个标准的 MDCT 流程应该在多个层面上以 3 ~ 5 mm 的层厚生成源数据的重构。矢状面重建可以更好地检查和测量肿瘤的上下界范围，而冠状面成像通常用于评估食管胃结合部的肿瘤，显示膈裂孔上方和下方的病变范围。

8.2.1 T 分期

CT 的价值主要在于排除转移性疾病和发现局部晚期癌症，取决于肿瘤浸润食管壁外（T3 疾病）或侵犯周围结构（T4 疾病）的范围。由于缺乏固有的软组织造影剂，局限于食管壁的肿瘤无法与周围的正常组织区分开来，阻碍了早期疾病的准确分期。T 分期由替代指标决定，即食管壁扩张的厚度、壁外缘的外观，以及病变食管壁与周围结构接触的程度。正常食管壁轻度扩张时，其厚度不应超过 3 mm。根据壁厚和外壁外观的 T 分期如表 8.1 所示。

表 8.1　按食管壁厚度和外观分层的 MDCT T 分期

T 分期	管壁厚度	管壁轮廓
T1/T2	> 3 mm，< 5 mm	光滑的
T3	5 ~ 15 mm	不规则的
T4	> 15 mm	侵及周边结构

一些研究表明，在动脉期和门静脉期增加双期 CT 扫描，可以识别局限于食管内壁的早期肿瘤。肿瘤表现为动脉期[2]增强区。这项技术可能有助于区分 T1 和 T2 肿瘤。然而，如果采用标准的单门静脉期研究，就不可能可靠地区分这些早期疾病阶段。对于局限于固有肌层的肿瘤（不超 T2 病变），食管壁的外缘将保持光滑（图 8.2）。如果外缘不规则，则表明肿瘤已越过固有肌层扩散至食管周围脂肪组织，提示为 T3 病变（图 8.3）。带周围结构的脂肪面应保留，但食管周围脂肪的范围因患者体质而异。

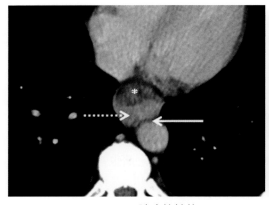 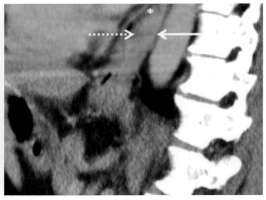

a　pT2N0 肿瘤的轴位　　　　　　b　矢状位 CT 图像

图 8.2　息肉状肿块（虚线箭头）起源于食管后壁。轴位或矢状位影像（实心箭头）显示，血管壁的外缘光滑，未见延伸至固有肌外的迹象。液体位于肿瘤上方的食管腔内（*）

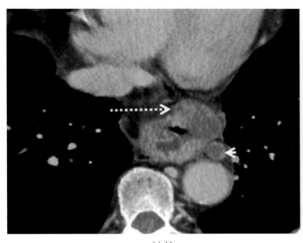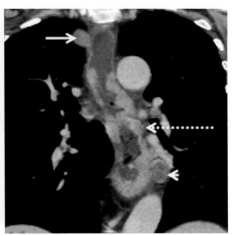

a 轴位   b 冠状位 CT 图像

图 8.3 肿瘤从食管壁延伸至食管周围组织（虚线箭头）。轴位和冠状位图像（箭头）均显示受累的食管周围淋巴结（> 10 mm）。上纵隔的冠状面图像上显示了进一步累及的淋巴结（实心箭头）

在多层螺旋 CT 上，区分肿瘤邻近周边结构（T3 疾病）还是直接侵犯（T4 疾病）仍然具有挑战性。患者仰卧时会发生肿瘤与周边结构接触的现象，俯卧位或侧卧位可导致下食管移位，远离膈角或主动脉，帮助区分这些结构之间是简单接触，还是直接侵犯。预测侵犯周围结构的准则如下。

胸降主动脉周长接触弧大于 90° 被认为代表主动脉外膜的侵犯（图 8.4）[3]。

食管、主动脉和脊柱之间三角形脂肪平面的消失也表明主动脉侵犯[4]。

肿瘤接触导致左主支气管或气管后壁向内扭曲 / 移位也被认为是 T4 疾病[5]。

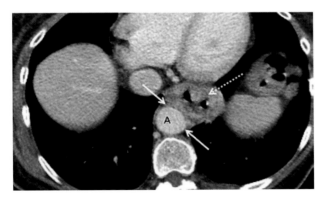

图 8.4 巨大的环状下食管肿瘤的轴位 CT 图像（虚线箭头）。
与胸主动脉（A）的接触弧度几乎为 180°（实心箭头），表明 T4 疾病

软组织延伸到气管腔是直接侵犯的有力证据，如气管食管瘘的存在。如有局灶性心包增厚或心包积液，可怀疑心包侵犯。

根据这些标准，诊断 T4 疾病的敏感性和特异性分别在 88% ～ 100% 和 85% ～ 100%[3, 6]。总的来说，尽管多层螺旋 CT 具有多维影像的能力，可以更好地描

绘出壁外疾病扩散的轮廓，尤其在食管胃结合部，但缺乏固有的软组织对比，阻碍了肿瘤与周围正常软组织的鉴别。因此，尽管 CT 技术有了进步，但 CT 的主要功能仍然是排除转移性疾病。

8.2.2　N 分期

CT 上淋巴结受累的标准是结节的大小。在已发表的文献中，大多数采用短轴直径 10 mm 作为纵隔内正常淋巴结的上限（锁骨上区域为 5 mm）（图 8.3）。尽管许多研究对膈下淋巴结使用相同的上限，但也有其他研究在胃周区域使用 6 ~ 8 mm 的上限。当上限为 10 mm 时，CT 的特异性高（60% ~ 80%），但敏感性较低。反应性淋巴结增大也可以大于 10 mm。使用 CT 对淋巴结分期的总体准确性为 68%[7]。

8.2.3　M 分期

至关重要的是，转移性疾病应尽早被发现，以防止患者存在播散性疾病时被不适当地参考而接受根治性治疗，如手术。20% ~ 30%[8] 的患者在初次发现时就有远处转移。多层螺旋 CT 对肝转移和肺转移[9] 均有较高的敏感性和特异性。腹膜疾病在 CT 上的鉴别比较多变。在有腹水的情况下，敏感性和特异性分别为 51% 和 97%[9]。在没有腹水的情况下，敏感性下降到只有 30%[10]。由于 CT 对腹膜疾病检测的变化性，对于所有肿瘤超过膈肌以下并考虑进行根治性治疗的患者，腹腔镜仍是提倡的。

8.3　超声检查

传统超声和内镜超声（EUS）均可用于食管癌患者的评估。常规超声用于有针对性的解决问题和活检或在其他成像方式上确定的不明确病变的穿刺。对于多层螺旋 CT 发现的有可能接受手术的患者，EUS 在改善局部分期方面发挥了重要作用。

8.3.1　传统超声

9 ~ 16 MHz 线性探针可用于颈部淋巴结的评估。受累淋巴结为圆形而非椭圆形，并丧失内部淋巴门回声。这些都适用于超声引导下的细针穿刺（FNA）采样。研究表明，用 FNA 检测[11] 具有很高的敏感性和特异性（分别为 100% 和 96%）。在没有常规使用 PET-CT 进行初诊分期的中心，颈部超声在多层螺旋 CT 的基础上进行初诊[12] 是一种经济有效的补充。即使进行了 PET-CT，超声检查和超声引导下 FNA 取样已被证明可以通过识别假阳性或假阴性 PET-CT 结果来改善分期[13-14]。

超声也可以用于在多层螺旋 CT 上识别肝局灶性病变的针对性表征。然而，肝脏 MRI 因为在病灶的检测和表征方面具有更高的敏感性和特异性，通常是首选的检测方式。

8.3.2　超声内镜

这项技术为食管壁内肿瘤的分期提供了最佳的方法。利用这种技术，可以根据超声反射率识别出 3 ~ 5 层食管壁[15]。

技术：使用侧视内窥镜，并在其顶端装有超声换能器。超声频率范围为 7.5 ~ 12 MHz，最大视野深度分别为 7 cm 和 3 cm。探头提供与内窥镜平面正交的 240° ~ 360° 视场。使用特殊的超声探头（弯曲线阵列）从可疑淋巴结中获得细针穿刺（FNA）样本，有助于提高淋巴结分期的准确性。此外，高频微型探头可用来评估狭窄性肿瘤，传统的回声内窥镜无法通过。这种微型探头由一根电缆组成，电缆的末端有一个机械换能器。大多数微型探头使用的频率范围在 12 ~ 30 MHz（1 ~ 2.9 cm 视野深度）。

8.3.2.1　T 分期

根据肿瘤侵犯食管壁层的深度，使用 TNM 分级系统对 EUS 上发现的肿瘤范围进行分级（图 8.5）。最近使用 EUS 对 T 分期的评估显示，使用小探头的准确性为 60%[16]。文献中引用的超声内镜的准确性为 60% ~ 91%[7, 17]。由于无法区分治疗后纤维化和残留肿瘤，新辅助化疗的准确性被认为低于这些水平。

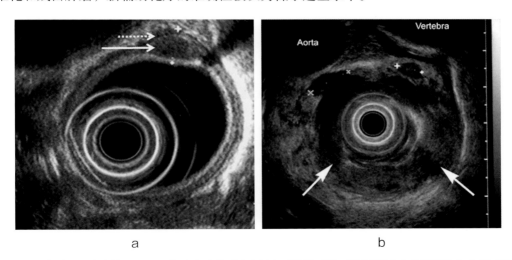

图 8.5　（a）T1 肿瘤的 EUS 图像（实心箭头）局限于黏膜下层；固有肌层（虚线箭头）在肿瘤外缘完好无损。（b）T3 肿瘤延伸至食管壁各层，主要位于食管壁的前侧和右侧（实心箭头）；注意两个标有卡钳的小反应性淋巴结

8.3.2.2　N 分期

根据淋巴结形态进行 N 期分类。高回声、异质性、扁平或卵圆形的淋巴结被认为是良性的；恶性淋巴结为圆形、低回声、同质肿块，比良性淋巴结[19]界限更清楚。使用特定的内窥镜超声探头（弯曲线阵列），可以从可疑的淋巴结中获得细针穿刺（FNA）样本。然而，这个过程是耗时的，而且使用的超声探头被认为比传统超声内镜径向超声探头更不适合分期。因此，对于 FNA，患者需要采用径向探针进行初期 EUS 检查，并使用线性阵列探针进行重复 EUS 检查，这增加了过程的时间和复杂性。这种技术也仅限于距离原发肿瘤较远的淋巴结，以防止在穿刺淋巴结之前针穿过原发肿瘤时样本污染。N 分期的准确性在文献中有所不同，但都在 74% 左右[16]。

8.3.2.3　M 分期

EUS 对远处转移的评估价值有限。左肝外侧段和部分上腹膜后段可以进行评估，但该技术的价值在于其局部分期的能力。

8.4　核磁共振成像（MRI）检查

核磁共振成像（MRI）目前在食管癌分期方面的作用有限，也就是说，该方法在多层螺旋 CT 上发现的肝脏局灶性病变的表征中，可进一步排除可疑的转移性病变。在食管癌的局部分期中有一个新兴的作用。

技术：采用一种标准方案来表征肝脏病变，包括无增强 T1 和 T2 加权序列及弥散加权成像（DWI），还有静脉注射造影剂后的动态和延迟显像（图 8.6）。

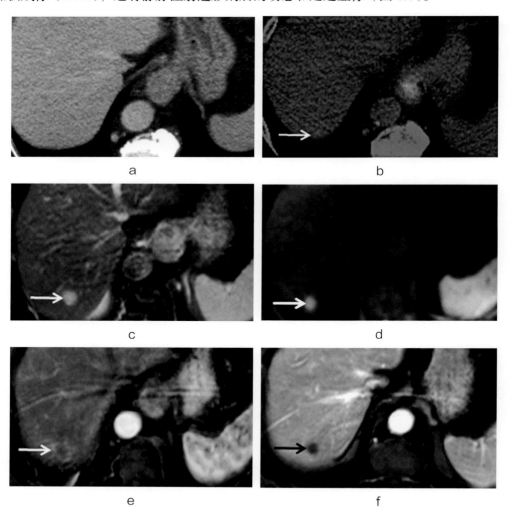

a　　　　　　　　　　　　b

c　　　　　　　　　　　　d

e　　　　　　　　　　　　f

图 8.6　分期 CT（a）未显示任何肝局灶性病变。PET-CT（b）显示肝脏的Ⅶ段可能有病变（箭头）。T2 加权 MRI（c）证实了此位置的局灶性病变（箭头），显示 b500 序列（d）上的扩散受限。注射造影剂后，病灶显示动脉边缘强化（箭头）。（e）门静脉期低信号（箭头）（f）与转移相一致

　　对于局部分期，使用外部表面线圈，并获得高分辨率（薄层，小视野）T2 加权图像，结合 MRI 上的软组织造影对比，可以显示食管壁的各个层。肿瘤反射中等信号强度，利用该技术可以显示肿瘤穿透或超越管壁的浸润程度（图 8.7）[20-21]。通过食管执行矢状序列来获得垂直于食管平面的轴向图像。斜轴位影像可以准确评估肿瘤透过食管壁的浸润程度，以及后纵隔内壁外病变与周围结构的关系。

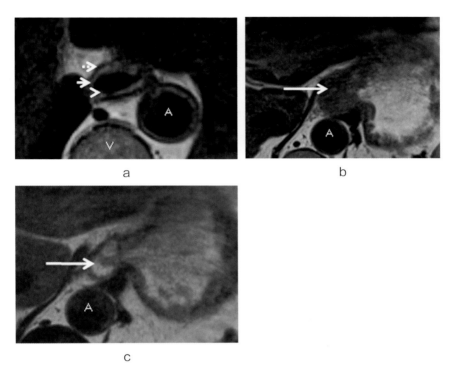

图 8.7　MRI 显示正常食管壁（a）低信号黏膜（箭头）、高信号黏膜下层（短箭头）、低信号固有肌层（短箭头）。标记胸主动脉（A）和椎体（V）。（b）侵犯食管壁各层的 T3 肿瘤（箭头）。（c）显示对新辅助化疗的良好反应；肿瘤体积缩小，现在返回高信号，表明存在坏死的肿瘤或黏液

　　目前的研究方案包括扩散加权成像。在早期研究中，计算的表观扩散系数（ADC）已被证明对评估新辅助化疗[22]的反应有价值。软组织造影提供肿瘤形态学的信息。随着影像学技术的进步，这项技术很可能在初级分期和治疗反应的评估中更加成熟。

　　MRI 也被用于食管动力障碍的功能评估。患者在吞咽透明液体时进行 MRI 检查。核磁共振成像技术获取流体填充结构的信号，具有采集时间短、信噪比（SNR）良好和信号强的特点。研究表明，使用这些技术诊断失弛缓症等疾病的准确性与测压法相当[23-24]。

参考文献

[1] Gollub MJ et al（2005）Pelvic CT in patients with esophageal cancer. AJR Am J Roentgenol 184（2）：487–490

[2] Umeoka S et al（2006）Esophageal cancer：evaluation with triple-phase dynamic CT–initial experience. Radiology 239（3）：777–783

[3] Picus D et al（1983）Computed tomography in the staging of esophageal carcinoma. Radiology 146（2）：433–438

[4] Takashima S et al（1991）Carcinoma of the esophagus：CT vs MR imaging in determining resectability. AJR Am J Roentgenol 156（2）：297–302

[5] Halvorsen RA Jr et al（1986）Esophageal cancer staging by CT：long-term follow-up study. Radiology 161（1）：147–151

[6] Daffner RH et al（1979）CT of the esophagus. Ⅱ. Carcinoma. AJR Am J Roentgenol 133（6）：1051–1055

[7] Davies AR et al（2006）The multidisciplinary team meeting improves staging accuracy and treatment selection for gastro-esophageal cancer. Dis Esophagus 19（6）：496–503

[8] Quint LE et al（1995）Incidence and distribution of distant metastases from newly diagnosed esophageal carcinoma. Cancer 76（7）：1120–1125

[9] Yajima K et al（2006）Clinical and diagnostic significance of preoperative computed tomography findings of ascites in patients with advanced gastric cancer. Am J Surg 192（2）：185–190

[10] D'Elia F et al（2000）Hydro-dynamic CT preoperative staging of gastric cancer：correlation with pathological findings. A prospective study of 107 cases. Eur Radiol 10（12）：1877–1885

[11] Cwik G et al（2011）The value of ultrasound in the assessment of cervical and abdominal lymph node metastases and selecting surgical strategy in patients with squamous cell carcinoma of the thoracic esophagus treated with neoadjuvant therapy. Adv Med Sci 56（2）：291–298

[12] van Vliet EP et al（2007）Detection of distant metastases in patients with oesophageal or gastric cardia cancer：a diagnostic decision analysis. Br J Cancer 97（7）：868–876

[13] Blom RL et al（2012）External ultrasonography of the neck does not add diagnostic value to integrated positron emission tomography-computed tomography（PET-CT）scanning in the diagnosis of cervical lymph node metastases in patients with esophageal carcinoma. Dis Esophagus 25（6）：555–559

[14] Omloo JM et al（2009）Additional value of external ultrasonography of the neck after CT and PET scanning in the preoperative assessment of patients with esophageal cancer. Dig Surg 26（1）：43–49

[15] Botet JF，Lightdale C（1991）Endoscopic sonography of the upper gastrointestinal tract. AJR Am J Roentgenol 156（1）：63–68

[16] Meister T et al（2013）Miniprobe endoscopic ultrasound accurately stages esophageal cancer and guides therapeutic decisions in the era of neoadjuvant therapy：results of a multicenter cohort analysis. Surg Endosc 27（8）：2813–2819

[17] Lee WC et al（2015）Staging accuracy of endoscopic ultrasound performed by nonexpert endosonographers in patients with resectable esophageal squamous cell carcinoma：is it possible？ Dis Esophagus 28（6）：574–578

[18] Sun F et al（2015）Staging accuracy of endoscopic ultrasound for esophageal cancer after neoadjuvant chemotherapy：a meta-analysis and systematic review. Dis Esophagus 28（8）：757–771

[19] Richards DG，Brown TH，Manson JM（2000）Endoscopic ultrasound in the staging of tumours of the oesophagus and gastro-oesophageal junction. Ann R Coll Surg Engl 82（5）：311–317

[20] Riddell AM et al（2007）The appearances of oesophageal carcinoma demonstrated on high-resolution，T2-weighted MRI，with histopathological correlation. Eur Radiol 17（2）：391–399

[21] Riddell AM et al（2006）The development and optimization of high spatial resolution MRI for imaging the oesophagus using an external surface coil. Br J Radiol 79（947）：873–879

[22] De Cobelli F et al（2013）Apparent diffusion coefficient modifications in assessing gastro-oesophageal cancer response to neoadjuvant treatment：comparison with tumour regression grade at histology. Eur Radiol 23（8）：2165–2174

[23] Panebianco V et al（2006）Initial experience with magnetic resonance fluoroscopy in the evaluation of oesophageal motility disorders. Comparison with manometry and barium fluoroscopy. Eur Radiol 16（9）：1926–1933

[24] Miyazaki Y et al（2014）Magnetic resonance imaging for simultaneous morphological and functional evaluation of esophageal motility disorders. Surg Today 44（4）：668–676

第 9 章

PET-CT 和 MRI 在预测新辅助化疗疗效中的作用 [①]

9.1 引言

食管胃结合部（EGJ）癌是一种极具侵袭性的恶性肿瘤，患者往往预后不良。[1-2]

手术仍被认为是 EGJ 患者的主要治疗方法，新辅助化疗或放化疗已成为降低局部复发率和改善总生存率的公认选择 [3]。

然而，目前尚无确定的标准化成像方法来确定放化疗对肿瘤的效果。理想的成像方式应该能够以高灵敏度和特异性检测癌症的存在，并评估放化疗对肿瘤的影响。它将有助于通过连续扫描来"实时"评估治疗效果，避免对放化疗及新辅助化疗完全缓解患者实施手术。通过停止治疗中进展患者的放化疗来提高姑息治疗质量，改善基于肿瘤反应的预后，以便新疗法的评估，并提高临床试验的整体质量 [4]。

事实上，对辅助治疗无效的患者，（单纯）新辅助化疗或放化疗的预后可能会比手术更差。另外，无效的新辅助化疗将导致严重副作用，如在治疗过程中肿瘤进展，或浪费患者时间且增加患者治疗费用。肿瘤对化疗和放化疗的反应不良（病理反应和生存）使我们需要在早期阶段预测或确定患者对新辅助化疗的有效程度 [5-6]。

如今，根据分期进行的治疗依赖于现代诊断设备，如多层螺旋计算机断层扫描（CT）、高频超声内镜（EUS）、正电子发射断层扫描（PET-CT）、图像融合技术和磁共振成像（MRI）。肿瘤多学科专家团队提出基于最新证据的决策 [7]。尽管 EUS 和 CT 的价值相对有限，但氟脱氧葡萄糖（FDG）-PET（CT）和 MRI 已显示出在评估肿瘤中的作用。

9.2 PET-CT

近年来，FDG-PET 已成为各种恶性肿瘤分期和再分期的标准手段之一，主要用于

① Daniela Cenzi，Michele Zuffante，Stefania Montemezzi，Department of Radiology，Ospedale Civile Maggiore – University Hospital of Verona，Italy
Lisa Zantedeschi，Endrit Strazimiri，Department of Radiology，University Hospital-Policlinico G.B. Rossi，Italy

早期发现恶性病变及复发和转移扩散[2, 8]。

　　与传统的成像技术（EUS 和 CT）及内窥镜检查相比，PET 测量的代谢变化在检测化疗或放化疗早期效果方面显示出更高的敏感性[6]。

　　在诱导治疗两周后，通过正电子发射的示踪剂并入代谢过程，PET 图像显示的代谢活动提供了在早期阶段确定 EGJ 治疗效果的可能性，因为代谢变化通常先于与特定疾病相关的结构变化（图 9.1）[1, 6]。

　　虽然有时可以检测到肿瘤侵犯邻近器官（T4），但是 PET-CT 在确定 T 分期方面仍有一定的局限性。无论有没有 CT，PET 的另一个局限是识别局部淋巴结状态：由于 PET 的空间分辨率有限，很难区分原发灶附近食管周围淋巴结内的 FDG 摄取与食管肿瘤本身内的 FDG 摄取。对明确结节性质的进一步限制是观察到的 FDG 摄取可发生在良性疾病中，如肉芽肿性炎症（如结节病）、吸入性肺炎或其他炎症 / 感染性疾病。

　　对 12 篇文献进行的荟萃分析表明，FDG-PET 对 N 分期的合并敏感性和特异性分别为 59% 和 81%[9-10]。

　　然而，PET 已经成为一种重要的、越来越常见的分期工具，特别是用于检测远处转移[10]（图 9.2、图 9.3）。

　　由于 PET-CT 是一种全身成像技术，我们还应该明确，它可以识别与 EGJ 同步或非同步的另一种肿瘤的病理性高代谢（图 9.4）。这可能会改变患者的治疗方案。

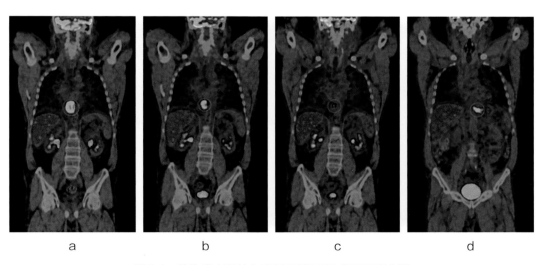

a　　　　　　　b　　　　　　　c　　　　　　　d

图 9.1　放化疗中和放化疗后 PET-CT 分期和再分期

注：食管胃结合部癌放化疗完全应答 1 例（a）治疗前分期。SUVmax 18 能很好地显示 EGJ 癌，无病理淋巴结或远处转移。（b）第一周期诱导化疗后第一天进行 PET-CT 检查，SUVmax 显著降低 11.5%（−36%）。（c）化疗 3 周后，SUVmax 5，2（−71%）对治疗几乎完全有效。（d）CRT 结束后 6 周的重新分期显示，由于炎症反应，代谢过程弥漫性增加，最大 SUV 为 7.5。

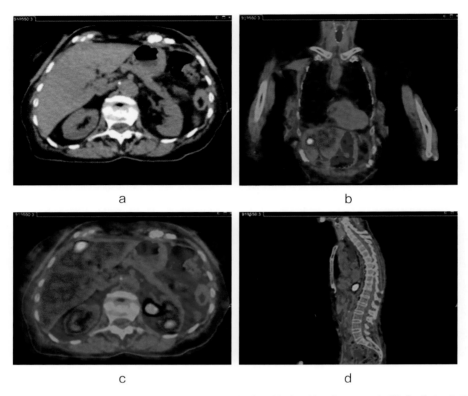

图 9.2　食管胃结合部癌合并转移性病变。肝转移灶在初始阶段的证据。CT 扫描（a）肝脏 Ⅳ段可见一小片低密度影。不同平面（b、c）的 PET-CT 图像显示病灶内代谢增加，代表转移灶

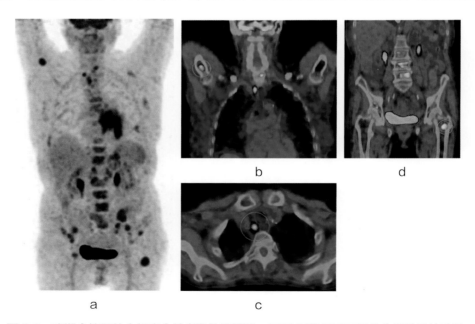

图 9.3　晚期食管胃结合部癌合并多发性骨转移。PET 图像显示不同的多发性骨转移灶：右侧近端骨转移灶、颈椎和腰椎转移灶、右髂骨转移灶和左侧髋部骨转移灶。只有在 SUV 增加的情况下才能看到病变，因为在 CT 图像上仍然没有明显的溶解性病变。在同一病例中，上纵隔（a～c）的右食管旁间隙（a～c）也有一个病变结节

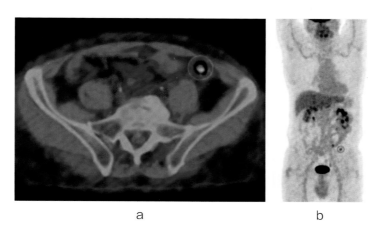

a　　　　　　　　　　　　　　b

图 9.4　早期食管胃结合部癌，偶见乙状结肠局灶性代谢增加。虽然食管胃结合部癌
在 PET-CT（b）上没有显示，这可能是由于肿瘤体积小的结果，但是位于乙状结肠的
病变被很好地显示（a），并且在结肠镜检查中被证实为脊髓灰质癌

此外，许多研究表明，PET-CT 有助于放疗。Drudi 等人在 2002 年发现，CT 扫描和食管造影测量的食管癌长度分别只有 32% 和 59%，与手术标本的长度相符[11]。而代谢信息与放疗计划的结合可以减少对组织的毒性和避免连续的放疗位置缺失，并允许将 CT 上不明显的可能的高代谢淋巴结包括在放射野中，从而可以更准确地描绘肿瘤体积。Ki Ho Seol 和 Jeong Eun Lee 在 2014 年证实，由于 PET-CT 比 CT 更敏感、更特异、更准确，所以在化疗或放化疗期间 PET-CT 可以为食管癌的放疗计划提供更多信息[12]。2006 年在一项 PET 用于食管癌放疗计划的前瞻性试验中，Leong 等人证明 PET 对评估总肿瘤体积（GTV）有显著作用，并且可以识别不明显的受累淋巴结来避免位置上的遗漏[13]。Moureau-Zabotto 等人于 2005 年着重研究 PET-CT 在放疗计划中的作用，强调它改变了 34 名患者中的 19 名（56%）的 GTV 值；12 名患者的 GTV 减少，7 名（21%）患者的 GTV 增加[14]。在另一项研究中，Muijs 等人于 2009 年报告中证实，PET 的使用使 57% 的食管癌患者改变了基于 CT 的放疗计划[15]。

9.2.1　新辅助化疗的预后评估

早期发现新辅助化疗或放化疗的效果是改变患者治疗策略的关键，即继续治疗或手术。早期疗效评估在诱导治疗过程中进行，而晚期疗效评估是在诱导治疗结束后进行。因此，这样做可以使治疗有效的患者完成治疗，而治疗无效的患者将避免潜在的有害治疗（图 9.1）[16]。

研究表明，18FDG-PET 能够测量诱导治疗两周后肿瘤葡萄糖摄取的变化，是预测 EGJ Ⅰ型、Ⅱ型腺癌的临床和组织病理学反应及新辅助化疗预后的一种有前途的工具[1, 10, 17]。

现有证据表明，代谢反应可能是早期识别无疗效患者的有效预测标记物（图 9.5）。

Municon-Ⅰ 试验前瞻性地显示，在新辅助化疗两周后进行以治疗分层为目的的早期代谢评估有助于识别 EGJ Ⅰ型和Ⅱ型中无效的患者，这些患者没有从新辅助化疗中受益，因此这可以避免无效及有害的治疗[6, 18]。在这项试验中，119 名患者在以铂和氟尿嘧啶为基础的诱导化疗开始前和 2 周后进行了 PET 扫描。与两周前的 FDG-PET-CT 相比，SUV（标准摄取值）下降 35% 的患者被定义为代谢应答者。应答者继续接受新辅助化疗 12 周（15 ~ 100 天），然后进行手术[8]。在代谢 PET 无反应的患者中，在两周的评估期后停止化疗，这些患者按照 HICON 试验[6]的结论继续进行放化疗，在放化疗结束后 28 ~ 42 天进行手术切除[17]。

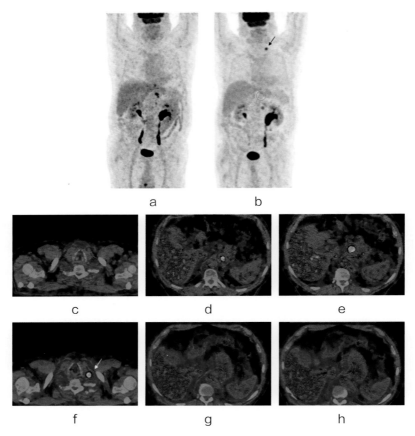

图 9.5　放疗前（a，c ~ e）和放疗后（b，f ~ h）食管胃结合部癌。放化疗前后的 MIP 全身 PET（a ~ b）和 PET-CT 图像（c ~ h）显示对胃周淋巴结和食管胃结合部癌的治疗完全有效。无论如何，在放化疗结束时，左侧锁骨上结节变得明显（f 中的箭头），同时 SUV 显著增加：这代表疾病的淋巴结转移

9.2.2　新辅助治疗后的评估再分期

新辅助化疗或放化疗只对 40% ~ 50% 的患者有效。而生活质量和生存质量也必须与新辅助化疗的毒性及手术死亡率和并发症进行权衡[5, 19]。

用于临床分期的分期方式也可用于再次分期。然而，有效的治疗降低了临床再分期的准确性，并使治疗反应（降期）预测变得困难[9]。

许多研究发现，各种指标，包括最大标准摄取值、代谢癌长度、代谢癌体积和总

病变糖酵解的变化，在评估疗效方面是有用的 [9, 20-21]。另外，需要注意的是，小体积残留肿瘤和完全有效皆可为 PET-CT 阴性 [22-23]。放射治疗结束时，PET-CT 评估肿瘤的一个局限是放射诱导的炎症改变，这些改变可能导致组织摄取增加，与肿瘤持续存在的情况无法区分。这种放疗后摄取的增加是不可预测的，部分原因取决于治疗的类型，并且这种炎性改变可以持续几个月。

Schollaert 等人最近的研究表明，FDG-PET 在新辅助化疗或化疗后再分期中的主要作用仍然是在手术前识别远处转移（间隔转移）[19]（图 9.5）。

然而，PET 不常规应用于评估化疗或放化疗的后续治疗 [10]。

9.2.3　新辅助化疗的预后评估

似乎只有手术标本的病理分期才能很好地预测生存期。

最近的研究表明，新辅助化疗或放化疗后 FDG 摄取量的减少及病理反应和患者的存活率有关 [5, 9, 24]。

Lordick 等人于 2006 年的研究通过 PET 测量的早期代谢反应证实了 EGJ-1 型和 EGJ-2 型患者在新辅助化疗后有很高的机会获得有效的组织学反应，因此有良好的预后。通过 PET 识别从化疗中受益的患者。此外，通过 PET 引导治疗有助于避免对无代谢反应的患者实施无效化疗 [24]。

Ott 等人于 2006 年的研究发现，治疗两周后肿瘤代谢活性下降超过 35% 预示着较高的组织病理学应答率（53%），并与良好的预后（中位生存期 > 50 个月）相关 [25]。

这两项试验均表明，通过早期代谢成像确定的对新辅助化疗有效的患者预后良好，对于有组织病理学反应的患者尤其如此。然而，尽管以前有代谢反应，但没有达到组织学反应的患者，预后仍然很差。因此，组织学反应仍然是一个重要的预测指标，而且比早期代谢反应更准确（图 9.1、图 9.6）。而代谢成像在这方面的重要作用是 PET 可以比其他临床评估更早且更准确地预测组织学反应 [24, 26-27]。

9.3　MRI

因为 MRI 在 EGJ 病诊断和分期中的作用还没有得到彻底的评估，所以还没有证据表明其明显优于传统的成像方式 [28-29]。然而，MRI 的最新发展使其提高了信噪比，从而提高了分辨率方面的性能。这为磁共振在 EGJ 局部分期上开辟了新的可能性。众所周知，MRI 与 CT 一样，可以成功地用于评估纵隔、邻近淋巴结受累和远处扩散，而其对比度、分辨率均高于 CT，可以准确评估不同的分层，从而可能更好地进行 T 分期 [30-31]。应用 MRI 在食管癌患者中是可行的，ECG 触发器的应用减少了脉动伪影，并可评估主动脉和跳动的心脏附近肿瘤的动力学参数 [32]。

最近的研究已经制定了使用高分辨率 T2 加权成像的 EGJ 局部分期的成像标准，并表明扩散加权磁共振成像（DWI）可能是 18FDG-PET 的一个替代方案（图 9.7）；

MRI 的优点是检查前不需要禁食，不使用辐射，不使用外源性造影剂，而且它的图片采集时间更短[33-34]。

　　与 PET-CT 相比，MRI 的另一个优点是，通过结合 T2 加权形态成像的相关技术 [如 DWI 和灌注成像（DCE）]，能够显示放化疗结束后的小体积残留病变（图 9.8）。多参数 MRI 已经在其他不同类型的肿瘤中进行了测试，如直肠癌、乳腺癌或前列腺癌，初步结果表明测试前景光明。

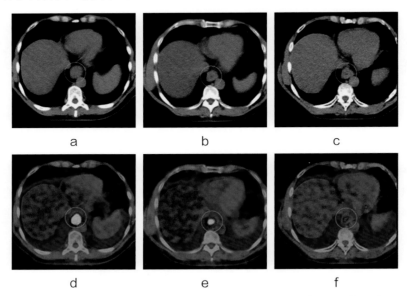

图 9.6　对 CRT 的完整响应，如治疗前（a，d）、治疗中（b，e）和治疗后（c，f）的 CT 和 PET-CT 图像。在治疗前的图像中，EGJ 癌是一个较大的病变，最初的最大 SUV 为 14（a，d）。诱导化疗（b，e）后，体积仅有轻微下降，但最大 SUV 下降 7.2（-49%）。CRT 末期最大 SUV 为 4.2（-70%），提示完全代谢反应，术后明确组织学证实

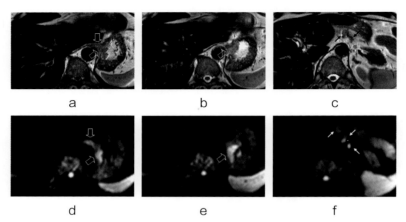

图 9.7　EGJ 癌 T3N2 为治疗前局部分期。在 T2 加权像（a ~ b）上，一个大的肿瘤性病变包绕 EGJ 部位（箭头）；病变略有高信号，包绕所有的壁层，边缘不规则，在胃周脂肪中有小的凹痕。腹部主干起始处肿大的淋巴结（箭头）呈圆形，提示有转移性淋巴结（c）。在 b1000（d ~ f）的 DWI 图像上，EGJ 癌和病理结节呈高信号

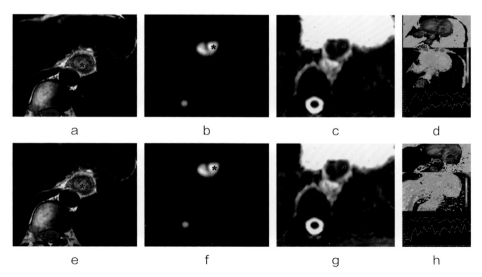

图 9.8　多参数磁共振成像技术在放疗前（a～d）和放疗后（e～h）对 EGJ 癌进行评估。治疗前 T2 加权像（a）显示一个巨大的 EGJ 癌（STAR），与–胃交界处狭窄有关。病变累及周围约 3/4，几乎造成管腔阻塞。肿瘤在 DWI 图像上呈高信号，在 b1000（b）处呈高信号，ADC 值较低，在 ADC 地图图像（c）上呈显著低信号。在 DCE（d），将代表性感兴趣区（ROI）放置在肿瘤上，并获得与动脉输入功能（粉色曲线）相比较的信号强度时间曲线（白色曲线）。在 EGJ 癌中，我们观察到最初信号强度迅速增加。在新辅助治疗（e～h）后，肿瘤组织的体积和信号在 T2 加权像（e）上有适度的减少，而在 DWI（f）上有明显的信号损失和 ADC 值的增加。在 ADC 的地图上，仅显示轻微的低信号（g）。此外，在 DCE 下，信号强度时间曲线（h）随信号强度的缓慢递增而变化，而平均信号强度则随信号强度的降低而变化。所有这些结果都与 CRT 的完全反应有关，手术后的病理检查证实了这一点

　　DWI 基于水质子的流动程度可以用表观扩散系数（ADC）来量化。ADC 测量水分子在组织内的自由扩散程度，这主要受细胞组织、大小和密度的影响。细胞死亡导致细胞膜完整性和密度的丧失，这使 ADC 值增加。这就解释了为什么 ADC 最近成为确定癌症治疗有无反应的潜在生物标记物（图 9.9）[35]。虽然 DWI 在不同类型肿瘤中预测和监测疗效的应用已有研究，但很少有文献报道 ADC 值的改变与治疗效果的相应组织学参数之间的相关性。此外，到目前为止，还没有通过 DWI 检测 EGJ 的相应方案：MRI 扫描仪硬件的改进可能会改变 MRI 图像的分辨率，这可能会进一步提高肿瘤 ADC 值测量的再现性。

　　此外，动态增强 MRI（DCE-MRI）也可以提供有价值的信息，它可以根据血管完整性改变来检测原发恶性肿瘤，血管完整性改变可能是病理性血管生成或肿瘤转移所致 [4, 36]。在 DCE-MRI 中，恶性肿瘤的血管和 / 或血管通透性的改变是通过测量造影剂通过过程中信号强度的变化来检测的 [31]。KTRANS 是一个伪一级速率常数，用于测量可疑组织的血管内空间和间质空间之间的循环速率。初步研究发现，化疗或放化疗后血管壁上的造影剂交换会减少 [4, 32]。

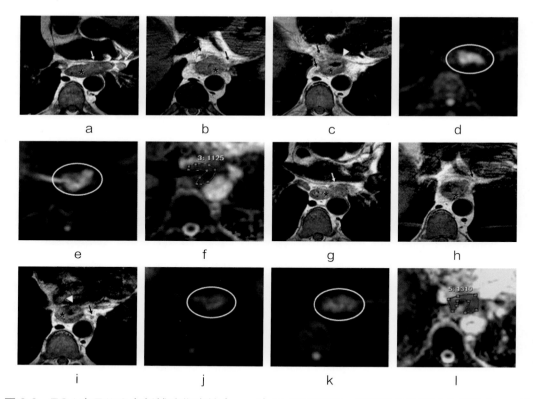

图 9.9　EGJ 癌 T4N3 在新辅助化疗前（a～f）和 CRT 期间，新辅助化疗开始 3 周后（g～l）疾病进展的证据。在治疗前的分期，T2 加权像（a～c）显示一个大的病变（星形），包绕了所有的边缘，扩散到周围脂肪组织。它也会渗入心包（箭头）。可检测到几个肿大的病理淋巴结（箭头）。在 b1000（d, e）的 DWI 图像上，EGJ 病变和淋巴结均为高信号，在 ADC 的地图上显示病变（f）内的低 ADC 值（1125）的真实证据。在 CRT 过程中，会有疾病的进展。在 T2 图像上，尽管一些周围结节（h, i）的体积和密度减小，但仍有肾下病变结节（g）增大的证据。此外，肿瘤体积只有很小的缩小，左心房的灶性浸润变得明显（i 中的箭头）。在 DWI 图像（j, k）和 ADC 图（l）上，信号强度只有很小的变化，这反映在 ADC 平均值（1310）的微小增加上

9.3.1　对于治疗后再分期的评估

　　化疗或放化疗后的重中之重是确定对哪些患者有良好的疗效，从而可能从手术中受益，这对治疗方案有很大的影响。在治疗开始后的短时间内，对肿瘤的反应进行评估，并明确无反应的患者（图 9.9）。在诱导治疗完成的几周后，明确原发肿瘤的降期程度（图 9.10、图 9.11）。

　　因为肿瘤内水分子的扩散受到细胞膜和大分子结构的阻碍，而化疗和放射治疗可能导致细胞膜完整性的丧失，所以放化疗后可以检测到肿瘤平均 ADC 值的增加[32]。

　　目前，只有少数学者研究了 DCE-MRI 在评估食管癌中的临床价值[31]。Sakurada 等人对 24 名患者的初步研究表明，DWI 在检测食管癌和淋巴结分期方面作用有限。然而，相关结果是 DWI 是在没有结合心脏触发（cardiac triggering）的情况下获得的：它可能对小病变的识别更清晰，而代价是延长检测时间[36]。Aoyagi 等人在 2011 年发现，

　　在 ADC 值较低的肿瘤中，其基质的胶原蛋白较多，且血管内皮生长因子受体的表达量较高（肿瘤新生血管生成的标志）[37]。在另一项对 123 名食管癌患者的研究中，同一研究小组强调，随着临床 T 分期和 N 分期的进展，原发性肿瘤的 ADC 值会变得更低[38]。

　　Weber 等人在 2013 年对 15 名患者进行了研究，调查了新辅助化疗下 ADC 和 SUV 的变化与肿瘤组织消退的相关性。在所有患者中，73.3% 的患者被观察到 ADC 值增加与 PET 显示有效的一致性，据报道，PET 显示有效的患者的肿瘤 ADC 值增加显著高于 PET 显示无效的患者[17]。还有 De Cobelli 等人于 2013 年在 32 名患者中，评估了治疗前后肿瘤体积和 ADC 值的变化，并将其与肿瘤组织消退相关联：虽然有效组和无效组的肿瘤体积没有差异，但两组的 ADC 值却有显著差异，有效组治疗后 ADC 值显著增加[35]。另外，在 Kwee 等人于 2014 年的研究中，在 11 例食管癌患者中，化疗或放化疗有效者和无效者的肿瘤平均 ADC 值差异无统计学意义，提示 ADC 值的改变与肿瘤治疗的有效率无关。所以应当在更多的人群中进行将 DWI 作为应答评估工具的进一步的研究[33]。

　　DCE-MRI，特别是 KTRANS 的变化，也可能在评估疗效方面有光明前景，在食管切除术前提供有用的信息将帮助临床治疗。在 Oberholzer 等人于 2008 的报道中，12 例癌症患者治疗前后造影剂交换率显著降低，振幅升高[32]。Chang 等人于 2008 年了证明 KTRANS 的运动校正后的感兴趣区（ROI）数据在食管癌中比在正常组织中更多[4]。无论如何，有必要进一步研究新辅助化疗前后的动力学参数与组织病理学反应之间的关系，并更好地研究对其疗效的预测。

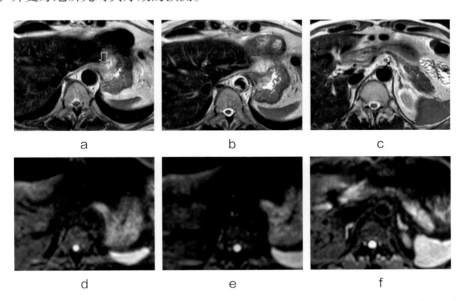

a　　　　　　　　　　b　　　　　　　　　　c

d　　　　　　　　　　e　　　　　　　　　　f

图 9.10　EGJ 癌：CRT 后的再分期。T2 加权像（a，b）可见 EGJ 部位局部壁厚（箭头），轻度高信号与炎性水肿有关。我们观察到以前在腹腔干起始处肿大的淋巴结完全消失：现在，只有小的低信号结节的证据，信号强度降低，这代表完全反应（c）。在 b1000（d ~ f）的 DWI 图像上，没有证据表明 EGJ 病变有明显的高信号，也没有淋巴结的显示。如术后病理检查所示，这些图像提示对新辅助化疗完全有效

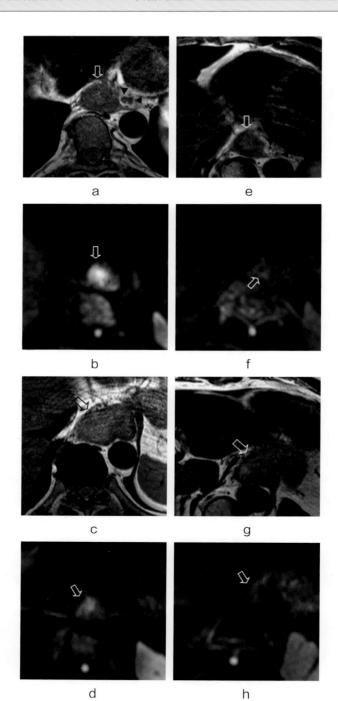

图 9.11　显示放疗前（a ~ d）和放疗后（e ~ h）EGJ 癌 T3、N2：MRI 局部再分期。在最初的 MRI 分期中，在 T2 加权 TSE 图像（a，c）上显示了一个大肿块，在食管胃结合部（开放箭头）显示为略高信号，包绕了所有食管胃壁的层，并广泛分布到食管周围脂肪组织中。图（a）显示 AEG 癌左侧的一些小的病理性淋巴结（箭头）。在 b1000（b，d）的 DWI 图像显示 CRT 前 EGJ 癌呈高信号，这是肿瘤病变内扩散受限的结果（箭头）。CRT 后肿瘤体积缩小，T2 加权像（开放箭头）显示病灶不再呈高信号，这是肿瘤消退和纤维化改变的结果。在 DWI 图像（f，h）上，没有明显的高信号，这代表对新辅助化疗的完全反应

9.3.2　评估疗效以评估预后

准确的术前分期是进行正确患者管理的必要条件。据报道，新辅助化疗无效者与较差的预后相关[39]，因此在化疗或放化疗结束后进行准确的分期应对个体预后有临床价值。特别是术前确定淋巴结状态，因为淋巴结转移的存在与否和转移数量是发展成全身疾病或长期生存的重要独立预测因素，而淋巴结转移的存在表明可能需进行新辅助化疗或放化疗[37, 40]。DWI 可用于原发恶性肿瘤和淋巴结转移的检测和定性（图 9.9、图 9.11）[33, 41]。正常淋巴结的扩散相对受限，因为它们的细胞密度较高，而转移性淋巴结的扩散可能因为细胞密度的进一步增加而受到更大的限制，这使 DWI 能区分两组[36]。许多研究报告表明 PET 和 MRI 对局部区域淋巴结转移的检测并不精确[17, 31, 42]；特别是微转移可能无法被检测到。此外，化疗或放化疗的持续时间对治疗后淋巴结转移有很大影响。众所周知，有疗效的患者的淋巴结转移率明显较低[43]，而补充放疗可能会增加早期代谢无反应的患者的组织病理学反应。值得注意的是，腔内超声检查是 T 和局部 N 分期的可选方法，但在所有食管癌中，30% ~ 50% 的患者因肿瘤导致的狭窄无法通过内窥镜，因此通过 MRI 和 PET-CT 在这些病例中提供 T 和 N 分期的准确信息意义重大。（图 9.10）[17, 44]。Weber 等人于 2013 年的研究发现，报道 PET-CT 和 MRI 的符合率为 100%，但只在 60% 的病例中，影像学对局部淋巴结转移的分期与组织病理学有一致性，因此 ADC 值改变或 PET 反应与临床预后均无相关性[17]。Sun 等人于 2011 年评估了 12 名患者放疗前后的肿瘤 ADC 值，结果显示 ADC 值升高程度较高的患者总体生存时间更长[45]。在另一项研究中，Aoyagi 等人于 2011 年发现，在接受化疗或放化疗的 80 名食管癌患者中，肿瘤治疗前平均 ADC 值越高，总生存期越长[37]。但是值得注意的是，De Cobelli 等人于 2013 年陈述了明显相反的结果：他们观察到对治疗有效者的治疗前 ADC 值明显低于无效者，这表明治疗前 ADC 值较低的患者对新辅助化疗有更大的治疗机会。无论如何，单一治疗前的 ADC 值不能很好地预测患者的治疗效果[35]。

另外，根据我们在 35 例 EGJ 癌患者中的研究，我们观察到化疗或放化疗后 ADC 值升高的患者总生存期较长；无论如何，我们没有观察到治疗前 ADC 值与对新辅助化疗效果的预测之间有任何显著的相关性。

因此，尽管根据我们的经验和文献报道的结果，MRI 在评估肿瘤消退方面似乎很有希望，但我们认为仍需要进行更大规模的前瞻性试验，以准确地确定其在预测新辅助化疗效果中的作用。

9.4　肿瘤复发

尽管手术技术和术后管理有了很大的改进，但食管癌或 EGJ 癌后的长期存活率仍然很低。即使进行根治性手术，复发仍是术后两年内死亡的主要原因[46]。

在肿瘤复发的检测中，成像方式在许多方面都很重要。首先，成像方式必须经济有效，并且能够在早期发现病变。食管切除和胃切除后，后纵隔的解剖结构发生了明显的变化。这使得对可疑的局部肿瘤复发评估变得很难；例如，在寻找局部复发时，CT 扫描通常是不可信的。而壁厚或邻近肿块和可疑淋巴结对复发有很高的预测作用[46]。

FDG-PET 在再分期中的作用仍在明确中。虽然不能区分吻合口复发和狭窄，但是它在检测区域性复发及远处转移方面是有价值的[9]。

Siersema 等人于 2007 年证明代谢反应是预测切除后患者复发可能的唯一因素[47]。Roedl 等人于 2008 年的研究表明，治疗前后 PET-CT 显示的肿瘤长度的缩短比 SUV 的缩短更能预测复发时间。PET-CT 识别肿瘤复发部位的敏感度为 91%，特异度为 81%[48]。许多研究表明，对于转移的识别，CT 和 FDG-PET 联合检查优于单独考虑的每项检查[4, 9]。

MRI 对 EGJ 直接侵犯邻近结构的评估基于两个标准：肿块产生和脂肪平面丢失。MRI 能准确检测食管手术后的肿块，但不具有组织特异性。然而，当 Gd-DTPA 增强的肿块至少在术后一年或放疗后有增厚壁层的证据时，应怀疑肿瘤复发。第一年之前，炎性改变在形态学上与肿瘤复发非常相似。因此，对于术后早期可能出现炎症反应或早期放疗后纤维化的病例，尤其要慎重对待。

此外，MRI 有助于发现腹部淋巴结肿大、腔内肿块、肝转移及胸膜与心包积液[29, 49]。

9.5 结论

目前关于 EGJ 癌治疗和疗效预测的文献仍然相当有限。PET-CT 在早期评估疗效方面的潜在作用将避免不必要的化疗或放化疗以致手术推迟。然而，放疗可能会引起炎性改变，很难与持续存在的疾病相鉴别。

此外，有证据表明 PET-CT 可为复发的诊断提供有价值的信息。

MRI 对 EGJ 腺癌的治疗也有很大的影响。它可能会有利于医生对患者分期并确定对患者最有利的治疗方案。在接受化疗或放化疗的患者中，它可以通过结合癌症形态和功能信息来作为一种评估疗效的工具，其他方式没有这种的效果。因此，横断面成像及其进一步优化是十分必要的。

参考文献

[1] Smith JW et al（2009）The influence of（18）fluorodeoxyglucose positron emission tomography on the management of gastroesophageal junction carcinoma. Am J Surg 197（3）：308–312

[2] Shenfine J，Barbour AP，Wong D，Thomas J，Martin I，Gotley DC，Smithers BM

（2009）Prognostic value of maximum standardized uptake values from preoperative positron emission tomography in resectable adenocarcinoma of the esophagus treated by surgery alone. Dis Esophagus 22：668–675

[3] Boige V et al（2007）Final results of a randomized trial comparing preoperative 5-fluorouracil（F）/cisplatin（P）to surgery alone in adenocarcinoma of stomach and lower esophagus（ASLE）：FNLCC ACCORD07- FFCD 9703 trial. J Clin Oncol 25（18S）：4510

[4] Chang EY et al（2008）The evaluation of esophageal adenocarcinoma using dynamic contrast-enhanced magnetic resonance imaging. J Gastrointest Surg 12（1）：166–175

[5] Suttie SA，Welch AE，Park KG（2009）Positron emission tomography for monitoring response to neoadjuvant therapy in patients with oesophageal and gastro-oesophageal junction carcinoma. Eur J Surg Oncol 35（10）：1019–1029

[6] Lorenzen S et al（2011）Sequential FDG-PET and induction chemotherapy in locally advanced adenocarcinoma of the oesophago-gastric junction（AEG）：the Heidelberg imaging program in cancer of the oesophago-gastric junction during neoadju-vant treatment：HICON trial. BMC Cancer 11：266

[7] Zacherl J（2014）The current evidence in support of multimodal treatment of locally advanced，potentially resectable esophageal cancer. Dig Dis 32（1–2）：171–175

[8] de Geus-Oei LF et al（2012）FDG-PET/CT based response-adapted treatment. Cancer Imaging 12：324–335

[9] Li Z，Rice TW（2012）Diagnosis and staging of cancer of the esophagus and esophago-gastric junction. Surg Clin North Am 92（5）：1105–1126

[10] Yoon HH et al（2009）The role of FDG-PET and staging laparoscopy in the management of patients with cancer of the esophagus or gastroesophageal junction. Gastroenterol Clin North Am 38（1）：105–120，ix

[11] Drudi FM et al（2002）Esophagogram and CT vs endoscopic and surgical specimens in the diagnosis of esophageal carcinoma. Radiol Med 103（4）：344–352

[12] Seol KH，Lee JE（2014）PET/CT planning during chemoradiotherapy for esophageal cancer. Radiat Oncol J 32（1）：31–42

[13] Leong T et al（2006）A prospective study to evaluate the impact of FDG-PET on CT-based radiotherapy treatment planning for oesophageal cancer. Radiother Oncol 78（3）：254–261

[14] Moureau-Zabotto L et al（2005）Impact of CT and 18F-deoxyglucose positron emission tomography image fusion for conformal radiotherapy in esophageal carcinoma. Int J Radiat Oncol Biol Phys 63（2）：340–345

[15] Muijs CT et al（2009）Consequences of additional use of PET information for target volume delineation and radiotherapy dose distribution for esophageal cancer. Radiother Oncol 93（3）：447–453

[16] Taketa T et al（2012）Outcome of trimodality-eligible esophago-gastric cancer patients who declined surgery after preoperative chemoradiation. Oncology 83（5）：300–304

[17] Weber MA et al（2013）Assessment of diffusionweighted MRI and 18F-fluoro-deoxyglucose PET/CT in monitoring early response to neoadju-vant chemotherapy in adenocarcinoma of the esophago-gastric junction. J Gastrointestin Liver Dis 22（1）：45–52

[18] Lorenzen S et al（2011）Association of the VEGF 936C>T polymorphism with FDG uptake，clinical，histopathological，and metabolic response in patients with adenocarcinomas of the esophago-gastric junction. Mol Imaging Biol 13（1）：178–186

[19] Schollaert P et al（2014）A systematic review of the predictive value of 18FDG-PET in esophageal and esophago-gastric junction cancer after neoadju-vant chemoradiation on the survival outcome stratification. J Gastrointest Surg 18：894–905

[20] Kwee R（2010）Prediction of tumor response to neoadjuvant therapy in patients with esophageal cancer with use of 18FDG PET：a systematic review. Radiology 254：707–717

[21] Chen Y et al（2011）18F-fluorodeoxyglucose positron emission tomography predict responses to neoadjuvant therapy in oesophageal cancer patients？ a metaanalysis. Nucl Med Commun 32：1005–1010

[22] Kato H et al（2002）Usefulness of positron emission tomography for assessing the response of neoadjuvant chemoradiotherapy in patients with esophageal cancer. Am J Surg 184（3）：279–283

[23] Arslan N et al（2002）Evaluation of response to neoadjuvant therapy by quantitative 2-deoxy-2-[18F]fluoro-D-glucose with positron emission tomography in patients with esophageal cancer. Mol Imaging Biol 4（4）：301–310

[24] Lordick F et al（2007）PET to assess early metabolic response and to guide treatment of adenocarcinoma of the oesophago-gastric junction：the MUNICON phase II trial. Lancet Oncol 8（9）：797–805

[25] Ott K（2006）Metabolic imaging predicts response，survival，and recurrence in adenocarcinomas of the esophago-gastric junction. J Clin Oncol 24（29）：4692–4698

[26] Ott K et al（2008）The new credo：induction chemotherapy in locally advanced gastric cancer：consequences for surgical strategies. Gastric Cancer 11（1）：1–9

[27] Wieder HA et al（2007）Prediction of tumor response by FDG-PET：comparison of

the accuracy of single and sequential studies in patients with adenocarcinomas of the esophago-gastric junction. Eur J Nucl Med Mol Imaging 34（12）：1925–1932

[28] Wu LF et al（2003）Preoperative TN staging of esophageal cancer：comparison of miniprobe ultrasonography，spiral CT and MRI. World J Gastroenterol 9（2）：219–224

[29] Jamil LH，Gill KR，Wallace MB（2008）Staging and restaging of advanced esophageal cancer. Curr Opin Gastroenterol 24（4）：530–534

[30] Jang KM et al（2002）The spectrum of benign esophageal lesions：imaging findings. Korean J Radiol 3（3）：199–210

[31] van Rossum PS et al（2013）Imaging strategies in the management of oesophageal cancer：what's the role of MRI？ Eur Radiol 23（7）：1753–1765

[32] Oberholzer K et al（2008）Assessment of tumor microcirculation with dynamic contrast-enhanced MRI in patients with esophageal cancer：initial experience. J Magn Reson Imaging 27（6）：1296–1301

[33] Kwee RM et al（2014）Interobserver reproducibility of diffusion-weighted MRI in monitoring tumor response to neoadjuvant therapy in esophageal cancer. PLoS One 9（4）：e92211

[34] Riddell AM et al（2006）Potential of surface-coil MRI for staging of esophageal cancer. AJR Am J Roentgenol 187（5）：1280–1287

[35] De Cobelli F et al（2013）Apparent diffusion coefficient modifications in assessing gastro-oesophageal cancer response to neoadjuvant treatment：comparison with tumour regression grade at histology. Eur Radiol 23（8）：2165–2174

[36] Sakurada A et al（2009）Diagnostic performance of diffusion-weighted magnetic resonance imaging in esophageal cancer. Eur Radiol 19（6）：1461–1469

[37] Aoyagi T et al（2011）Apparent diffusion coefficient values measured by diffusion-weighted imaging predict chemoradiotherapeutic effect for advanced esophageal cancer. Dig Surg 28（4）：252–257

[38] Aoyagi T et al（2012）Apparent diffusion coefficient correlation with oesophageal tumour stroma and angiogenesis. Eur Radiol 22（6）：1172–1177

[39] Law S et al（1997）Preoperative chemotherapy versus surgical therapy alone for squamous cell carcinoma of the esophagus：a prospective randomized trial. J Thorac Cardiovasc Surg 114（2）：210–217

[40] Krupski-Berdien G(2007)MRI of esophagus. N staging and more⋯. Radiologe 47(2)：119–122

[41] Pultrum BB et al（2009）Detection of lymph node metastases with ultrasmall

superparamagnetic iron oxide（USPIO）-enhanced magnetic resonance imaging in oesophageal cancer: a feasibility study. Cancer Imaging 9: 19–28

[42] Becker K et al（2003）Histomorphology and grading of regression in gastric carcinoma treated with neoadjuvant chemotherapy. Cancer 98（7）: 1521–1530

[43] Becker K et al（2012）Proposal for a multifactorial prognostic score that accurately classifies 3 groups of gastric carcinoma patients with different outcomes after neoadjuvant chemotherapy and surgery. Ann Surg 256（6）: 1002–1007

[44] zum Buschenfelde CM et al（2011）（18）F-FDG PET-guided salvage neoadjuvant radiochemotherapy of adenocarcinoma of the esophago-gastric junction: the MUNICON Ⅱ trial. J Nucl Med 52（8）: 1189–1196

[45] Sun YS et al（2011）Early evaluation of cancer response by a new functional biomarker: apparent diffusion coefficient. AJR Am J Roentgenol 197（1）: W23–W29

[46] Kantarci M et al（2004）Comparison of CT and MRI for the diagnosis recurrent esophageal carcinoma after operation. Dis Esophagus 17（1）: 32–37

[47] Siersema PD（2007）Pathogenesis, diagnosis and therapeutic possibilities of esophageal cancer. Curr Opin Gastroenterol 23（4）: 456–461

[48] Roedl JB et al（2008）Assessment of treatment response and recurrence in esophageal carcinoma based on tumor length and standardized uptake value on positron emission tomography-computed tomography. Ann Thorac Surg 86（4）: 1131–1138

[49] Alper F et al（2011）Effectiveness of the STIR turbo spin-echo sequence MR imaging in evaluation of lymphadenopathy in esophageal cancer. Eur J Radiol 80（3）: 625–628

第10章

分子标志物在预测食管胃结合部腺癌新辅助化疗疗效中的作用[①]

尽管全球上消化道癌症的发病率在过去 30 年中显著下降，但在西方国家，食管胃结合部腺癌的发病率持续快速上升，成为一个严重的健康问题[1-2]。

EGJ 腺癌，定义为发生在食管鳞状上皮向胃黏膜转变点近端或远端 5 cm 内的癌症，因其流行病学、生物学行为和对治疗的敏感不同而被广泛认为是不同于食管鳞状细胞癌或非贲门腺癌的独特实体肿瘤[3]。虽然最近的治疗进展对患者的预后适度改善，但这种疾病的预后仍然令人沮丧，5 年生存率很少超过 30% ~ 40%[1, 4]。

虽然早期（T1N0）肿瘤可以单靠手术治愈，但即使是侵犯黏膜下层也会极大地增加切缘阳性、局部复发和远处转移的风险[5]，所以治疗需要手术和全身治疗的结合。因此，由术前联合放化疗再手术[6]或围手术期化疗[7]组成的多模式治疗，已成为可切除的局部晚期（T2 或以上；淋巴结受累）食管癌和 EGJ 癌的标准治疗方案[8]。

许多证据表明，EGJ 腺癌对术前化疗或放化疗的组织病理学反应差异很大，只有大约 20% 的接受新辅助化疗的患者达到完全缓解（CR）[9]，另有 20% 的患者被定义为"极度耐药"，这相当于手术标本中存在超过 50% 的残留癌[10]。此外，新辅助化疗的组织病理学反应使我们可以识别出更有可能获得生存获益的患者，因为它与总生存期（OS）持续时间呈正相关，即有反应的患者 OS 显著长于无反应者（3 年 OS 为 70%vs. 35%）[9, 11-12]。2014 年对 400 名接受术前化疗的可切除食管腺癌和 EGJ 患者的回顾性

① Davide Melisi，Digestive Molecular Clinical Oncology Research Unit，Università degli studi di Verona，Medical Oncology Unit，Azienda Ospedaliera

Universitaria Integrata，Comprehensive Cancer Center，Azienda Ospedaliera Universitaria Integrata，Italy Melissa Frizziero，Medical Oncology Unit，Azienda Ospedaliera Universitaria Integrata，Comprehensive Cancer Center，Azienda Ospedaliera Universitaria Integrata，Italy

Geny Piro，Laboratory of Oncology and Molecular Therapy，Department of Medicine，Università degli studi di Verona，Comprehensive Cancer Center，Azienda Ospedaliera Universitaria Integrata，Italy

Giampaolo Tortora，Laboratory of Oncology and Molecular Therapy，Department of Medicine，Università degli studi di Verona，Medical Oncology Unit，Azienda Ospedaliera Universitaria Integrata，Comprehensive Cancer Center，Azienda Ospedaliera Universitaria Integrata，Italy

分析表明，术前化疗后的局部降期是最强的独立预后预测因子，术前化疗后的肿瘤分期比诊断时的初始分期与预后更相关[13]。

这些临床证据表明，现在迫切需要开发分子生物标记物来预测食管和食管胃结合部腺癌的术前化疗耐药，以避免那些不太可能受益的患者进行这种术前治疗。

许多可能与 EGJ 腺癌发生有关的分子途径和基因突变已被研究，其作为对标准治疗和新型生物制剂抗性的推定标记，或作为潜在的治疗靶点。最相关的标记物包括生长因子受体、肿瘤抑制基因、凋亡相关和化疗代谢相关基因及基因签名[4, 14-15]。

10.1 生长因子受体

10.1.1 表皮生长因子受体

表皮生长因子受体（EGFR）的表达和 EGFR 基因扩增分别在 EGJ 和食管远端腺癌中有 30% ~ 60% 和 8% ~ 31% 的报道[16-18]。虽然在初次切除的患者中，EGFR 过表达或 EGFR 基因扩增与较差的预后相关[16, 19]，但在接受新辅助化疗的患者中，这些异常与组织病理学反应和生存期的相关性尚未明确。

研究者采用免疫组织化学技术对 54 例局部晚期食管癌患者的预处理肿瘤标本进行了评估，这些患者接受了 5- 氟尿嘧啶加顺铂的新辅助化疗，并同时接受了放疗，研究评估了一组假定的预测性生物标志物，包括 EGFR 蛋白表达[20]。EGFR 高、低表达水平的区分基于免疫反应评分（IRS），其范围在 0 ~ 12，评分既考虑了染色的强度，也考虑了阳性细胞的百分比。值得注意的是，EGFR 过度表达（IRS > 9）与较差的 OS 显著相关（$P=0.009$），在多变量分析中，EGFR 过度表达是 OS 的独立预测因子。然而，EGFR 过度表达是否具有预测性而不是预后作用并没有被提及。

近期对两组局部晚期食管腺癌患者进行了 EGFR 蛋白表达和基因拷贝数的评估，其中一组患者在手术前接受以顺铂为基础的化疗；另一组患者仅接受手术切除治疗。在两组病例中，EGFR 表达与基因拷贝数呈显著正相关（$P < 0.01$）。接受新辅助化疗的患者被分成有效和无效两组。在有效的患者中，EGFR 的表达水平与无病生存期（DFS）和 OS 显著相关，低表达水平的患者生存时间显著长于高表达水平的患者 [DFS，$P=0.0015$；OS，$P=0.0032$]。然而，在无效患者中，未观察到 EGFR 表达与生存结果之间的相关性。在多变量 Cox 回归分析中，EGFR 过度表达对新辅助化疗有效和初次切除患者的 DFS 和 OS 均有独立的不良预测作用，提示 EGFR 对预后有负面预测作用。此外，在表皮生长因子受体表达水平或基因拷贝数低的情况下，化疗有效的患者与无效者相比，DFS（低 EGFR 表达水平，$P=0.0152$；低 EGFR 基因拷贝数，$P=0.005$）和 OS（低 EGFR 表达水平，$P=0.0036$；低 EGFR 基因拷贝数，$P=0.0032$）显著延长。相反，当 EGFR 表达水平或基因拷贝数高时，根据对新辅助化疗的反应，生存期没有差异。这些发现表明，EGFR 可能具有负面的预后价值；然而，它们并没

有提供足够的证据来表明其预测潜力。

10.1.2　人表皮生长因子受体 -2

人表皮生长因子受体 HER-2 是部分食管腺癌和胃腺癌发生的关键因素，据报道，高达 30% 的病例 HER-2 有过度表达或基因扩增[22-25]。HER-2 在食管和 EGJ 腺癌中表达上调的预后意义尚不清楚，因为这方面的数据相互矛盾[26-28]，可能是由于研究和 HER-2 的评分方法间的异质性。病理标本中 HER-2 的状态可以通过免疫组化（IHC）和原位杂交（FISH）或比色法（CISH）来确定。HER-2 阳性通常定义为在 IHC 中为 3+ 或在 IHC 中为 2+ 伴随 ISH 扩增[22]。

在胃和 EGJ 的局部晚期不能切除 / 转移的腺癌中，HER-2 阳性是有效预测抗 HER-2 系统治疗反应的指标。在第三阶段 TOGA 试验中，当抗 HER-2 的单克隆抗体曲妥珠单抗加入标准的氟嘧啶 / 顺铂化疗时，HER-2 阳性患者获得了统计学上显著的 DFS 和 OS 延长[29]。基于晚期 / 转移性疾病的研究结果，研究者还探讨了 HER-2 在可切除性疾病中的预测潜力。

在参加 Ⅲ 期 MAGIC 试验的 503 例患者中，有 415 例（82.5%）的胃癌和 EGJ 腺癌的预处理与手术切除标本进行了生物标志物分析，对围手术期表柔比星 /5- 氟尿嘧啶 / 顺铂化疗和单纯手术治疗进行比较[26]。在本系列中，结合所有试验后 HER-2 总阳性率为 10%。在 HER-2 阳性的患者中，与单纯手术治疗的患者相比，接受术前化疗患者的 OS 没有明显改善的趋势（HR=0.74；95%CI：0.14 ~ 3.77）。缺乏统计学意义可能是因为这一亚组患者的数量较少。在 HER-2 阴性亚组中，有术前化疗患者有统计学意义上的 OS 优势（HR=0.58；95%CI：0.41 ~ 0.82）。然而，不同 HER-2 状态的化疗组的疗效没有差异（异质性 P=0.7）。此外，HER-2 阳性和 HER-2 阴性患者的 OS 在接受术前化疗和一期切除的患者之间也没有差异。

在 228 例食管腺癌和胃腺癌患者的回顾性研究中，无论是接受新辅助化疗后手术或单独手术，在治疗前活检和手术标本中都评估了 HER-2 的状态，并与临床结果相关[30]。与 HER-2 阴性的肿瘤相比，HER-2 阳性的肿瘤更多见于近端（P=0.02）、按 Lauren's 分类的肠型（P=0.002）和分化较好的肿瘤（P < 0.0001）中。在接受新辅助化疗的患者中，与化疗前的活检相比，有组织病理学反应的手术标本中 HER-2 的相对阳性率增加了 23.5%（P 未报道）。此外，8 例接受新辅助化疗的患者手术标本与治疗前活检结果不一致，其中 4 例转为阳性，4 例转为阴性。在 4 个出现转阴的肿瘤中，3 个肿瘤的组织学反应较大，1 个肿瘤的组织学反应较轻。4 位转阳的患者均为无组织学反应。从整体来看，这些发现表明 HER-2 在可切除的胃腺癌和 EGJ 患者中缺乏预测性和预后意义。

10.2　化疗代谢相关生物标志物

参与氟嘧啶和铂衍生物代谢的酶活性失调与可切除食管癌和 EGJ 癌的新辅助化疗

疗效相关[14]。在 38 例局部晚期食管腺癌患者接受新辅助氟尿嘧啶/顺铂化疗联合或不联合紫杉醇治疗后的一系列预处理活检标本中，研究者检测了一组氟嘧啶代谢相关酶的 mRNA 表达水平，并将其与临床结果相关联[31]。对新辅助化疗有效的肿瘤患者中亚甲基四氢叶酸还原酶（$P=0.012$）、钙调蛋白（$P=0.016$）和多药耐药基因 1（Mrp1）（$P=0.007$）的基因表达水平显著升高。而且，MTHFR mRNA 和 MRP1 mRNA 表达水平越高，术后生存期越长（分别为 $P=0.013$ 和 $P=0.015$）。

在另一组 21 例局部晚期食管腺癌患者的系列研究中，在术前接受以氟尿嘧啶/顺铂为基础的化疗方案和随后的手术中，研究者研究了预处理活检和手术肿瘤标本中几个与化疗代谢相关的基因的 mRNA 表达水平[32]。这项研究表明，治疗后 MRP1 mRNA 表达水平（$P=0.006$）和胸苷磷酸化酶（TP）表达水平显著降低 [$P=0.028$]。更值得注意的是，治疗后 MRP1 mRNA 和胸苷酸合成酶（TYMS）的表达下调与新辅助化疗的疗效显著相关（分别为 $P=0.041$ 和 $P=0.028$）。

在一项 II 期前瞻性试验中，22 例局部进展期胃腺癌和 EGJ 腺癌患者接受以氟尿嘧啶为主的新辅助化疗后手术，治疗前后肿瘤标本中 TYMS 蛋白的表达（总的、游离的、结合的）被定量，并与术前治疗的结果相关联[33]。治疗前总 TYMS 表达水平在无效患者中显著高于有效患者。此外，在接受化疗后，有效患者的游离 TYMS 水平显著低于无效患者，而结合的 TYMS 水平显著高于无反应患者。这些初步发现表明，对以氟尿嘧啶为主的新辅助化疗效果可能与治疗前标本中总 TYMS 水平降低和治疗后手术标本中游离 TYMS 水平降低有关。

在 99 名接受氟尿嘧啶/顺铂同步化疗加放疗后手术的局部晚期食管癌患者中，研究者分析了预处理活检以确定化疗代谢相关生物标记物的 mRNA 表达水平[34]，其中大多数患者为腺癌。值得注意的是，TYMS 基因的表达水平与对术前治疗的反应呈负相关（$P < 0.001$）。此外，在多变量分析中，TYMS、切除交叉互补基因 1（ERCC1）和谷胱甘肽 S 转移酶（GSTP1）的高 RMN 表达水平是 OS 降低的有统计学意义的预测因素。

10.3 细胞凋亡相关生物标志物

10.3.1 p53

肿瘤抑制蛋白 p53 的异常在人类恶性肿瘤中最为常见，因为它们通过破坏 DNA 损伤修复、细胞周期停滞和细胞凋亡而在很大程度上促进了癌症的发生[35-36]。然而，关于 p53 突变与食管癌患者的生存或系统治疗效果之间相关性的研究证实了不一致的结果[37-38]。

对 54 例局部晚期食管远端腺癌手术后新辅助放化疗前标本的回顾性分析表明，p53 阳性与较长的 OS 显著相关，尽管此分析有临界统计学的特点（$P=0.051$）[20]。相反，在包括鳞癌和腺癌组织类型的另一系列研究中，预处理标本中 p53 突变的存在与新辅助放化疗和手术切除后的 DFS（14.1 个月 vs.38 个月；P=0.0004）和 OS（21.6 个月 vs.40 个月；P=0.0038）减少显著相关[39]。

在 48 例食管腺癌或鳞癌并术前接受放化疗的患者中，p53 阳性患者比 p53 阴性患者更有可能在放化疗后不能获得病理完全缓解（pCR）[40]。在对 30 例局部晚期食管腺癌患者的预处理活检标本进行的进一步研究中，这些患者接受新辅助放化疗后手术，未发现 IHC 评估的 p53 表达与新辅助治疗效果之间的相关性。然而，从预处理活检标本 p53 阳性到手术标本 p53 阴性的转变与更好的术前治疗效果和更长的生存期相关（P=0.036）[41]。

10.3.2　核因子 kB（NF-kB）

核因子 kB（NF-kB）是一种转录因子，其在细胞存活、增殖和迁移的调节中具有重要的生物学功能。NF-kB 的异常激活与炎症性疾病和癌症广泛相关[42]。

在一项临床前瞻性试验中，研究者采用免疫组化分析 43 例局部晚期食管癌术前放化疗患者治疗前后肿瘤标本中 NF-kB 蛋白的表达[43]。98% 的人患有腺癌，其中 23% 来自 EGJ。NF-kB 阳性与术前治疗无效显著相关（P < 0.001），与肿瘤更具侵袭性和更差的预后相关，在实验截止日期前死亡的患者比例更高（48%vs.5%，P=0.0013）。此外，在多因素分析中，NF-kB 是 DFS 和 OS 的独立预测因子（P=0.015）。

在另一项研究中[44]，局部晚期食管 NF-kB 阳性肿瘤患者在新辅助化疗后缺乏 pCR（P=0.006），在多变量分析中，NF-kB 阳性是 DFS（P=0.01）和 OS（P=0.007）的一个独立的不良预测因子。有趣的是，在这个系列研究中，近一半的患者为 EGJ 癌，而绝大多数是腺癌。

10.3.3　含凋亡重复序列 3 基因的杆状病毒抑制因子

杆状病毒 IAP 重复序列 3（*BIRC3*）基因编码细胞 IAP（CIAP）-2 蛋白[45]，IAP 家族成员通过直接抑制 caspase 级联反应抑制凋亡[46-47]。*BIRC3* 启动子的序列分析揭示了核因子 kB（NF-kB）和激活蛋白 -1（AP-1）的两个关键结合位点[48]。转化生长因子 β 激活激酶 1，又称 MAP3K7，是一种丝氨酸 / 苏氨酸激酶，通过整合各种细胞因子（包括白细胞介素 –1、转化生长因子 –β 和肿瘤坏死因子 α）的信号，进而控制不同转录因子的激活，包括 AP-1 和 NF-kB[49]，在炎症反应和细胞生存控制中起关键作用。我们的研究小组证明，通过基因沉默或 TAK1 的药理抑制来抑制 *BIRC3* 的表达可以极大地逆转胰腺癌固有的化疗耐药[50]。最近，我们假设 TAK1 调控 *BIRC3* 表达可能与远端食管和食管胃结合部腺癌对放化疗促凋亡效应的抵抗有关[51]。我们发现 TAK1 调控的抗凋亡基因 *BIRC3* 的表达被抑制，显著提高了食管腺癌细胞对化疗和放疗诱导的细胞死亡的敏感性。更重要的是，我们检测了接受新辅助治疗的 32 例腺癌和 33 例鳞癌患者的活检组织中 *BIRC3* mRNA 的表达水平，这些患者接受了术前治疗，包括每周一次的多西紫杉醇和顺铂，持续滴注 5- 氟尿嘧啶，以及同期放疗。最初，我们发现 *BIRC3* 在鳞癌患者的治疗敏感人群中的表达明显低于腺癌患者。接下来，我们进行了 ROC 分析，以验证 *BIRC3* 肿瘤表达作为预测术前放化疗反应的生物标志物的实用性。*BIRC3* 的肿瘤表达水平不能区分敏感或耐药的食管鳞癌，但可明显区分敏感和耐药的腺癌，其 AUC 值分别为 0.7773 和 0.8074。综上所述，这些结果预示 *BIRC3* 成为鉴别食管和食管胃结合部腺癌患者的预测标记物，这些患者最有可能从术前放化疗中受益。

10.4 瘦素

瘦素是脂肪组织分泌的一种激素，也称为脂肪细胞因子，通过调节下丘脑食欲中心，在控制食物摄入和能量消耗方面起着关键作用[52-53]。超重与患食管癌和 EGJ 癌风险增加之间的密切关系已被广泛证实，脂肪细胞因子致癌特性的新证据也证实了这一点[54-55]。此外，有临床前证据支持瘦素在胃癌和 EGJ 癌细胞系中刺激细胞增殖和抑制细胞死亡的作用[56]，并且瘦素受体被发现在胃癌上皮细胞中过表达[57]。

在最近的一项研究中，研究者研究了预测食管癌化疗效果的新的潜在生物标记物[58]，对 14 例 I-IV 期食管胃结合部腺癌患者接受顺铂为基础化疗的肿瘤活检进行了探索性队列基因表达谱分析，以确定那些在放射学有效和无效患者之间差异表达的基因。他们发现，根据化疗效果，有 520 个基因有统计学意义的差异表达（$P < 0.02$）。随后的基因富集分析表明，包括脂肪细胞因子途径在内的 6 条信号通路最有可能参与化疗耐药。此后，他们在一组独立的 154 例食管胃结合部腺癌患者中调查了瘦素蛋白 IHC 表达与术前化疗的组织病理学反应和生存结果，以及仅接受手术治疗（n=90）和在手术后接受基于顺铂的新辅助化疗（n=64）的相关性（n=90）。有趣的是，在接受新辅助化疗的患者中，瘦素蛋白的高表达水平被发现与缺乏组织病理学反应显著相关（$P=0.007$），而瘦素蛋白的表达水平与生存期之间没有相关性。相反，在一期切除的患者中，瘦素蛋白的高表达水平与较好的生存期显著相关（$P=0.021$）。通过瘦素蛋白的 IHC 表达水平对患者进行分层，他们发现，在瘦素高表达的亚组中，一期切除的患者和接受新辅助化疗的患者之间的生存结果没有差异，而在瘦素表达低的亚组中，接受新辅助化疗的患者存活率明显更高（P 相互作用 =0.038），与先前支持瘦素在介导化疗耐药中的作用的证据一致。从整体来看，这些发现提示瘦素可能是新辅助化疗反应的一个负面预测因子，也是一个独立于治疗的有利预后因素。

10.5 乙醛脱氢酶

乙醛脱氢酶（ALDH）-1 是肿瘤干细胞（CSCs）的标志物，CSCs 是一类具有自我更新能力的化疗耐药细胞。ALDH-1 已被发现在多种癌症中高表达，包括胃肠道肿瘤，在许多临床前肿瘤模型中，ALDH-1 与较差的预后和化疗缺乏效果相关[59-60]。

在 167 例潜在可切除的食管腺癌和 EGJ 腺癌的研究中，用 IHC[61] 研究了预处理肿瘤标本中 ALDH-1 的表达。与先前研究的数据一致[9-10]，24% 的患者病理完全缓解（pCR），而 16% 的患者"极度耐药"。有趣的是，pCR 与 ALDH-1 低表达水平（优势比 0.432，$P < 0.001$）和极度耐受化疗与 ALDH-1 高表达水平（优势比 3.782，$P < 0.001$）显著相关。此外，对人食管腺癌细胞株的检测证实了 ALDH-1 的过表达与化疗耐药性和侵袭性表型的相关性，并显示在获得性化疗耐药的细胞系中 ALDH-1 的表达上调。这项研究的结果表明，ALDH-1 可以作为新辅助化疗反应的负面预测因子，从而作为化疗耐药的生物标志物。

10.6　基因签名

查阅基因组数据已成为研究许多疾病（包括局部晚期食管胃结合部腺癌）对细胞毒性治疗反应的分子机制的一种很有前景且广泛应用的工具[62-63]。

通过进行基因表达谱分析，研究者对 19 例接受术前放化疗的局限性食管癌患者的预处理内镜标本进行了研究，以确定参与新辅助化疗应当调节的关键分子途径[64]。大多数患者有食管远端或 EGJ 腺癌（14/19）。非监督聚类分析确定了两种不同的分子亚型，每种亚型分别由 9 名和 10 名癌症患者组成。发现这两种亚型之间大约有 400 个基因差异表达。分子亚型 I 的 9 名患者中有 7 名为腺癌，而亚型 II 仅包括 1 名腺癌。此外，5/6 达到病理完全缓解（pCR）的患者聚集成亚型 I，而大多数未达 pCR 的患者为亚型 II。值得注意的是，分子亚型 II 预示着比亚型 I 更短的 DFS（22.42vs.28.55 个月，P 未报告）和 OS（23vs.27.3 个月，P 未报告），并显示出与凋亡、钙稳态、应激反应和增殖相关的基因的更多下调。此外，在 II 型表达低于 I 型的基因中，编码 TP53 效应器的基因与外周髓鞘蛋白 22（PerP）相关，钙结合蛋白 S100A2 和富含脯氨酸的小蛋白（SPRR）3 在区分 pCR 中具有较高的敏感性和特异性（分别为 86% 和 85%）。这种基因组二分法可能成为识别患者的实用工具，从而避免对新辅助化疗无效的患者进行不必要的毒性治疗。

10.7　结论

发现对局部晚期可切除食管腺癌和 EGJ 的新辅助化疗和放疗反应的预测生物标志物已成为当务之急，因为目前的治疗方案仍然只能适度改善生存结果，因此需要更好地识别最可能受益的患者，开发能够克服化放疗抵抗的新个体化方案来进行治疗的优化。

许多研究表明，分子和遗传标记可以作为术前细胞毒性治疗反应和生存率的潜在预测因子；然而，到目前为止，还没有一项研究证实这些标记可以用于临床实践。这很可能是因为数据来自回顾和小样本系列研究，这通常不能明确区分被调查的生物标记物的预测和实际预后之间的意义。此外，这些研究在组织类型（腺癌与鳞癌）、起源部位（胃和食管与 EGJ）及治疗方式（新辅助化疗与放化疗）方面存在极大的异质性，不能得出一致的结论。

最新观点来自 EGFR、TAK1/BIRC3、瘦素和 ALDH-1 预测潜力的相关研究。然而，他们的结果需要在更大的前瞻性系列研究中得到证实，在这些研究中，患者将根据相关生物标记物的值进行分层，随机接受或不接受术前治疗。

基因签名是另一种潜在的实用工具，用于筛选从术前化疗和 / 或放疗中获益的患者；然而，这仍处于早期研究阶段。

参考文献

[1] Siegel R et al（2014）Cancer statistics，2014. CA Cancer J Clin 64（1）：9–29

[2] Edgren G et al（2013）A global assessment of the oesophageal adenocarcinoma epidemic. Gut 62（10）：1406–1414

[3] Siewert JR et al（2001）Histologic tumor type is an independent prognostic parameter in esophageal cancer：lessons from more than 1，000 consecutive resections at a single center in the Western world. Ann Surg 234（3）：360–367，discussion 368–9

[4] Bain GH，Petty RD（2010）Predicting response to treatment in gastroesophageal junction adenocarcinomas：combining clinical，imaging，and molecular bio markers. Oncologist 15（3）：270–284

[5] Oppedijk V et al（2014）Patterns of recurrence after surgery alone versus preoperative chemoradiotherapy and surgery in the CROSS trials. J Clin Oncol 32（5）：385–391

[6] van Hagen P et al（2012）Preoperative chemoradiotherapy for esophageal or junctional cancer. N Engl J Med 366（22）：2074–2084

[7] Cunningham D et al（2006）Perioperative chemotherapy versus surgery alone for resectable gastroesophageal cancer. N Engl J Med 355（1）：11–20

[8] Burtness B，Ilson D，Iqbal S（2014）New directions in perioperative management of locally advanced esophago-gastric cancer. Am Soc Clin Oncol Educ Book e172–e178.

[9] Brucher BL et al（2009）Response to preoperative therapy in upper gastrointestinal cancers. Ann Surg Oncol 16（4）：878–886

[10] Chirieac LR et al（2005）Posttherapy pathologic stage predicts survival in patients with esophageal carcinoma receiving preoperative chemoradiation. Cancer 103（7）：1347–1355

[11] Berger AC et al（2005）Complete response to neoadjuvant chemoradiotherapy in esophageal carcinoma is associated with significantly improved survival. J Clin Oncol 23（19）：4330–4337

[12] Brucher BL et al（2006）The clinical impact of histopathologic response assessment by

residual tumor cell quantification in esophageal squamous cell carcinomas. Cancer 106 （10）：2119–2127

[13] Davies AR et al（2014）Tumor stage after neoadjuvant chemotherapy determines survival after surgery for adenocarcinoma of the esophagus and esophago-gastric junction. J Clin Oncol 32（27）：2983–2990

[14] Fareed KR et al（2009）Biomarkers of response to therapy in oesophago-gastric cancer. Gut 58（1）：127–143

[15] Popa EC，Shah MA（2013）Met，IGF1R，and other new targets in upper GI malignancies. Curr Treat Options Oncol 14（3）：321–336

[16] Wang KL et al（2007）Expression of epidermal growth factor receptor in esophageal and esophago-gastric junction adenocarcinomas：association with poor out come. Cancer 109（4）：658–667

[17] Yacoub L，Goldman H，Odze RD（1997）Transforming growth factor-alpha，epidermal growth factor receptor，and MiB-1 expression in Barrett's-associated neo plasia：correlation with prognosis. Mod Pathol 10（2）：105–112

[18] Miller CT et al（2003）Gene amplification in esophageal adenocarcinomas and Barrett's with high-grade dysplasia. Clin Cancer Res 9（13）：4819–4825

[19] Marx AH et al（2010）Homogeneous EGFR amplification defines a subset of aggressive Barrett's adenocarcinomas with poor prognosis. Histopathology 57（3）：418–426

[20] Gibson MK et al（2003）Epidermal growth factor receptor，p53 mutation，and pathological response predict survival in patients with locally advanced esophageal cancer treated with preoperative chemora-diotherapy. Clin Cancer Res 9（17）：6461–6468

[21] Aichler M et al（2014）Epidermal growth factor receptor（EGFR）is an independent adverse prognostic factor in esophageal adenocarcinoma patients treated with cisplatin-based neoadjuvant chemotherapy. Oncotarget 5（16）：6620–6632

[22] Hofmann M et al（2008）Assessment of a HER2 scoring system for gastric cancer：results from a validation study. Histopathology 52（7）：797–805

[23] Gravalos C，Jimeno A（2008）HER2 in gastric cancer：a new prognostic factor and a novel therapeutic target. Ann Oncol 19（9）：1523–1529

[24] Tanner M et al（2005）Amplification of HER-2 in gastric carcinoma：association with Topoisomerase II alpha gene amplification，intestinal type，poor prognosis and sensitivity to trastuzumab. Ann Oncol 16（2）：273–278

[25] Hechtman JF，Polydorides AD（2012）HER2/neu gene amplification and protein overexpression in gastric and gastroesophageal junction adenocarcinoma：a review of

histopathology，diagnostic testing，and clinical implications. Arch Pathol Lab Med 136 （6）：691–697

[26] Okines AF et al（2013）Effect of HER2 on prognosis and benefit from peri-operative chemotherapy in early oesophago-gastric adenocarcinoma in the MAGIC trial. Ann Oncol 24（5）：1253–1261

[27] Janjigian YY et al（2012）Prognosis of metastatic gastric and gastroesophageal junction cancer by HER2 status：a European and USA International collaborative analysis. Ann Oncol 23（10）：2656–2662

[28] Shitara K et al（2012）Reporting patient characteristics and stratification factors in randomized trials of systemic chemotherapy for advanced gastric cancer. Gastric Cancer 15（2）：137–143

[29] Bang YJ et al（2010）Trastuzumab in combination with chemotherapy versus chemotherapy alone for treatment of HER2-positive advanced gastric or gastro-oesophageal junction cancer（ToGA）：a phase 3，open-label，randomised controlled trial. Lancet 376（9742）：687–697

[30] Watson S et al（2013）Combined HER2 analysis of biopsies and surgical specimens to optimize detection of trastuzumab-eligible patients in eso-gastric adenocarci noma：a GERCOR study. Ann Oncol 24（12）：3035–3039

[31] Langer R et al（2005）Association of pretherapeutic expression of chemotherapy-related genes with response to neoadjuvant chemotherapy in Barrett carcinoma. Clin Cancer Res 11（20）：7462–7469

[32] Langer R et al（2007）Comparison of pretherapeutic and posttherapeutic expression levels of chemotherapy-associated genes in adenocarcinomas of the esophagus treated by 5-fluorouracil- and cisplatin-based neoadjuvant chemotherapy. Am J Clin Pathol 128 （2）：191–197

[33] Alexander HR et al（1995）Thymidylate synthase protein expression：association with response to neoadjuvant chemotherapy and resection for locally advanced gastric and gastroesophageal adenocarcinoma. Cancer J Sci Am 1（1）：49–54

[34] Joshi MB et al（2005）High gene expression of TS1，GSTP1，and ERCC1 are risk factors for survival in patients treated with trimodality therapy for esophageal cancer. Clin Cancer Res 11（6）：2215–2221

[35] Hanahan D，Weinberg RA（2000）The hallmarks of cancer. Cell 100（1）：57–70

[36] Muller PA，Vousden KH（2014）Mutant p53 in cancer：new functions and therapeutic opportunities. Cancer Cell 25（3）：304–317

[37] Johnstone RW，Ruefli AA，Lowe SW（2002）Apoptosis：a link between cancer genetics and chemotherapy. Cell 108（2）：153–164

[38] Dumont P et al（2003）The codon 72 polymorphic variants of p53 have markedly different apoptotic potential. Nat Genet 33（3）：357–365

[39] Ribeiro U Jr et al（1998）p53 sequence analysis predicts treatment response and outcome of patients with esophageal carcinoma. Cancer 83（1）：7–18

[40] Beardsmore DM et al（2003）Apoptotic and proliferative indexes in esophageal cancer：predictors of response to neoadjuvant therapy [corrected]. J Gastrointest Surg 7（1）：77–86，discussion 86–7

[41] Heeren PA et al（2004）Predictive effect of p53 and p21 alteration on chemotherapy response and survival in locally advanced adenocarcinoma of the esophagus. Anticancer Res 24（4）：2579–2583

[42] Melisi D，Chiao PJ（2007）NF-kappa B as a target for cancer therapy. Expert Opin Ther Targets 11（2）：133–144

[43] Izzo JG et al（2006）Association of activated transcription factor nuclear factor kappab with chemoradiation resistance and poor outcome in esophageal carcinoma. J Clin Oncol 24（5）：748–754

[44] Izzo JG et al（2006）Pretherapy nuclear factor-kappaB status，chemoradiation resistance，and metastatic progression in esophageal carcinoma. Mol Cancer Ther 5（11）：2844–2850

[45] Srinivasula SM，Ashwell JD（2008）IAPs：what's in a name？ Mol Cell 30（2）：123–135

[46] Wang CY et al（1998）NF-kappaB antiapoptosis：induction of TRAF1 and TRAF2 and c-IAP1 and c-IAP2 to suppress caspase-8 activation. Science 281（5383）：1680–1683

[47] Park SM，Yoon JB，Lee TH（2004）Receptor interacting protein is ubiquitinated by cellular inhibitor of apoptosis proteins（c-IAP1 and c-IAP2）in vitro. FEBS Lett 566（1–3）：151–156

[48] Hong SY et al（2000）Involvement of two NF-kappa B binding elements in tumor necrosis factor alpha-，CD40-，and epstein-barr virus latent membrane protein 1-mediated induction of the cellular inhibitor of apoptosis protein 2 gene. J Biol Chem 275（24）：18022–18028

[49] Sakurai H（2012）Targeting of TAK1 in inflammatory disorders and cancer. Trends Pharmacol Sci 33（10）：522–530

[50] Melisi D et al（2011）Modulation of pancreatic cancer chemoresistance by inhibition of

TAK1. J Natl Cancer Inst 103（15）：1190–1204

[51] Piro G et al（2015）TAK1-regulated expression of BIRC3 predicts resistance to preoperative chemoradiotherapy in oesophageal adenocarcinoma patients. Br J Cancer 113（6）：878–885. doi：10.1038/ bjc.2015.283

[52] Munzberg H，Morrison CD（2015）Structure，production and signaling of leptin. Metabolism 64（1）：13–23

[53] Park HK，Ahima RS（2015）Physiology of leptin：energy homeostasis，neuroendocrine function and metabolism. Metabolism 64（1）：24–34

[54] Housa D et al（2006）Adipocytokines and cancer. Physiol Res 55（3）：233–244

[55] Garofalo C，Surmacz E（2006）Leptin and cancer. J Cell Physiol 207（1）：12–22

[56] Pai R et al（2005）Leptin activates STAT and ERK2 pathways and induces gastric cancer cell proliferation. Biochem Biophys Res Commun 331（4）：984–992

[57] Howard JM et al（2010）Associations between leptin and adiponectin receptor upregulation，visceral obesity and tumour stage in oesophageal and junctional adenocarcinoma. Br J Surg 97（7）：1020–1027

[58] Bain GH et al（2014）Tumour expression of leptin is associated with chemotherapy resistance and therapyindependent prognosis in gastro-oesophageal adenocarcinomas. Br J Cancer 110（6）：1525–1534

[59] Jiang F et al（2009）Aldehyde dehydrogenase 1 is a tumor stem cell-associated marker in lung cancer. Mol Cancer Res 7（3）：330–338

[60] Zhang G et al（2012）Esophageal cancer tumorspheres involve cancer stem-like populations with elevated aldehyde dehydrogenase enzymatic activity. Mol Med Rep 6（3）：519–524

[61] Ajani JA et al（2014）ALDH-1 expression levels predict response or resistance to preoperative chemoradiation in resectable esophageal cancer patients. Mol Oncol 8（1）：142–149

[62] Brabender J et al（2004）A multigene expression panel for the molecular diagnosis of Barrett's esophagus and Barrett's adenocarcinoma of the esophagus. Oncogene 23（27）：4780–4788

[63] Dahlberg PS et al（2004）Gene expression profiles in esophageal adenocarcinoma. Ann Thorac Surg 77（3）：1008–1015

[64] Luthra R et al（2006）Gene expression profiling of localized esophageal carcinomas：association with pathologic response to preoperative chemoradiation. J Clin Oncol 24（2）：259–267

第11章

新辅助治疗的病理反应：困惑多于结论 ①

11.1 简介

多模态治疗是目前治疗 EGJ 癌的标准治疗方案。特别是，诱导放化疗被广泛认为是 Siewert Ⅰ型和Ⅱ型癌症的标准方案，而围手术期及诱导化疗更适合于 Siewert Ⅲ型。患者的生存期与术前治疗的反应程度密切相关；事实上，众所周知，病理完全缓解的患者与病理无反应者相比有着更高的存活率。

总之，在这两个极端之间，有一组患者对新辅助治疗虽然有反应但仍有残留病灶，这组患者的预后很难去预测。因此，需要一个能够根据长期预后对接受术前治疗的患者进行分层的策略。在本章中，我们将详细讨论这个话题。

11.2 TNM 分期系统

如第 6 章所述，最近的 TNM 指南在 EGJ 肿瘤的分类中引入了许多变化；确定了将其定义为食管或者胃肿瘤的特定规则。新辅助治疗后的 TNM 分类体系反映了其与TNM 指南在浸润深度、淋巴结受累和转移性疾病方面的相同规则。"yp"前缀的添加是为了强调这是诱导后的 TNM 阶段。对于病理学家和临床医生来说，ypTNM 分类很容易使用，而且非常可信。第 7 版的 TNM 的主要优点是以数据为导向 [1]。其用于统计分析的患者组仅接受了手术治疗，并没有接受化疗或放疗；因此，TNM 的阐述没有考虑接受新辅助化疗或放化疗的患者的分期与生存率之间的关系。前缀"yp"的使用仅有使用简洁性的支持，而不受数据的支持。Mehta[2] 和他的同事，比较了化疗后接受手术患者的第 6 版和第 7 版的 TNM 分期：除了 ypT4 组和 ypT3 组比较外，两版 TNM中的 T 组患者的生存率并没有显著差异。N 的区分更有效，但也只是在 ypN2 和

① Andrea Zanoni，Simone Giacopuzzi，Giovanni de Manzoni，Upper Gastrointestinal and General Surgery，University of Verona，Italy

Anna Tomezzoli，Department of Pathology，Verona Hospital，Italy

Maria Bencivenga，Upper Gastrointestinal and General Surgery，University of Verona，Italy ypN3 组之间。在用第 7 版 TNM 分期进行多变量分析中，只有 ypN 是生存的独立预后指标。

最近报道了一些相互矛盾的结果。事实上，Schmidt 等 [3] 在多因素分析中报告了 ypT 和 ypN 分期是独立的预后因素。总之，根据现有数据，ypTNM 分期系统的预测作用存在争议。

此外，ypTNM 分期有一些局限；这至少可以部分解释其预测准确性低的原因。

首先，ypTNM 分期不适用于某些患者，因为 ypTNM 不考虑通过多模式治疗创建的一些新的分组，如 ypT0N1–ypT0N3。

其次，它不能提供关于治疗反应的任何信息，这是一个众所周知的独立预后因素。ypTNM 期可包含两种相同的恶性肿瘤，一种源于降期所致；另一种则由疾病本身进展引起。

总之，TNM 分期可能无法提供关于治疗反应、长期生存率及复发风险的可靠信息；它只是特定病例中疾病的一个现象。

11.3 Siewert Ⅰ型和Ⅱ型的组织病理反应

Mandard[4] 和他的同事在 1990 年就注意到 TNM 分期不能很好地描述疾病诱导治疗后的预后，因此他们首次提出了对食管癌放化疗反应的分类，并于 1994 年发表。在他们的分类中，他们对原发部位的放化疗反应分了 5 级，命名为肿瘤消退级别（TRG）：TRG1，无残留癌；TRG2，罕见残留癌细胞；TRG3，残留癌细胞数量增加，纤维化程度超过残留癌；TRG4，残留癌多于纤维化，TRG5，肿瘤无消退。笔者发现，在多变量分析中，肿瘤消退（TRG1-3 vs. TRG4-5）是唯一有意义的生存预测因子（$P < 0.001$），并建议在评估治疗结果时考虑肿瘤消退等级。

虽然，创建这种分类是一种有价值的直观判断，但是它也有许多缺点。首先，TRG 是一种定性评价方法，它可以受到病理学家的专业性和培训经历的影响。而且，虽然很容易定义 TRG1 病例（无残留癌）和 TRG4-5（治疗无反应或几乎无反应），但识别部分应答患者的绝不是客观的，而且，在一项对病理学的初步调查中发现，他们对鉴别 TRG2 和 TRG3 的一致性很差。

其次，TRG 被报道能提供良好的预后但是却不考虑淋巴结（N）分类，然而淋巴结转移对 EGJ 癌预后的影响是众所周知的。我们之前在一组患者中使用了 Mandard 分类，显示当考虑 N 分期时，TRG 对生存的影响是受损的：尽管 TRG 保留了其在 N0 患者中的预后意义，但 N+ 患者的生存率很差，表示这与 Mandard 分级无关。

在发布 Mandard 分类标准之后，其他作者也创建了他们自己的对食管癌和较小程度的胃癌诱导治疗反应的分类。目前，已经提出了许多分类，但是还没有一个被广泛接受。

与 Mandard 分类法相比，TRG 只考虑了 T 的反应，其他作者 [6-8] 正确地综合考虑了 T 和 N 的反应。但是，一些作者 [7-8] 把在原发部位和淋巴结水平上都将没有残留癌（ypT0N0）的患者与具有高达 10% 残留癌细胞的患者结合在一起。虽然少量的残留癌很难检测到生存差异，但我们强烈认为，从理论上讲，将无残留癌患者和有残留癌患者耦合起来是极不正确的。

在所有的研究中，尽管在分类的定义上存在差异，但都表明对治疗的反应是一个关键的预后决定因素，而且对治疗反应更好的患者表现出显著的生存优势 [6-8]。

我们之前也对食管癌和 EGJ 癌的治疗反应建立了一个分期 [5]，并证明病理完全反应的患者（pCR）预后最好，而 ypN+ 患者预后较差。在我们的分期中，它是基于肿瘤大小的病理反应分类（SPR），肿瘤消退被分为 4 类。SPR1：病理完全应答（pCR）（ypT0N0）；SPR2：最小残留疾病（MRD）（残留病灶 ≤ 1 cm，ypN0）；SPR3：无反应（残留病灶 > 1 cm，ypN0）；SPR4：淋巴结阳性病例（ypN+）。与 ypN+ 相似，SPR3 的生存率较低；而 SPR2 的预后介于 SPR1 和 SPR3–SPR4 之间（图 11.1）。这种分类方法考虑到了淋巴结受累的事实和客观测量残留癌的可能性，从而提高病理学家之间的一致性，这是它的主要优点。此外，部分应答患者（SPR2）与其他类型的应答者相比似乎有预后差异，这点值得肯定。

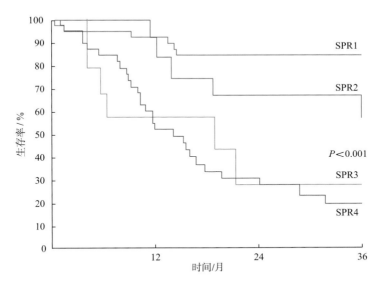

图 11.1　采用 SPR 反应分级（基于肿瘤大小的病理反应）分期患者的 3 年疾病相关生存曲线（$P < 0.05$）（图片得到作者 Verlato 等授权）

诱导治疗最佳的可能结果是病理完全应答：我们先前报道了 Siewert Ⅰ 型和 Ⅱ 型 pCR 腺癌患者的 5 年生存率为 94%。因此，应尽一切努力增加 pCR 患者的数量，根据我们的经验，pCR 患者的数量可以超过 40%。

如果原发性肿瘤可以消退甚至消失，同样的情况也可能发生在淋巴结上。因此，我们可以更进一步考虑转移淋巴结的消退。我们假设自然 N0 患者，即 cN0 和 ypN0 患者，可能比诱导治疗后降期到 ypN0 的患者有更好的生存率，但是后者可能比 ypN+ 有更好的生存率。在诱导放化疗 CRT 后的结果中，我们发现 5 年疾病相关生存率在自然 N0 中几乎为 80%，在降期 N0 中约为 40%，而 ypN+ 组没有 5 年生存的患者存活（$P < 0.05$）。因此，达到 N0 患者的预后最好，与 ypN+ 患者相比，淋巴结降期也可以明显提高患者的生存率。

所有这些结果都具有临床意义：对治疗后的 T 反应分期是一个预后决定因素，因此所有局部进展期癌症都应接受多模式治疗；淋巴结的缩小也具有显著的生存优势，尤其对于 Siewert Ⅰ 型和 Ⅱ 型癌症的诱导 CRT。新辅助治疗后的病理分型应评估原发肿瘤和淋巴结的消退程度，以正确预测综合治疗患者的预后。

11.4 Siewert Ⅲ型的组织病理反应

Siewert Ⅲ 型癌症通常被认为是胃癌，并有相应的分期。目前还没有专门研究 Siewert Ⅲ 型对治疗的反应，因此将它们与胃癌结合起来考虑。2003 年，Becker [10] 及其同事发表了一篇关于胃癌新辅助化疗后组织病理学变化的研究。作者描述了原发性肿瘤对化疗反应的 3 个等级。1a 级和 1b 级：肿瘤完全消退（0% 残留肿瘤）和肿瘤次全消退（< 10% 残瘤 / 瘤床）；2 级：部分肿瘤消退（每个瘤床残留 10% ~ 50% 的肿瘤）；3 级：极少或无肿瘤消退（每个瘤床残余肿瘤 > 50%）。2011 年 [11]，笔者在一系列约 500 名患者中验证了他们的分类（$P < 0.001$），他们注意到肿瘤消退与病理性 ypTNM 之间有很强的相关性；然而，完全病理反应（ypT0N0）和肿瘤次全消退患者的生存率没有差异，可能是因为只有 3.3% 的患者肿瘤完全消退。多变量分析显示肿瘤消退和 ypN 是影响生存的独立预后因素。日本胃癌协会提出了类似的分类 [12]：在第 3 版英文版的《日本胃癌分类》中，他们将新辅助治疗的反应细分为 4 个等级。0 级：无疗效证据。1 级，分为两个亚组 [1a 级，疗效十分轻微，存活肿瘤细胞占肿瘤面积的 2/3 以上（每个瘤床有 > 67% 的残留肿瘤）。1b 级，疗效轻微，存活肿瘤细胞占肿瘤面积超过 1/3 但小于 2/3（每个瘤床残留肿瘤 33% ~ 67%）]。2 级：疗效显著（每个瘤床 < 30% 的肿瘤）。3 级，完全缓解（附加切片确认）。两种分类系统基于相同的原则：纤维化和肿瘤细胞之间的关系，只是设置的阈值不同。Becker 提出的分类法在西方国家更为普遍，而日本的分类法在东方国家最为普遍，因此很难用来比较不同的案例研究。最近 Nakamura 和他的同事 [13] 将残留肿瘤的百分比视为一个连续变量，试图确定哪个阈值对预测生存率最为准确：他们将 10% 的临界值定义为总生存率的最佳值。在亚组分析中，其他临界值（33%，50%，67%）能很好地预测除了皮革胃之外的患者的生存率，可能是因为皮革胃患者中残留肿瘤的百分比可能不够准确。他们建议除了 Bormann 4 型肿瘤外，使用 10% 的阈值作为总的阈值标准。

虽然使用这一规则可以解决一些争议，但它有许多缺点。首先，只有不到 5% 的胃癌患者有病理完全反应，只有 20% ~ 25%[9, 13] 在新辅助化疗后显示肿瘤次全消退（< 10% 残留肿瘤）；因此只有不到 1/4 的病例可以用来预测生存率。其次，未考虑到 ypN 这一因素，而近 70% 的患者治疗后为 N+[14]。从考虑 ypN 对预后的影响开始，Becker[15] 开发了一种多因素预后评分（PRSC），用于对化疗后不同结果的胃癌患者进行分层；该评分系统除考虑 ypN 之外，还考虑 ypT 和肿瘤的消退程度。有趣的是，PRSC 对于预测生存率尤其是近端胃癌的预测具有重要价值；它可能是 Siewert Ⅲ 型癌症的有用工具，但还需要在多中心研究中进行验证。

总之，在多模式治疗的时代，我们需要一种比 TNM 更具描述性的治疗反应分类，并且能够提供清晰的预后信息。"完美"分类的一个关键特征将是同时考虑原发肿瘤和转移淋巴结的消退。

参考文献

[1] Ishwaran H，Blackstone EH，Apperson-Hansen C，Rice TW（2009）A novel approach to cancer staging：application to esophageal cancer. Biostatistics 10（4）：603–620

[2] Mehta SP，Jose P，Mirza A et al（2013）Comparison of the prognostic value of the 6th and 7th editions of the Union for International Cancer Control TNM staging system in patients with lower esophageal cancer undergoing neoadjuvant chemotherapy followed by surgery. Dis Esophagus 26（2）：182–188

[3] Schmidt T，Sicic L，Blank S et al（2013）Prognostic value of histopathological regression in 850 neoadjuvantly treated oesophagogastric adenocarcinomas. Br J Cancer 2014：1–9

[4] Mandard AM，Dalibard F，Mandard JC，Marnay J et al（1994）Pathologic assessment of tumor regression after preoperative chemoradiotherapy of esophageal carcinoma. Clinicopathologic correlations. Cancer 73：2680–2686

[5] Verlato G，Zanoni A，Tomezzoli A et al（2010）Response to induction therapy in oesophageal and cardia carcinoma using Mandard tumor regression grade or size of residual foci. Br J Surg 97（5）：719–725

[6] Swisher SG，Hofstetter W，Wu TT et al（2005）Proposed revision of the esophageal cancer staging system to accommodate pathologic response（pP）following preoperative chemoradiation（CRT）. Ann Surg 241（5）：810–817；discussion 817–820

[7] Schneider PM，Baldus SE，Metzger R et al（2005）Histomorphologic tumor regression and lymph node metastases determine prognosis following neoadjuvant

radiochemotherapy for esophageal cancer：implications for response classification. Ann Surg 242（5）：684-692

[8] Hölscher AH，Drebber U，Schmidt H et al（2014）Prognostic classification of histopathologic response to neoadjuvant therapy in esophageal adenocarcinoma. Ann Surg 260（5）：779-785

[9] Zanoni A，Verlato G，Giacopuzzi S et al（2012）Neoadjuvant concurrent chemoradiotherapy for locally advanced esophageal cancer in a single highvolume center. Ann Surg Oncol 20（6）：1993-1999

[10] Becker K，Mueller JD，Schulmacher C et al（2003）Histomorphology and grading of regression in gastric carcinoma treated with neoadjuvant chemotherapy. Cancer 98（7）：1521-1530

[11] Becker K，Langer R，Reim D et al（2011）Significance of histopathological tumor regression after neoadjuvant chemotherapy in gastric adenocarcinomas：a summary of 480 cases. Ann Surg 253（5）：934-939

[12] Sano T，Kodera Y（2011）Japanese classification of gastric carcinoma：3rd English edition. Gastric Cancer 14（2）：101-112

[13] Nakamura K，Kuwata T，Shimoda T et al（2015）Determination of the optimal cutoff percentage of residual tumors to define the pathological response rate for gastric cancer treated with preoperative therapy（JCOG1004-A）. Gastric Cancer 18（3）：597-604

[14] Cunningham D，Allum WH，Stenning SP et al（2005）Perioperative chemotherapy versus surgery alone for resectable gastroesophageal cancer. World Health 355（1）：877-889

[15] Becker K，Reim D，Novotny A et al（2012）Proposal for a multifactorial prognostic score that accurately classifies 3 groups of gastric carcinoma patients with different outcomes after neoadjuvant chemotherapy and surgery. Ann Surg 256（6）：1002-1007

第12章

食管胃结合部癌的住院量和集中化[①]

食管癌预后不佳[1]。无论是初始治疗还是新辅助治疗之后，都应考虑外科手术切除局部病变。尽管在围手术期护理和外科技术方面取得了重大进展，但是外科手术干预的死亡率仍然很高[2]。其住院期间术后死亡率仍然是所有肿瘤外科手术中最高的[3-4]，肿瘤预后仍然很差，5年生存率在 20% ～ 30%[2, 5]。

在影响食管癌手术后死亡率和远期生存率的因素中，住院和手术量似乎是重要的参数。

1979年，Luft 等[6] 提出描述了对于选定程序，医院收治量与结局关系是明显的，这是第一份支持这一证据的报告。此后，有大量文献表明，手术量是决定癌症手术结果的一个重要因素：这种关系在食管切除术和胰腺切除术等高危手术中尤为明显[7-9]。

关于食管切除术的收治量-结局关系的研究表明，具备较大工作量和适当基础设施的高收治量机构可以更好地为各个层面提供高质量的医疗服务做好准备[9-11]。因此，一些作者认为，高危手术如食管切除术，应该只在高收治量中心进行，以改善临床结果[10]。

最近两篇关于收治量与结局关系的系统综述和 Meta 分析进一步证实，较强证据表明，医院收治量是食管癌手术中一个重要的结果决定因素[8-9]。在 Markar 的研究中[9]，低收治量组的总住院死亡率为 8.48%，而高收治量组为 2.82%。此外，精选试验的合并分析显示，较低的收治量与和手术相关的住院死亡率显著增加正相关。医院收治量与晚期死亡率也有很强的负相关，在高收治量中心进行手术的患者有更高的存活率。

最近的另一项 Meta 分析阐述了医院收治量、个人手术量与食管切除术后长期生

① Riccardo Rosati，Department of Gastroenterological Surgery，San Raffaele Hospital and Vita-Salute University School of Medecine，Italy

Uberto Fumagalli Romario，Unit of Upper Gastrointestinal Surgery，Humanitas Clinical and Research Hospital，Italy

存率的关系[12]：这项研究表明，当食管切除手术在高收治量医院由手术量大的外科医生进行时，可以提高长期生存率，因为外科医生的手术量会影响肿瘤复发的风险。

因此，现有文献的结果支持将食管切除术集中在收治量较大的中心，由手术量大的外科医生进行手术，以获得更低的术后死亡率和更长的生存率方面的更好结果。

我们最近发表了关于 2005—2011 年伦巴第医院收治量对食管切除术后死亡率影响的分析[16]：43% 的手术是在低收治量医院（小于 7 次 / 年）进行的，只有 32.6% 的手术是在 4 家高收治量医院（＞ 21 次 / 年）进行的[13-15]。在我们的研究中，我们可以证实医院收治量与术后 30 天死亡率之间的负相关。在比较高收治量中心和中、低收治量中心时，发现切除后死亡率显著降低：低、中、高收治量医院的 30 天死亡率分别为 5.7%、2.6% 和 1.7%。30 天死亡率的 OR 比（根据年龄、性别和合并症在 Logistic 模型中进行校正）在中等收治量医院为 0.47（95%CI：0.28 ～ 0.78），在高收治量医院为 0.36（95%CI：0.20 ～ 0.53）（$P < 0.0001$）。

在我们的分析中，高收治量医院的中位术后住院时间为 20 天，而低收治量和中等收治量医院的中位住院时间超过 25 天，即使在高收治量中心治愈的患者有更多的合并症，这表明在这些中心的护理过程明显更有效。

然而，在医院收治量 / 死亡率的关系中，有一些方面是不清楚的：其中，定义高收治量中心和低收治量中心的分界值是不同的，标准是不客观的[17]。此外，在西方，一个高收治量的食管切除中心在东方会被认为是一个低收治量的中心，东方的食管切除手术的总体数量肯定会更高（表 12.1）。

表 12.1　每年食管切除术的量区分大的诊疗中心和小的诊疗中心

作者	国家 / 地区	出版年份	小中心	大中心
Begg[18]	美国	1998	＜ 5	＞ 11
Birkmeyer[19]	美国	2002	＜ 2	＞ 19
Lin[20]	中国台湾	2006	＜ 78	＞ 346
Wouters[15]	荷兰	2009	＜ 9	＞ 9
Fujita[21]	日本	2010	＜ 4	＞ 80
Munasinghe[22]	美国	2014		＞ 26.4

此外，就外科医生与结果的关系而言，已经证明，在食管切除手术量大的外科医生中，在出血量和主要并发症等参数方面存在显著差异，这使得一些作者质疑以前的研究果[23]，并回到基于单个术者的手术态度和能力的旧观念上。事实上，研究未能证实在大的诊疗中心进行外科手术能改善临床预后[24-25]：2009 年，Wright 从胸科外科医生协会的数据库中分析了 2300 多例食管切除手术，并确定了几个预测这种手术的主要

发病率和死亡率的因素，但没有发现收容–结局的显著关系。

一组高质量数据显示，高收治量中心和低收治量中心有相似的早期发病率，与低收治量中心对比，高收治量中心有较低的术后死亡率。这一证据表明，较低的住院死亡率的主要决定因素是及时认识和有效处理重大癌症手术后的并发症[26]，从而强调了进行这种高风险手术的医院环境的重要性。高收治量医院可以提供训练有素的多学科团队、有效的诊断、治疗和护理，超越了外科医生的经验和专业知识。因此，术后死亡率可能会降低，这要归功于不同的专业专家的存在，这些专家都有相同的目标：患者的结局。经验丰富的麻醉师（包括 ICU 工作人员）、护理和外科团队、物理治疗师和营养师的配合，在吻合口并发症的内镜治疗方面非常活跃的专家内窥镜医生的可用性，以及特定围手术期护理路径的存在，都有助于改善高收治量医院的结果。因此，这些非常复杂的外科手术（如食管切除术）的结果直接取决于医院的辅助人员[27-28]，而不仅是外科医生和病例数量。

尽管有一些相互矛盾的结果，但将这些手术集中在高收治量中心似乎仍然可以带来更好的短期效果和较低死亡率[9-10]，基于高收治量和低收治量提供者之间报告的结果差异[19, 29]，一些欧洲国家已经开始了上消化道手术的区域化计划[10, 30-32]。

在英国，2001 年，NHS 开始了一项将前肠癌症集中治疗的计划，目标是每年至少 40 例食管切除术和 60 例胃切除术[30]。2008—2009 年，82% 的食管癌切除是在 41 个指定的中心进行的，63% 的食管癌切除是在高收治量中心进行的（每年至少 50 次切除）[33]。英格兰食管切除术的集中化使围手术期死亡率得到持续改善[31, 34]。在最近的其他经验中，大型胸部手术的区域化计划[35]被证明是可行的，但在降低食管切除术死亡率方面无效。

2006 年，荷兰开始了一项食管手术集中化的计划，每年最少 10 例[36]；2011 年，这一数字增加到每年 20 例。

在丹麦，大多数食管切除手术都是在每年的手术数量超过 40 例的医院进行的。

在最近的一份出版物中，介绍了英国集中治疗后的食管切除术结果，并将其与美国相同手术的结果进行了比较，这些结果都是在没有集中护理的情况下进行的[22]。数据来自美国全国住院患者样本（NIS）；它们代表了美国 20% 的医院。这项回顾性分析结果显示，2005—2010 年进行的食管切除术，与英国相比，在美国接受手术是死亡率的独立预测因素。然而，如果以英国医院（每年 26.4 例）的病例量的 1/4 阈值为分界值将实施食管切除术的中心分为高收治量中心和低收治量中心，那么在高收治量医院中，未调整的英国的住院死亡率高于美国（3.5% vs. 2.1%，$P = 0.02$）。英国的这项分析被确定为死亡率的重要预测因素，因此再次表明存在医院高收治量 / 死亡率的反向关系。在美国高收治量中心中，住院时间也从 12 天显著减少到 10 天（$P < 0.001$），这可能是高收治量中心可能实现的潜在成本效益的替代。

因此，尽管手术量不应是唯一的质量标准，但将上消化道手术的护理集中在高收治量转诊医院的专科单元的区域层面的政策，可能对这些患者的护理是有利的。除此之外，必须考虑的是，重大外科手术的区域化过程也带来了一些潜在的问题，如住在离高收治量中心较远的患者及其家人的往返费用。

食管癌的预后不佳。在局部疾病进展的情况下，考虑主要在新辅助治疗后进行手术切除。然而，尽管围手术期护理和手术技术取得了重大进展，但这种干预措施的死亡率还是很高[2]。手术后的术后死亡率和医院死亡率仍然是所有癌症切除术中最高的，肿瘤的预后仍然很差，累计 5 年生存率在 20% ~ 30%。

在认为对食管癌手术治疗后的死亡率和术后生存率有影响的因素中，医院和外科医生的人数似乎是重要的参数。

1979 年，Luft 等[6]描述了选定手术的医院容量-结果关系，这是支持这一证据的第一份报告。从那以后，医学文献中有许多论文表明，手术量是癌症手术结果的重要决定因素：这种关系在高风险手术中尤其明显，如食管切除术和胰腺切除术。

检验食管切除术的数量与结果关系的研究表明，病例量较大，基础设施适当的高收治量机构为在各个级别提供高质量的护理做好了更好的准备；因此，一些作者认为，高危手术如食管切除术应仅在高收治量中心进行以改善临床效果。

两项近期关于手术量与结果之间关系的文献的系统综述和荟萃分析进一步证实，有充分的证据证明医院容量是食管癌手术中重要的决定因素[8-9]。在 Markar 的评论[9]中，小剂量组的总体住院死亡率为 8.48%，而大剂量组为 2.82%。此外，对所选试验的汇总分析显示，低手术量组与和手术相关的院内死亡率显著增加正相关。医院规模与晚期死亡率也有很强的反比关系，在高收治量中心接受手术的患者的生存率更高。

参考文献

[1] Sant M，Allemani C，Santaquilani M，Knijn A，Marchesi F，Capocaccia R，EUROCARE Working Group. EUROCARE-4（2009）Survival of cancer patients diagnosed in 1995–1999. Results and commentary. Eur J Cancer 45：931–991

[2] Jamieson GG，Mathew G，Ludemann R，Wayman J，Myers JC，Devitt PG（2004）Postoperative mortality following oesophagectomy and problems in reporting its rate. Br J Surg 91：943–947

[3] Finks JF，Osborne NH，Birkmeyer JD（2011）Trends in hospital volume and operative mortality for highrisk surgery. N Engl J Med 364：2128–2137

[4] Damhuis RA，Wijnhoven BP，Plaisier PW，Kirkels WJ，Kranse R，van Lanschot JJ（2012）Comparison of 30-day，90-day and in-hospital postoperative mortality for eight

different cancer types. Br J Surg 99：1149–1154

[5] Kohn GP，Galanko JA，Meyers MO，Feins RH，Farrell TM（2009）National trends in esophageal surgery：are outcomes as good as we believe？ J Gastrointest Surg 13：1900–1910；discussion 1910–1912

[6] Luft HS，Bunker JP，Enthoven AC（1979）Should operations be regionalized？ The empirical relation between surgical volume and mortality. N Engl J Med 301（25）：1364–1369

[7] Dikken JL，Dassen AE，Lemmens VEP，Putter H，Krijnen P，van der Geest L，Bosscha K，Verheij M，van de Velde CJH，Wouters MWJM（2012）Effect of hospital volume on postoperative mortality and survival after oesophageal and gastric cancer surgery in the Netherlands between 1989 and 2009. Eur J Cancer 48：1004–1013

[8] Wouters MWJM，Gooiker GA，van Sandick JW，Tollenaar RAEM（2012）The volume-outcome relation in the surgical treatment of esophageal cancer：a systematic review and meta-analysis. Cancer 118：1754–1763

[9] Markar SR，Karthikesalingam A，Thrumurthy S，Low DE（2012）Volume-outcome relationship in surgery for esophageal malignancy：systematic review and meta-analysis 2000–2011. J Gastrointest Surg 16：1055–1063

[10] Anderson O，Ni Z，Møller H，Coupland VH，Davies EA，Allum WH，Hanna GB（2011）Hospital volume and survival in oesophagectomy and gastrectomy for cancer. Eur J Cancer 47：2408–2414

[11] Birkmeyer JD，Sun Y，Wong SL，Stukel TA（2007）Hospital volume and late survival after cancer surgery. Ann Surg 245：777–783

[12] Brusselaers N，Mattsson F，Lagergren J（2014）Hospital and surgeon volume in relation to long-term survival after oesophagectomy：systematic review and meta-analysis. Gut 63：1393–1400

[13] Chang KH，McAnena OJ，Smith MJ，Salman RR，Khan MF，Lowe D（2010）Surgery for oesophageal cancer at Galway University Hospital 1993–2008. Ir J Med Sci 179：521–527

[14] Forshaw MJ，Gossage JA，Stephens J，Strauss D，Botha AJ，Atkinson S，Mason RC（2006）Centralisation of oesophagogastric cancer services：can specialist units deliver？ Ann R Coll Surg Engl 88：566–570

[15] Wouters MW，Karim-Kos HE，le Cessie S，Wijnhoven BP，Stassen LP，Steup WH，Tilanus HW，Tollenaar RA（2009）Centralization of esophageal cancer surgery：does it improve clinical outcome？ Ann Surg Oncol 16：1789–1798

[16] Fumagalli U，Bersani M，Russo A，Melis A，de Pascale S，Rosati R（2013）Volume and outcomes after esophageal cancer surgery：the experience of the region of Lombardy-Italy. Updates Surg 65（4）：271–275

[17] Varghese TK，Wood DE，Farjah F，Oelschlager BK，Symons RG，MacLeod KE，Flum R，Pellegrini CA（2011）Variation in esophagectomy outcomes in hospitals meeting leapfrog volume outcome standards. Ann Thorac Surg 91：1003–1010

[18] Begg CB1，Cramer LD，Hoskins WJ，Brennan MF（1998）Impact of hospital volume on operative mortality for major cancer surgery. JAMA 280：1747–1751

[19] Birkmeyer JD，Siewers AE，Finlayson EV，Stukel TA，Lucas FL，Batista I，Welch HG，Wennberg DE（2002）Hospital volume and surgical mortality in the United States. N Engl J Med 346：1128–1137

[20] Lin HC，Xirasagar S，Lee HC，Chai CY（2006）Hospital volume and inpatient mortality after cancerrelated gastrointestinal resections：the experience of an Asian country. Ann Surg Oncol 13：1182–1188

[21] Fujita H，Ozawa S，Kuwano H，Ueda Y，Hattori S，Yanagawa T，Committee for Scientific Affairs，Japanese Association for Thoracic Surgery（2010）Esophagectomy for cancer：clinical concerns support centralizing operations within the larger hospitals. Dis Esoph 23：145–152

[22] Munasinghe A，Markar SR，Mamidanna R，Darzi AW，Faiz OD，Hanna GB，Low DE（2015）Is it time to centralize high-risk cancer care in the United States? Comparison of outcomes of esophagectomy between England and the United States. Ann Surg 262：79–85

[23] Rutegård M，Lagergren J，Rouvelas I，Lagergren P（2009）Surgeon volume is a poor proxy for skill in esophageal cancer surgery. Ann Surg 249：256–261

[24] Gillison EW，Powell J，McConkey CC，Spychal RT（2002）Surgical workload and outcome after resection for carcinoma of the oesophagus and cardia. Br J Surg 89：344–348

[25] Wright CD，Kucharczuk JC，O'Brien SM，Grab JD，Allen MS，Society of Thoracic Surgeons General Thoracic Surgery Database（2009）Predictors of major morbidity and mortality after esophagectomy for esophageal cancer：a Society of Thoracic Surgeons General Thoracic Surgery Database risk adjustment model. J Thorac Cardiovasc Surg 137：587–595；discussion 596

[26] Wong SL，Revels SL，Yin H，Stewart AK，McVeigh A，Banerjee M，Birkmeyer JD（2015）Variation in hospital mortality rates with inpatient cancer surgery. Ann Surg 261：632–636

[27] Ghafer AA，Birkmeyer JD，Dimick JB（2009）Variation in hospital mortality associated with inpatient surgery. N Engl J Med 361：1368–1375

[28] Louie BE（2010）Is esophagectomy the paradigm for volume–outcome relationships? J Gastrointest Surg 14（Suppl 1）：S115–S120

[29] Birkmeyer JD，Stukel TA，Siewers AE，Goodney PP，Wennberg DE，Lucas FL（2003）Surgeon volume and operative mortality in the United States. N Engl J Med 349：2117–2127

[30] NHS Executive Guidance on Commissioning Cancer Services（2001）Improving outcomes in upper gastrointestinal cancers，the manual. Department of Health，London

[31] Palser TR，Cromwell DA，Hardwick RH，Riley SA，Greenaway K，Allum W，van der Meulen JH（2009）Re-organisation of oesophago-gastric cancer care in England：progress，remaining challenges. BMC Health Serv Res 9：204

[32] Dikken JL，van Sandick JW，Allum WH，Johansson J，Jensen LS，Putter H，Coupland VH，Wouters MWJM，Lemmens VEP，van de Velde CJH（2013）Differences in outcomes of oesophageal and gastric cancer surgery across Europe. Br J Surg 100：83–94

[33] National Cancer Intelligence Network（NCIN）Improving outcomes：a strategy for cancer – NCIN information supplement. http：//www.ncin.org.uk. Accessed 5 Oct 2012

[34] Coupland VH，Lagergren J，Lüchtenborg M，Jack RH，Allum W，Holmberg L，Hanna GB，Pearce N，Møller H（2013）Hospital volume，proportion resected and mortality from oesophageal and gastric cancer：a population-based study in England，2004–2008. Gut 62：961–967

[35] Sundaresan S，McLeod R，Irish J，Burns J，Hunter A，Meertens E，Langer B，Stern H，Sherar M（2013）Early results after regionalization of thoracic surgical practice in a single-payer system. Ann Thorac Surg 95：472–479

[36] van Lanschot JJ，Hulscher JB，Buskens CJ，Tilanus HW，ten Kate FJ，Obertop（2001）Hospital volume and hospital mortality for esophagectomy. Cancer 91：1574–1578

第13章

患者的选择和个体化治疗原则[①]

13.1　引言

食管胃结合部腺癌是以外科手术为主，需要联合多模式治疗的肿瘤。手术对于患者的身体状况要求也非常高，增加放、化疗后，问题也就增加。最好的治愈机会是应用我们所有的方法，例如第 14 章和第 19 章所讲的各种治疗方法。遗憾的是，随着并发症的增加，治愈的概率随之降低，这些限制了从最佳治疗方法中获益的可能性。的确，尽管技术进步和围手术期护理有所改善，但手术过程复杂且对生理要求很高，需要仔细的围手术期处理才能获得最佳效果。

此外，在个体化治疗时代，最佳的治疗方案不仅要考虑肿瘤的分期，也要兼顾患者的特点。

因此，为每一名患者选择最佳的治疗方案，使其获得最好的治愈机会和更长的生存期是很重要的。

13.2　并发症和死亡率的预测因素

现代的食管胃结合部癌的治疗方案是需要多学科联合的。为了确保良好的预后，必须通过准确的分期和术前危险评分来筛选合适的患者。

因此，大家对于食管胃结合部癌手术切除术后导致的并发症或死亡的特定因素非常感兴趣。

精准的个体化手术风险分层能帮助医生选择合适的手术切除范围，对于筛选出的高风险患者，建议转诊到大的中心医院治疗。

基于术前临床检查资料的统计数表可促进治疗策略的制定。但这个需要依据多中

[①]　Francesco Casella，Upper Gastrointestinal and General Surgery，University of Verona，Italy

Andrea Zanoni，Simone Giacopuzzi，Giovanni de Manzoni，Upper Gastrointestinal and General Surgery，University of Verona，Italy

Andrea Sansonetti，General Surgery，"M.G. Vannini" Hospital，Italy

心、大样本量的资料去创建。

最早的预测模型之一是 1987 年开发的查尔森合并症指数（CCI），建立于预测任何类型大手术的 10 年死亡率。随后，Copeland 等设计生理和手术严重程度评分用于死亡率和并发症的计数算法来预测任何一个手术并发症和死亡率的危险性。这个最初的算法经常高估了给定手术的死亡风险，这促使了第二代算法的发展——朴次茅斯修正（P-POSSUM）。这种 P-POSSUM 算法主要用于评估围手术期死亡率的风险，而不是评估并发症或发病率，包括生理参数（年龄、心脏和呼吸系统症状、血压、脉搏、GCS、血红蛋白和白细胞水平、心电图、尿素、钾和钠水平）和操作参数（手术严重程度、手术步骤、总失血量、腹膜污染、癌症和手术方式）。

随着 P-POSSUM 算法的发展，几种特殊的食管胃结合部癌模型（O-POSSUM）被设计用于胃癌和食管癌手术[5]。对包含的 538 例接受胃或食管切除手术的患者初步研究显示是多种危险因素导致的死亡率[6]。紧急手术、术前分期、手术方式、术前 POSSUM 评分为每一个患者提供准确的因食管或胃手术死亡的风险变化预测，这一模型也被用于围手术期患者的谈话和关怀。

Bosch 等最近对比了 5 种风险预测模型（P-POSSUM、O-POSSUM 修正版、Charlson 合并症指数、Charlson 年龄调整评分和美国麻醉医师协会）用于食管胃结合部手术相关的并发症及死亡率的预测。结果认为 O-POSSUM 是最准确的 EGJ 癌围手术期风险预测模型。

Dhungel[2] 等采用了一种不太复杂的方法，使用美国外科医师学会国家外科手术质量改进程序数据库（ACS-NSQIP）评估围手术期危险因素，以预测术后并发症。根据每个特定的并发症对这些值进行细分：更高的并发症和死亡率风险与糖尿病、高龄、术前体重减轻和肺部疾病有关。

最近，Takeuchi[8] 报道了第一个基于日本国家网络数据库的食管切除手术危险分级研究。在这个研究中，术后死亡率是 3.4%，相对低于之前的研究报道。笔者认为这些评分系统似乎适用于食管切除手术的风险预测，但仍需要创建更新的评分系统。

这些列线图被用来对主要外科手术特别是 EGJ 癌症的并发症和死亡率进行风险评分，但它们在临床实践中的应用仍然有限。总之，这些研究强调了与手术并发症相关的最重要的特征，特别是高龄及较差的术前一般状态：肺部状况、心血管状况和营养状况。

13.3　患者的特征

上述研究聚焦在食管胃结合部手术后并发症的危险因素，目的是为了构建可靠的预测模型。这些预测模型证实高龄、术前肺功能差、心功能差、营养状态差，以及新辅助放、化疗等是不良预后的潜在危险因素[1-2, 9]。

然而，很少有研究考虑特定的患者因素对术后并发症和死亡率的影响。我们将分别描述这些主要特征，以便确定它们在预测并发症中的作用。

13.3.1 体重指数

已证实肥胖与多种疾病相关，如糖尿病、高血压和冠状动脉疾病。同样的，肥胖也被认为有较高的患食管远端或食管胃结合部腺癌的危险因素，主要原因可能与肥胖导致的胃食管反流及 Barrett 食管相关[10-12]。在美国，肥胖与食管腺癌发病率密切相关，而在欧洲，这种关系并不明显。

另外，肥胖也影响手术及围手术期的恢复，这主要是因为过多的脂肪组织（胃、网膜及胃周脂肪）和并发症。最主要的问题在于超重患者有更多的脂肪组织，增加了游离和清扫较多、较深脂肪组织包绕的腹部主要血管周围淋巴结的技术难度，导致手术时间的延长，增加术中失血量，而使术后并发症的发生率明显增加[13]。

为肥胖患者行扩大的淋巴结清扫往往很难实现，肥胖患者淋巴结清扫数目（淋巴结清扫是否充分的指标）较正常体重患者淋巴结清扫数目明显减少[14]。

肥胖患者皮下脂肪过多会影响伤口愈合而导致伤口感染[15]。另一个与术后并发症发生率高相关的因素是肥胖患者中合并症的增加，如高血压、糖尿病、冠心病、呼吸功能障碍[13]。有意思的是，为了减少肥胖患者术后肺部并发症的发生率，往往采用经食管裂孔的食管切除术。

Zhang 等[16]分析了 BMI 对食管癌切除术患者近期和远期预后的价值。肥胖患者更容易出现严重并发症，吻合口漏和心血管疾病的发生率是正常体重和体重不足患者的两倍。然而，正常体重、体重较轻和肥胖患者的总体并发症、死亡率和再手术率没有差异。因此，尽管肥胖患者的风险增加，但不能仅基于他们 BMI 指数拒绝行食管胃切除术。同样的结论在其他相关研究中也有证实[17-19]。

有趣的是，Sundelof 等人基于以人群为基础的研究报道显示，肥胖患者（BMI ≥ 30）的预后优于正常体重患者（BMI 为 22 ~ 24.9），在加拿大外科手术研究中的预后也较好[21]。这些结论在其他的研究中也得以证实[22-25]。

事实上，一些手术报道[17-19, 23]和[26]Meta 分析发现，肥胖（术前 BMI ≥ 30）并不能独立影响食管腺癌患者的生存。

尽管肥胖患者通常比体重正常患者合并症的发生率更高，外科医生也担心肥胖患者手术难度大、手术过程复杂，但 BMI 本身似乎没有与不良预后有独立相关性，并且从一些研究报道显示更好的结果可能与已知的胃食管反流患者的早期诊断和减肥有关。为了得出更可靠的结论，还需要更多的专门研究，但没有明显肥胖相关性合并症的患者不应该被拒绝接受手术治疗。

13.3.2 年龄

人口老龄化不可避免地会导致更多的老年患者患 EGJ 恶性肿瘤。这使得评估年龄对于治疗和预后的选择越来越重要。

一些完全可切除的老年 EGJ 肿瘤患者，因为较多的合并症而导致其不能采用最佳的手术方式或者多模态治疗的方法来治疗。

年龄对食管胃切除术的短期和长期结果的影响已经被研究过，通常设定的临界值为 70 岁，但是截止年龄在 70 ~ 85 岁有很大的差异。根据我们的经验，年龄≥ 70 岁接受手术的患者约占所有病例的 1/4（24%），而 80 岁的患者约占 5%；我们几乎 1/3 的患者年龄都超过了 70 岁。

个别的研究表明老年患者在食管胃切除术后的并发症更多，短期及长期的预后也更差 [27-28]。另外，超过 70 岁的食管胃切除手术患者围手术期及术后死亡率都增加，术后 5 年总生存率也更低 [29-30]。此外，先前的一项研究表明，80 岁以上的患者围手术期和术后死亡风险增加，而这与其合并症无关。

在大多数研究中，老年患者术前合并心脏病、肺部疾病及肾脏疾病的概率更高。一些风险评分已经确定术前有心脏、肺部疾病的老年人在食管胃切除术后预后不良。因此，老年患者术前存在的合并症导致其心脏和肺部并发症的发生率和住院期间的死亡率更高 [32-34]。

此外，老年患者的虚弱和认知障碍也会导致与手术相关的风险增加。

最近的一项综述研究显示，老年患者因食管胃结合部腺癌行外科切除手术往往有一些合并症，较少行新辅助治疗，有更高的心脏和肺部并发症的发生率、住院死亡率和更低的 5 年生存率。

相反，一些研究表明，合并症较少或控制良好的老年患者可以耐受新辅助放化疗，其疗效与年轻患者相当 [36-38]。

此外，其他一些研究表明，食管切除术可以安全地在具有良好心肺功能的 80 ~ 89 岁的老年人身上实施 [27]。进一步的研究显示一些超过 70 岁的老年人如果其主要的合并症能在围手术期密切监测且得到良好控制的话，那么他们不应该因为这些合并症而被划为不适合手术 [39]。

这些研究都有其局限性。第一，年龄界限值差别很大且结果难以比较。第二，一些年龄在 75 ~ 80 岁的患者，身体状态很好，那么设置 70 岁的年龄限值在临床实践中并不合适。第三，老年人的长期总体生存率较低，这是容易理解的，但这并不意味着对于这些患者只适应姑息治疗。因此，各研究在年龄分类、合并症和老年患者生理适应性方面的异质性可能严重影响了正确比较的可能性。

我们认为，尽管需要更多的研究来确认年龄在 EGJ 肿瘤中的作用，但年龄本身不应该作为肿瘤治疗适应证的限制性条件。一些合并症往往比年龄本身更值得被临床关注。

多模式治疗在老年患者诊疗过程中是可行的，且结果往往与年轻患者相当。

对于一些高龄、一般身体状态好且合并症少的食管胃结合部腺癌患者，外科手术应该像年轻患者一样被作为其常规的标准化诊疗方案实施[28, 40]。

我们建议，就像我们目前的做法一样，为年龄在 75 岁及以下的适合的患者提供多模式治疗，而对于有可能治愈且一般身体状态良好的老年患者，建议首选手术治疗。

13.3.3 肺部状态

肺部并发症是食管胃切除手术后最常见的术后并发症和死因。

这些并发症从肺不张到肺炎，再到需要长时间通气支持的呼吸功能不全。术前状态对术后恢复有显著影响，建议对开胸食管胃切除术患者常规行术前肺功能检查。

根据术前肺功能测定结果将肺功能障碍分为两大类。限制性肺功能障碍是指预测肺活量小于 80%，慢性阻塞性肺疾病是指 FEV1/FVC 值（1 秒最大呼气量 / 最大肺活量），也被称为 Tiffeneau-Pinelli 指数，小于 70%。

FEV1 是肺功能检测里最简单也最容易实现的。事实上，FEV1 值降低往往能单独预测食管胃切除术后并发症的发生[2, 34]。FEV1 值 < 60% 被认为是整体和肺部并发症发生率增加的阈值，因此应避免手术[1-2]。

术前肺功能受损也与机械通气时间和住院时间延长有关[41]。

美国医师学会指南[43] 建议至少对高危患者进行肺功能检测：年龄大于 60 岁的患者、有吸烟史的患者或有肺部疾病体征 / 症状的患者。

那些 1 分钟 FEV1 在 60% ~ 70% 的患者可以在手术前通过强化呼吸肌的肺功能锻炼来获益。这种锻炼治疗可以降低术后肺部并发症发生的风险[44-45]。吸烟史是食管胃切除术患者围手术期处理的一个重大挑战。除了慢性肺功能下降，这些患者有严重的问题，如支气管漏、痰潴留、肺不张和肺炎。在诊断时，应建议吸烟者戒烟。

在美国的一项[2] 研究中，大多数手术前吸烟的患者出现肺并发症，需要延长机械通气支持。呼吸系统问题与老年患者特别相关。Cijs 等[30] 和 Elsayed 等[46] 报道 COPD 是 70 岁以上患者术后死亡率的独立预测因子。在有严重呼吸合并症的患者中，由于化疗特别是放疗对肺部的潜在不良影响，应该谨慎地考虑辅助化疗或放化疗的应用。

开胸易诱发肺部并发症。对于有严重呼吸系统合并症的高危患者，应考虑经裂孔入路，而不是经胸入路，因为这看起来可以降低此类并发症的发生风险。理论上，微创手术（MIS）可以减少相关肺部并发症的发生，尽管迄今没有明确的益处被证明。Decker 等[47] 认为，对于 EGJ 癌合并轻度或中度 COPD 患者，MIS 是可行的，其结果与开放式治疗的 COPD 患者和肺功能正常的 MIS 患者相似。然而，这些结果应谨慎考虑，并需要进一步评价。总之，FEV1 值 < 60% 的患者由于肺部并发症引起的病死率很高，这些患者不适合手术，尤其是考虑经胸入路。多模式治疗和根治性手术是 FEV1 值 > 70% 的患者的良好选择。对于 FEV1 降低（60% ~ 70%）的患者，不能否认最佳的治疗方法，但应采取谨慎的预防措施，以减少呼吸并发症的风险：围术期呼吸物理治疗、戒烟，可能采用微创方法。

13.3.4　心血管状态

心血管基础疾病的存在似乎对术后死亡率没有显著影响[2, 23-34]。食管切除术后心肌梗死的发生率较低（1%～2%），而房颤是 EGJ 癌患者最常见的术后心脏并发症，约占 20%[48-49]。然而，这些数据需要谨慎考虑，因为对一些有严重的心血管合并症患者，一些研究已经不考虑行手术切除和新辅助治疗了。

根据美国心脏病学会（ACC）/ 美国心脏协会（AHA）指南[50]，如果存在危险因素，如心脏病家族史、吸烟史、高血压、糖尿病、心绞痛症状、充血性心力衰竭症状、严重心律失常、严重瓣膜疾病和心肌梗死史，则有必要进行充分的术前心脏检查。在没有危险因素或症状的情况下，接受食管胃切除术的患者在手术前进行常规压力测试没有明确的证据。Forshaw 和他的同事[51]在食管切除术前对 78 名连续的患者进行了常规的术前心肺运动试验的有效性评估。常规心肺运动试验不能很好地预测术后并发症。需要更多的研究来发现术前心脏测试在非高危患者的日常实践中是否有用，并评估接受食管胃切除术的患者进行心脏负荷测试的最佳方法。目前，围术期常规使用 β - 受体阻滞剂预防非心脏手术患者的心血管并发症没有明显的益处。围术期使用 β - 受体阻滞剂的益处主要取决于手术的大小、医疗并发症和患者目前使用的 β - 受体阻滞剂[50]。食管切除术被认为是心脏并发症的中等风险。因此，尽管 β - 受体阻滞剂不应在当前使用者中停止使用，但 β - 受体阻滞剂只应考虑用于那些同时存在中等风险的内科合并症患者，如糖尿病、既往心肌梗死、代偿性心力衰竭和肾功能不全[50]。他汀类药物已被证明可以降低非心脏手术后的死亡率，可能次于其抗炎和稳定斑块的作用。最近一项评估围手术期使用他汀类药物益处的荟萃分析包括接受心脏和非心脏手术的患者。综合结果分析显示，围手术期他汀类药物的使用降低了心肌梗死的风险，在非心脏手术中也是如此[52]。虽然没有研究专门评估接受食管胃切除术的患者，但从这些结果可以推断，他汀类药物可能是有益的，应该在正在使用患者的食管胃切除术后不久重新使用。已经证明[50]手术前暂停阿司匹林是禁忌的，因为缺血的风险远远大于阿司匹林可能引起的出血风险。在新辅助治疗方面，放疗和一些化疗药物，如 5-FU，可能会导致心血管系统的短期和长期并发症。与 5-FU 心脏毒性相关的最常见症状是心绞痛样胸痛。心肌梗死、心律失常、心力衰竭、心源性休克和猝死也有报道。在目前的文献中，与 5-FU 相关的心脏毒性的发生率各不相同，从 1%～68% 不等。危险因素尚未确定，但高剂量（800 mg/m^2）和持续输液、既有心血管疾病病史、既往纵隔放射和同时使用其他化疗药物与较高的心脏毒性发生率有关。有心脏合并症病史的患者应在化疗开始前仔细评估。目前，尚无报道称在心血管合并症患者中采用经胸入路有优势，因此不应排除这些患者采用经胸入路[53]。总而言之，没有心血管风险的患者在手术或化疗 / 放化疗前不需要心血管检查，而那些有心血管合并症的患者肯定需要术前检查。无论如何，手术入路不应该基于心血管状态而改变。

13.3.5 肝功能障碍

在接受重大外科手术的患者中，肝硬化显著增加了术后并发症发生的风险。尤其在食管胃切除术中，因为在这种手术中，对术者的技术要求高，手术难度大。

针对患有肝硬化的患者行食管胃切除术的具体研究很少。最近的综述[54]报告术后并发症发生率为 83% ~ 87%，死亡率为 17% ~ 30%。术后主要并发症为肺部并发症和吻合口漏，这在肝硬化和非肝硬化的患者中同样常见，但对生存的影响更大。

最常见的特殊并发症是腹水，这与贲门周围血管侧支离断和广泛淋巴结清扫有关，这种情况导致了约 1/3 的术后死亡。此外，出血在肝硬化患者中发生率更高，是导致并发症和死亡的重要原因。最后，急性肝功能衰竭、门静脉血栓形成和肝肾综合征是其他的致命性并发症。鉴于上述原因，围手术期给予正确的止血、营养支持、限制水和钠量、输注白蛋白和新鲜冰冻血浆是必不可少的。

并发症发生的风险与肝功失代偿程度有关。临床上最常用的分级是 Child-Pugh 评分。然而，如果存在门脉高压，围手术期并发症的风险就会增加，即使是 Child A 级肝硬化的患者也是如此[55]。例如，在中国台湾的一项食管切除术文献报道[56]中，Child A 级肝硬化患者的手术死亡率为 10%，Child B 级患者为 50%，Child C 级患者为 100%。这些结果与目前其他一些文献[54-55, 57]中的报道是一致的。然而，在生存方面，肝硬化患者围术期后的预后与非肝硬化患者相似。事实上，如果治疗得当，这些患者会有一个较长期的生存[54, 57]。

没有门脉高压的肝功能分级为 Child A 级的患者，尽管围手术期风险增加，但这些患者通常无法行化疗治疗，仍然是适宜手术的。相反，Child A 级并伴门静脉高压症的患者，其胃腔内静脉充血导致吻合口漏的风险更高。可先行经颈静脉肝内门体分流术（TIPSS）降低血管压力，而后使患者能更安全地实施食管切除手术[56, 58]。

一些腹部结肠癌手术和胆囊切除术的经验表明，Child B 和 Child C 级患者的死亡率高得令人无法接受[59-60]。

由于 Child B 和 Child C 级病例发生致命并发症的风险极高，对这些患者应禁忌手术，并常规建议姑息治疗，如放射治疗。化疗在肝病患者中的作用是有争议的，在大多数情况下，化疗并不适用。相反，对于早期癌症、Child B 和 Child C 级的患者，内镜切除可以考虑，但仍有出血的风险[61]。

早期或代偿性肝硬化的患者术前检查容易漏诊，而在手术时才发现。术中肝活检有助于明确肝纤维化的程度，并指导外科医生决定是否继续切除。综上所述，需要行食管胃切除术的患者合并肝硬化时应仔细选择，应在围手术期给予更多的关注，以使这些脆弱的患者获得更好的生存概率。

手术仍是肝硬化肝功 Child A 级患者的首选治疗手段，因为肝病患者很少能耐受化疗。根治性手术后的长期存活率与非肝硬化直接手术的患者相似，因此该手术是可行的，也是应该实施的。如果 Child A 级患者存在门脉高压，应在食管胃切除术前一个月实施 TIPSS 手术以降低门脉高压，从而使患者能实施食管手术。相反，对于 Child B 和 Child C 级的患者来说，手术是不合适的。

13.4 个体化诊疗原则

个体化的治疗方案意味着根据每位患者的病情特点制定一种治疗方法。目前，患者分组是依据病的分期，唯一的区别因素是是否存在合并症，而这排除了最佳治疗选择。

在不久的将来，这将不再被接受，因为不同的多模式治疗可以提供具有可接受结果的替代方法，尽管这些方法在更多的病例组中并不完全相同，但可能对特定的患者有效。这一切都意味着，不再是患者适合某种治疗，而是某种治疗适合患者。这似乎只是猜测，但它是肿瘤治疗的一个转折点。患者可能年轻或年老，也可能有合并症，他 / 她的癌症有一个部位，一个阶段和一个组织学。此外，当使用诱导治疗时，患者对治疗的反应可以是好的也可以是坏的。手术和后续治疗仍然需要基于预处理策略，但当创建了一种个体化的治疗时，策略可能会根据疾病的演变和对治疗的反应而改变。按需手术，正如我们先前假设的那样。我们认为，对于所有患者应在考虑其合并症的基础上推荐行多模式治疗方案。对于治疗反应良好且复发风险低的患者，可以考虑随访而不是手术。在我们的系统性研究中，我们之前证明了病理完全缓解的 I 型和 II 型 Siewert 患者预后良好，很少复发。综上所述，我们发现在临床分期中无淋巴结转移的患者比新辅助放化疗后从 cN+ 降至 ypN0 的患者有更好的生存期，而后者的生存期比 ypN+ 的更好。结合这些结果，我们可以推测，Siewert I 型或 II 型合并 cN0 且对新辅助放化疗反应良好的患者可能是避免手术的最佳选择。相反，cN+ 患者，即使治疗反应良好，也应进行手术以提高生存率。这只是目前采用标准策略而选用不同治疗方法的两个简单例子。不幸的是，术前诊断工具还不够精准分期，需要更多的研究来更好地区分哪些患者需要进行手术。然而，我们相信，在不久的将来，囊括合并症评估、临床分期、多模式治疗的类型、手术方法和治疗反应的设计线算图将使我们能够为每个患者制定个体化的治疗方案，以提供最佳的癌症治愈机会。

参考文献

[1] Hashimi S，Smith M（2012）Medical evaluation of patients preparing for an esophagectomy. Surg Clin North Am 92：1127–1133

[2] Dhungel B，Diggs BS，Hunter JG（2010）Patient and peri-operative predictors of

morbidity and mortality after esophagectomy: American College of Surgeons National Surgical Quality Improvement Program (ACS-NSQIP), 2005–2008. J Gastrointest Surg 14: 1492–1501

[3] Charlson ME, Pompei P, Ales KL et al (1987)A new method of classifying prognostic comorbidity in longitudinal studies: development and validation. J Chronic Dis 40 (5): 373–383

[4] Copeland GP, Jones D, Walters M (1991)POSSUM: a scoring system for surgical audit. Br J Surg 78 (3): 355–360

[5] Dutta S, Horgan PG, McMillan DC (2010)POSSUM and its related models as predictors of postoperative mortality and morbidity in patients undergoing surgery for gastro-oesophageal cancer: a systematic review. World J Surg 34: 2076–2082

[6] Tekkis PP, McCulloch P, Poloniecki JD et al (2004)Risk-adjusted prediction of operative mortality in oesophagogastric surgery with O-POSSUM. Br J Surg 91 (3): 288–295

[7] Bosch DJ, Pultrum BB, de Bock GH et al (2011)Comparison of different risk-adjustment models in assessing short-term surgical outcome after Transthoracic esophagectomy in patients with esophageal cancer. Am J Surg 202 (3): 303–309

[8] Takeuchi H, Miyata H, Gotoh M et al (2014)A risk model for esophagectomy using data of 5354 patients included in a Japanese nationwide web-based database. Ann Surg 260 (2): 259–266

[9] Sauvanet A, Mariette C, Thomas P et al (2005)Mortality and morbidity after resection for adenocarcinoma of gastroesophageal junction: predictive factors. J Am Coll Surg 201: 253–262

[10] Hoyo C, Cook MB, Kamangar F et al (2012)Body mass index in relation to oesophageal and oesophagogastric junction adenocarcinomas: a pooled analysis from the International BEACON Consortium. Int J Epidemiol 41 (6): 1706–1718

[11] Smith M, Zhou M, Whitlock G et al (2008)Esophageal cancer and body mass index: results from a prospective study of 220 000 men in China and a meta-analysis of published studies. Int J Cancer 122: 1604–1610

[12] Turati F, Tramacere I, La Vecchia C et al (2012)A meta-analysis of body mass index and esophageal and gastric cardia adenocarcinoma. Ann Oncol 24: 609–917

[13] Oh CA, Kim DH, Oh SJ et al (2012)Impact of body mass index on surgical outcomes in radical total gastrectomy. Hepatogastroenterology 59: 934–937

[14] Ojima T, Iwahashi M, Nakamori M et al (2009)Influence of overweight on

patients with gastric cancer after undergoing curative gastrectomy：an analysis of 689 consecutive cases managed by a single center. Arch Surg 144：351-358

[15] Mullen JT，Davenport DL，Hutter MM et al（2008）Impact of body mass index on perioperative outcomes in patients undergoing major intra-abdominal cancer surgery. Ann Surg Oncol 15：2164-2172

[16] Zhang SS，Yang H，Luo KJ et al（2013）The impact of body mass index on complication and survival in resected oesophageal cancer：a clinical-based cohort and meta-analysis. Br J Cancer 109（11）：2894-2903

[17] Healy LA，Ryan AM，Gopinath B（2007）Impact of obesity on outcomes in the management of localized adenocarcinoma of the esophagus and esophagogastric junction. J Thorac Cardiovasc Surg 134：1284-1291

[18] Scipione CN，Chang AC，Pickens A et al（2007）Transhiatal esophagectomy in the profoundly obese：implications and experience. Ann Thorac Surg 84：376-382

[19] Grotenhuis BA，Wijnhoven BP，Hötte GJ et al（2010）Prognostic value of body mass index on short-term and long-term outcome after resection of esophageal cancer. World J Surg 34（11）：2621-2627

[20] Sundelof M，Lagergren J，Ye W（2008）Patient demographics and lifestyle factors influencing long-term survival of oesophageal cancer and gastric cardia cancer in a nationwide study in Sweden. Eur J Cancer 44：1566-157112

[21] Madani K，Zhao R，Lim HJ et al（2010）Obesity is not associated with adverse outcome following surgical resection of oesophageal adenocarcinoma. Eur J Cardiothorac Surg 38：604-608

[22] Hayashi Y，Correa AM，Hofstetter WL et al（2010）The influence of high body mass index on the prognosis of patients with esophageal cancer after surgery as primary therapy. Cancer 116：5619-5627

[23] Melis M，Weber JM，McLoughlin JM et al（2011）An elevated body mass index does not reduce survival after esophagectomy for cancer. Ann Surg Oncol 18：824-831

[24] Scarpa M，Cagol M，Bettini S et al（2012）Overweight patients operated on for cancer of the esophagus survive longer than normal-weight patients. J Gastrointest Surg 17：218-227

[25] Thrift AP，Nagle CM，Fahey PP et al（2012）Predictors of survival among patients diagnosed with adenocarcinoma of the esophagus and gastroesophageal junction. Cancer Causes Control 23（4）：555-564

[26] Li L，Li X，Chu S et al（2014）Does overweight affect outcomes in patients

undergoing gastrectomy for cancer? A meta-analysis of 25 cohort studies. Jpn J Clin Oncol 44（5）：408–415

[27] Zehetner J，Lipham JC，Ayazi S et al（2010）Esophagectomy for cancer in octogenarians. Dis Esophagus 23：666–669

[28] Yoon HY，Kim CB（2011）Gastroesophageal junction adenocarcinoma of young patients who underwent curative surgery：a comparative analysis with older group. Surg Today 41：203–209

[29] Yang HX，Ling L，Zhang X et al（2010）Outcome of elderly patients with oesophageal squamous cell carcinoma after surgery. Br J Surg 97：862–867

[30] Cijs TM，Verhoef C，Steyerberg EW et al（2010）Outcome of esophagectomy for cancer in elderly patients. Ann Thorac Surg 90：900–907

[31] Moskovitz AH，Rizk NP，Venkatraman E et al（2006）Mortality increases for octogenarians undergoing esophagogastrectomy for esophageal cancer. Ann Thorac Surg 82：2031–2036

[32] Braiteh F，Correa AM，Hofstetter WL et al（2009）Association of age and survival in patients with gastroesophageal cancer undergoing surgery with or without preoperative therapy. Cancer 115（19）：4450–4458

[33] Bosh DJ，Pultrum BB，de Bock GH et al（2011）Comparison of different risk-adjustment models in assessing short-term surgical outcome after transthoracic esophagectomy in patients with esophageal cancer. Am J Surg 202：303–309

[34] Wright CD，Kucharczuk JC，O'Brien SM et al（2009）Predictors of major morbidity and mortality after esophagectomy for esophageal cancer：a Society of Thoracic Surgeons General Thoracic Surgery Database risk adjustment model. J Thorac Cardiovasc Surg 137：587–595

[35] Markar SR，Karthikesalingam A，Thrumurthy S et al（2013）Systematic review and pooled analysis assessing the association between elderly age and outcome following surgical resection of esophageal malignancy. Dis Esophagus 26（3）：250–262

[36] Fogh SE，Yu A，Kubicek GJ et al（2011）Do elderly patients experience increased perioperative or postoperative morbidity or mortality when given neoadjuvant chemoradiation before esophagectomy? Int J Radiat Oncol Biol Phys 80：1372–1376

[37] Rice DC，Correa AM，Vaporciyan AA et al（2005）Preoperative chemoradiotherapy prior to esophagectomy in elderly patients is not associated with increased morbidity. Ann Thorac Surg 79：391–397

[38] McLoughlin JM，Lewis JM，Meredith KL（2013）The impact of age on morbidity

and mortality following esophagectomy for esophageal cancer. Cancer Control 20（2）：144–150

[39] Ruol A，Portale G，Zaninotto G et al（2007）Results of esophagectomy for esophageal cancer in elderly patients：age has little influence on outcome and survival. J Thorac Cardiovasc Surg 133：1186–1192

[40] Camerlo A，D'Journo XB，Ouattara M et al（2012）Adenocarcinoma of the esophagus and esophagogastric junction in patients older than 70 years：results of neoadjuvant radiochemotherapy followed by transthoracic esophagectomy. J Visc Surg 149（3）：e203–10

[41] Law S，Wong KH，Kwon KF et al（2004）Predictive factors for postoperative pulmonary complications and mortality after esophagectomy for cancer. Ann Surg 240：791–800

[42] Inokuchi M，Kojima K，Kato K et al（2014）Risk factors for post-operative pulmonary complications after gastrectomy for gastric cancer. Surg Infect 15（3）：314–321

[43] Qaseem A，Wilt TJ，Weinberger SE et al（2011）Diagnosis and management of stable chronic obstructive pulmonary disease：a clinical practice guideline update from the American College of Physicians，American College of Chest Physicians，American Thoracic Society，and European Respiratory Society. Ann Intern Med 155（3）：179–191

[44] Nakamura M，Iwahashi M，Nakamoni M et al（2008）An analysis of the factors contributing to a reduction in the incidence of pulmonary complications following an esophagectomy for esophageal cancer. Langenbecks Arch Surg 393：127–133

[45] Zingg U，Smithers BM，Gotley DC et al（2011）Factors associated with postoperative pulmonary morbidity after esophagectomy for cancer. Ann Surg Oncol 18：1460–1468

[46] Elsayed H，Whittle I，McShane J et al（2010）The influence of age on mortality and survival in patients undergoing esophagogastrectomies. A seven years experience in a tertiary center. Interact Cardiovasc Thorac Surg 11：65–69

[47] Decker G，Coosemans W，De Leyn P et al（2009）Minimally invasive esophagectomy for cancer. Eur J Cardiothorac Surg 35：13–20

[48] Whooley BP，Law S，Murthy SC et al（2001）Analysis of reduced death and complication rates after esophageal resection. Ann Surg 233：338–344

[49] Murthy SC，Law S，Whooley BP et al（2003）Atrial fibrillation after esophagectomy is a marker for postoperative morbidity and mortality. J Thorac Cardiovasc Surg 126：1162–1167

[50] Fleisher LA，Fleischmann KE，Auerbach AD et al（2014）ACC/AHA guideline on perioperative cardiovascular evaluation and management of patients undergoing noncardiac surgery: a report of the American College of Cardiology/American Heart Association Task Force on Practice Guidelines. J Am Coll Cardiol 64（22）: e77–e137

[51] Forshaw MJ，Strauss DC，Davies AR et al（2008）Is cardiopulmonary exercise testing a useful test before esophagectomy? Ann Thorac Surg 85: 294–299

[52] Chopra V，Wesorick DH，Sussman JB et al（2012）Effect of perioperative statins on death，myocardial infarction，atrial fibrillation and length of stay. Archaeology 147: 181–189

[53] Wei MT，Zhang YC，Deng XB et al（2014）Transthoracic vs transhiatal surgery for cancer of the esophagogastric junction: a meta-analysis. World J Gastroenterol 20（29）: 10183–10192

[54] Mariette C（2008）Is there a place for esogastric cancer surgery in cirrhotic patients? Ann Surg Oncol 15: 680–682

[55] Friedman LS（2010）Surgery in the patient with liver disease. Trans Am Clin Climatol Assoc 121: 192–204

[56] Lu MS，Liu YH，Wu YC et al（2005）Is it safe to perform esophagectomy in esophageal cancer patients combined with liver cirrhosis? Interact Cardiovasc Thorac Surg 4: 423–425

[57] Hwang SH，do Park J，Jee YS et al（2009）Risk factors for operative complications in elderly patients during laparoscopy-assisted gastrectomy. J Am Coll Surg 208: 186–192

[58] Kim JJ，Dasika NL，Yu E et al（2009）Cirrhotic patients with a transjugular intrahepatic portosystemic shunt undergoing major extrahepatic surgery. J Clin Gastroenterol 43: 574–579

[59] Gervaz P，Pak-art R，Nivatvongs S et al（2003）Colorectal adenocarcinoma in cirrhotic patients. J Am Coll Surg 196（6）: 874–879

[60] Currò G，Iapichino G，Melita G et al（2005）Laparoscopic cholecystectomy in Child-Pugh class C cirrhotic patients. JSLS 9（3）: 311–315

[61] Kato M，Nishida T，Hamasaki T et al（2014）Outcomes of ESD for patients with early gastric cancer and comorbid liver cirrhosis: a propensity score analysis. Surg Endosc 29（6）: 1560–1566

[62] Zanoni A，Verlato G，Giacopuzzi S et al（2013）Neoadjuvant concurrent chemoradiotherapy for locally advanced esophageal cancer in a single highvolume center. Ann Surg Oncol 20（6）: 1993–1999

第14章

EGJ 癌治疗的选择：适应证和治疗策略①

14.1 引言

　　食管胃结合部（EGJ）腺癌的分类也是不断变化的。1996 年，Siewert 和他的同事为这种癌症引入了一种分类（AEG 分类或 Siewert 分类），1997 年 ISDE 大会通过了这一分类，此后一直沿用至今，没有任何修改。这无疑是世界上最常用的 EGJ 癌分类，在本书第 7 章中已对其进行了详细的描述。

　　手术加淋巴结清扫一直被认为是治疗 EGJ 癌的标准方法，但由于 Siewert 类型的不同而有所不同。手术的目的是达到根治性的 R0 切除和获得良好的生存。对于浅表性癌症，特别是对于 T1M，现在内镜手术非常普遍。对于局部晚期和 N+ 病例中因非根治性切除的高风险和单手术获得的低生存率促使人们寻找多模式治疗，这既提高了R0 的比例，又改善了长期预后。最初的多模式方法和对照研究现在已经过时，许多随机试验的 Meta 分析[1-2] 和最近的 Cochrane 综述[3] 清楚地报告了多模式方法与单纯手术相比的生存优势，以及更高的根治性切除率。

　　这些结果具有临床意义，会议共识[4] 和国际指南[5-7] 建议对所有符合条件的局部进展期癌症和 / 或淋巴结受累的患者采用多模式治疗。

　　选择围手术期化疗（CT）还是诱导放化疗（CRT）仍有争议。单纯放疗并不是一个可行的治疗选择，因为没有任何研究表明其在根治性切除率和存活率方面有任何优势[1-2]。同时，辅助化疗也被禁止，因为它没有显示出任何生存获益，而且很难用于已经接受过手术的患者[8]。

　　多模式治疗的方式与 Siewert 分型有关。对于 Siewert Ⅰ型癌症，最常用的方法是

① Andrea Zanoni，Simone Giacopuzzi，Giovanni de Manzoni，Upper Gastrointestinal and General Surgery，University of Verona，Italy
Silvia Laiti，Upper Gastrointestinal and General Surgery，University of Verona，Italy
Alberto Di Leo，Unit of General Surgery，Rovereto Hospital，APSS of Trento，Italy

诱导放化疗。最近的 CROSS 研究 [9] 与单纯手术相比，诱导放化疗显示存活率显著提高。只有两项研究比较了诱导化疗和放化疗。它们的结果和随后的荟萃分析报告了诱导放化疗效果最佳 [1, 10-11]。因此，根据会议共识 [4]、国家指南 [5] 及许多像我们这样的大中心的经验，Siewert Ⅰ 型的首选方法是放化疗。根据德国和英国的指南 [6, 7]，围手术期化疗可能被认为是一种有效的替代方法，但对于 Ⅰ 型患者，其效果较放化疗差，因此放化疗仍然是 Siewert Ⅰ 型的推荐方法。

Siewert Ⅱ 型可以有不同的定义：如果是食管癌，那么它的治疗与 Siewert Ⅰ 型相似；如果是胃癌，那么围手术期化疗是首选。虽然许多中心更喜欢放化疗，但基于 Magic 研究 [12]，英国指南建议对所有食管癌和胃癌患者进行围手术期化疗。事实上，一些 Ⅱ 型癌症倾向于主要向下侵犯胃，尽管被归类为 Ⅱ 型，但更像是 Ⅲ 型癌症，因此应考虑行围手术期化疗。然而，许多原因促使大多数 Siewert Ⅱ 型患者采用新诱导放化疗：Siewert Ⅱ 型放化疗的良好应答率；放化疗后存活率的提高；围手术期化疗导致术后无法完成辅助化疗周期的比率较高。

正在进行的 ICORG 10-14 试验是食管腺癌和食管胃结合部（cT2-3、N0-3、M0 Siewert Ⅰ 型、Ⅱ 型和 Ⅲ 型）围手术期化疗（改进的 MAGIC 方案）与新辅助放化疗（交叉方案）的 Ⅲ 期随机临床试验。这项研究可能会为我们提供有关最佳方法的重要信息。我们认为，如果假定放化疗对 Ⅰ 型更好，并且如下面所讨论的，化疗适用于 Ⅲ 型，那么这项研究提供的信息将会给 Siewert Ⅱ 型带来曙光。

Siewert Ⅲ 型癌没有同质治疗，专门的研究很少，而且经常被排除在研究方案之外。尽管如此，它约占 EGJ 癌的 40%，是预后最差的一种 [13-15]。Siewert Ⅲ 型被认为是一种侵犯食管的胃癌。St. Gallen 和 NCCN 指南 [4-5] 的共识会议明确指出，Siewert Ⅲ 型是一种胃癌，应该作为胃癌对待。因此，就像胃癌一样，放射治疗的作用是不确定的，在诱导治疗和围手术期治疗中也不建议使用放射治疗。如上所述，没有专门针对 Siewert Ⅲ 型的研究，它要么被明确排除在胃癌或食管癌研究之外，要么被包括在像 MAGIC 这样的研究中，后者将所有食管胃结合部癌都包括在一起。多模式方案的类型可能是围手术期化疗或诱导化疗。在许多西方国家，自 MAGIC 三药治疗研究成为胃癌的治疗标准之后，围手术期的治疗更为频繁。尽管如此，不到 50% 的病例完成了术后周期，导致进行术前化疗效果次优。Siewert Ⅲ 型患者比远端胃癌患者手术更复杂，要进行纵隔吻合，纵隔淋巴结清扫，有时还需要开胸。我们认为，没有术后周期的诱导化疗方案将更适合 Siewert Ⅲ 型患者，但尚未发表任何研究，并且数据很少。无论如何，采用化疗和手术的多模式方法现在也被认为是局部进展期 Siewert Ⅲ 型患者的标准。

手术治疗原则在诱导治疗后仍然有效。关于手术方式的决定是在诊断时做出的，因此，即使对化疗或放化疗临床反应很好，手术方式也不应改变。众所周知，特别是对于高位颈段食管癌或直肠癌等癌症，许多中心都根据诱导治疗的反应来调整手术策略，以保留器官和提高生活质量，但 EGJ 癌的情况并非如此，因为更大的切除并不意味着因牺牲器官而影响生活质量，因此不需要根据治疗的反应改变手术策略。

手术选择以肿瘤扩散为基础，根据肿瘤部位的不同而不同。无论如何，黏膜癌在所有 Siewert 类型中都是相似的，这将在下一段中一起讨论。

14.2　T1m

内镜下切除越来越多地用于上消化道恶性肿瘤的切除治疗，因为它相比于食管切除手术更安全、更有效，创伤也更小，并且住院时间短，有时在门诊即可完成。内镜下切除主要的技术缺陷在于一旦碎切，存在切除不完整及分期不准确的风险，同时也存在出血和穿孔的风险。

黏膜和黏膜下切除在技术上是可行的，值得实施。虽然技术上是可行的，但问题是它们在肿瘤治疗上是否也正确。内镜下切除可用于切除位于黏膜和黏膜下层的肿瘤，但无法完成淋巴结清扫过程。内镜下切除只有在不存在淋巴结转移风险或至少低于因手术而导致死亡的风险时，才可以考虑。在黏膜下层受累的情况下，淋巴结转移的风险非常高，所以 T1sm 患者需要行手术和淋巴结清扫。

相反，对于黏膜癌，其淋巴结转移的风险相对较低，应该选择 ESD，但我们要牢记根治术切除手术仍然是其标准的治疗方法。淋巴结清扫，尽管没有强制，但一般在外科手术中常规实施并确保准确的临床分期。

内镜下切除的分型不在本章讨论范围（详见第 5 章），但首选的最佳治疗方案应该是获得一次性完整切除肿瘤的机会，获得准确的分期并降低局部复发的风险。内镜下黏膜下剥离术（ESD）相比内镜下黏膜切除（EMR），获得一次性完整切除肿瘤的概率更高。

我们认为标准的内镜下胃癌切除手术指证应该是：2 cm 及以内的黏膜癌，高分化型（G1）且没有溃疡型，当然也适应于食管胃结合部腺癌。

在东方食管癌诊疗经验中，黏膜进一步分 3 层：m1 为上皮受累，m2 为固有层受累，m3 为黏膜肌层受累（图 14.1）。这些分层只有在病理上才能精准分辨，但超声内镜可以粗略分辨。目前的数据研究中对于黏膜腺癌淋巴结转移风险的数据是有限的，对于 m3 肿瘤淋巴结转移风险的了解更少，但似乎看起来风险更高。最近的一项 Meta 分析，尽管其中 90% 的患者仅有一站淋巴结转移，但仍有 5% 的 m3 肿瘤淋巴结是阳性的。这一比例是不能忽视的，在结合其他的相关危险因素的情况下，外科手术联合淋巴结清扫应该用于 m3 肿瘤的治疗。根据另外一篇最新的关于 Siewert Ⅰ型的综述，T1m 肿瘤如果病理为中、低分化（G2-3）的、有脉管侵犯的，其淋巴结有较高的转移风险。

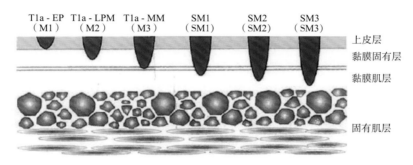

图 14.1　浅表性癌中肿瘤侵袭的层次

脉管受侵犯与淋巴结转移风险是有关系的，因此，对于脉管受侵犯的这类患者应该建议行联合淋巴结清扫的外科手术治疗。

有数据证实对于 Siewert Ⅰ 型 EGJ 癌，监测 Barrett's 食管有助于早期发现、早期诊断。鉴于此，在治疗可见的病变时，也应同时完成 Barrett 食管病的治疗。（详细的关于 Barrett 食管病的治疗见第 4、第 5 章）。

根据对内镜切除和手术的比较研究[20-22]，内镜切除适用于所有 Siewert Ⅰ 型 T1m 癌。

关于 Siewert Ⅱ 型的研究数据比较少。大多数的研究都集中在 Barrett 食管癌即 Siewert Ⅰ 型癌，或胃癌。多数 Siewert Ⅱ 型和 Siewert Ⅰ 型一起考虑，其适应证是相似的[16, 23-24]。

关于 Siewert Ⅲ 型的研究数据更少。Siewert Ⅲ 型肿瘤严格来说与上 1/3 型胃癌非常相似，但它们难以被发现。第一，浅表型Ⅲ型胃癌很少被诊断，因此它们往往到进展期时才表现出来；第二，按照 Siewert 分类，Ⅲ型肿瘤必须在中心位于齿线下 2 cm 并侵犯食管。依据这个定义，没有办法将一个小的肿瘤定义为Ⅲ型。因此，这些早期的肿瘤往往被分为Ⅱ型或者是胃癌。如果认为这只是一种猜测，那就说明要想获得 Siewert Ⅲ 型早期的数据是不可能的。不管怎样，内镜下治疗的原则的一样的。

总之，3 种 Siewert 类型的 T1m 癌症均可由专家和专病中心进行内镜下行整块完整的切除。适应证为肿瘤直径 2 cm 以内、高分化型（G1）且没有溃疡灶的。m1、m2、m3 没有淋巴血管侵犯是内镜下切除的适应证，但 m3 伴有神经脉管侵犯的目前有争议。对于这类患者建议行外科手术切除联合淋巴结清扫治疗。无论如何，如果没有专门的内镜中心，手术仍然是所有 T1m 患者的标准治疗方法。

14.3　≥ T1sm

T1sm 肿瘤尽管是表浅型的，因为有较高的淋巴结转移风险，不适宜内镜下切除，而应该行外科手术切除联合淋巴结清扫术。与淋巴结分期无关，所有 T1sm 肿瘤通常都需要先行手术。尽管这个话题仍在争论中，但是如果在临床分期时高度怀疑淋巴结受累，T1sm 患者可能也会提议行诱导治疗。

进展期的（T2-T4）这部分患者如果可能的话，现在还是建议选择多模式治疗。

无论是在化疗、放化疗之前或者之后行手术治疗，目的都是为了获得肿瘤的根治性切除。R0 切除手术是指原发病灶切除无任何残留。否则，切除是非根治性的。R1 或 R2 分别指显微镜下或肉眼可见的肿瘤残留。为达到这一目的，手术的依据根据肿瘤的原发部位和淋巴结的扩散情况而定。在这方面，关键因素是切缘和淋巴结清扫。

14.3.1　切缘

14.3.1.1　纵切缘

目前的文献报道显示，非治愈性切除的肿瘤患者预后较差，获得 R0 切除是最主要的肿瘤治疗手段[25]。因此，切缘阳性对于肿瘤局部复发和生存的影响是非常不利的，这个促使我们追求精准的外科手术切除和淋巴结清扫的效果。避免切缘阳性同样是食管胃恶性肿瘤治疗的关键。

切缘包括纵向的近、远端切缘及环周切缘。

食管癌有向壁内扩散的趋势，这是众所周知的，但很少有关于食管胃结合部腺癌的报道。壁内转移在正常的上皮下面形成的与原发肿瘤分离的癌巢，然而上皮下的延伸是原发病灶的直接延伸。直接侵犯的长度一般不超过 2 ~ 2.5 cm，而壁内转移一般可以在更远的距离发现。

1980 年，Papachristou[26] 等报道在胃癌和食管胃结合部腺癌中要获得一个安全的近端切缘，食管的切除距离至少要 12 cm。这种食管扩大切除的要求在目前的临床实践中很难适用，特别是对于更远端的 EGJ 癌。因此，一些学者试图阐明缩减切缘是足够安全的且与临床相符合。Gao 等报道没有接受诱导治疗的 Siewert Ⅲ 型和 Siewert Ⅱ 型患者，尽管手术时在体内切除近端距离达到 5 cm，但依然有 24% 的患者会出现近端切缘阳性。有趣的是，56%R+ 阳性患者出现黏膜下层受侵，而黏膜层不受侵。Szanto 和他的同事发现在他们所有治疗的 3 种 Siewert 型肿瘤患者中，出现壁内转移率为 4%。这一比例相对较小，这些病灶在体内往往存在于肿瘤近缘以上 2 ~ 5 cm 范围内，并且其中 50% 的病灶往往被正常黏膜覆盖。这些研究数据表明，在 EGJ 肿瘤中也存在壁内转移，足够的纵向切除长度是非常重要的。

切除标本后的收缩使纵向切缘（主要指近端切缘）的定义变得复杂。因此，有必要了解在体内或原位的切缘长度而不是标本切除后的体外切缘长度，这对于临床的指导意义更大。有一些学者的研究报道显示，食管标本切除后离体状态比在体状态缩短 10% ~ 45%[29-31]。标本切除后立即开始出现收缩，但如果是新鲜的标本、把它拉伸并固定在软木板上，这种现象发生的概率可能会降低。Khoshnevis 等人进行了一项有趣的研究，尽管样本量很少。报道称，标本离体后立刻用 10% 的福尔马林浸泡固定，收缩现象依然会持续至少 72 h。主要的收缩过程发生在浸泡 24 h 后，约为 27%，在浸泡 48 h、72 h 时，其收缩率分别为 33%、38%。因此，必须承认福尔马林固定标本，其切除的长度较在体比减少了大约 1/3。

纵向切缘的主要问题涉及非根治性切除的风险。许多的研究集中在确保准确的远近端切缘以在理论上避免 R+，但应采取破坏性最小的外科手术。

考虑到近端切缘，Barbour 等研究表明 Siewert Ⅰ 型、Ⅱ 型、Ⅲ 型肿瘤食管切缘离体超过 3.8 cm（对应的在体约 5 cm）与提升患者的预后有关。Mariette 和他的同事们称，在他们的研究中 Siewert Ⅰ 型、Ⅱ 型肿瘤超过 7 cm 的近端切缘没有阳性的，因此 8 cm 的在体近端切缘被认为是最安全的。本研究中使用的所有测量均取自新鲜的收缩标本，这是因为在离断食管前测量其在体长度通常不易实现。为避免收缩问题，研究者采用所有近端切缘长度的测量值乘以 2。这可能导致过高收缩估值，其可能小于 50%，那么一个相对短一点 5 ~ 6 cm 的近端切缘可能足够了。对于 Siewert Ⅱ 型、Ⅲ 型肿瘤，Ito 等认为 6 cm 宽的切除距离没有发现阳性切缘的，切缘长度的定义是固定前测量的从肉眼肿瘤到新切除标本边缘的距离。近来，Mine 等研究报道，对于 Siewert Ⅱ 型、Ⅲ 型肿瘤，最长近端切缘（切除标本最大程度展开在木板上测量）超过 20 mm（相当于在体长度至少 28 mm）是其独立的预后相关因素。切缘阳性在最长切缘距离 < 20 mm 的标本中发生率为 1.4%。更长的切缘对于生存率没有显著的统计学影响。Shen 等团队报道 [37]Siewert Ⅲ 型肿瘤患者其在体 5 cm 的近端切缘 R+ 阳性率为 11%，但这个研究并没有关注近端切缘的长度和边缘测量过程中误差的发生。

在所有 Siewert 分型肿瘤中，在体 5 cm 的近端切缘是足够的且适合临床采用的。

一些研究报道认为，在体远端 4 ~ 6cm 的边缘对所有 Siewert 类型都是安全的 [35, 38-39]。

总之，在体 5 cm 的远近端切缘对于所有的 Siewert 分型肿瘤都是合适的。在 Siewert Ⅰ 型和 Ⅱ 型肿瘤中，更长的近端切缘是可取的。而对于 Siewert Ⅲ 型肿瘤，更长的近端切缘可能不必要，因此，如果经腹途径能获得 5 cm 的近端切缘，那么就应放弃经胸手术路径。

14.3.1.2 CRM

环周切缘的概念来自直肠癌手术。环周切缘 < 1 mm 与较高的局部复发和较差的预后相关 [40]。同样的概念被提议用于食管癌，并描述了两种主要的不同分类 [41]。皇家病理学家学会（RCP）认为 CRM 阳性是指肿瘤距外科切缘在 1 mm 以内，而美国病理学家学院认为 CRM 阳性是指切缘有肿瘤。

直接受累的 CRM 明确为 R+ 切除。依据 RCP 分类，尽管患者环周切缘 CRM 没有受浸润，但肿瘤距切缘在 1 mm 以内认为 R+。关于哪种分类更好一直存在很多的争论。

必须要强调，对于 pT3 肿瘤，环周切缘 CRM 必须被重视 [40, 42-43]，这是因为对于 pT1 和 pT2 肿瘤，环形阳性切缘意味着肿瘤切除不够，食管壁存在原位肿瘤残留（相当于 R2 切除）。而对于 pT4 肿瘤，常常涉及 CRM。

在食管胃结合部腺癌中，只有 Siewert Ⅰ 型和 Ⅱ 型需要研究环周缘的问题，在胃癌中环周缘没有意义，环周缘也仅指标本的食管部分。但是，对于 Siewert Ⅲ 型我们将浆膜受侵、腹膜细胞阳性作为此型的环周切缘。事实上，腹膜细胞阳性（腹腔脱落细胞）和浆膜浸润预示其预后不良[44]。在第 7 版 TNM 分期中，腹膜细胞阳性被视为远处转移[45]。

大量关于环周切缘的研究已经开展，最近有两篇 Meta 分析文章[46-47]。第一篇中纳入了 14 个研究，其中的 8 个比较了 RCP 和 CAP 的标准。其中的 4 个实验认为 CAP 在预后方面更有用，而 RCP 在其他 4 个实验中更有意义，但尚未能得出明确的结论。CAP 标准的 R+ 为 15%，RCP 标准为 36%。在所有的实验中，环周切缘阳性的病例预后更差，但根据 CAP 标准，CRM+ 阳性的患者其死亡风险更高。尽管方法不正确，但在一些研究中所有患者都被考虑，而不仅是 T3 患者。然而，仅对 T3 患者进行预测时也得到了类似的结果。有意思的是，对比肿瘤距患者切缘在 1 mm 以内（0.1 ~ 1 mm）和大于 1 mm，前者先行手术其存活率较低，而在诱导放化疗后不低。实际所有研究显示，CAP 标准更好。结论是，无论是 CAP 标准还是 RCP 标准，CRM+ 患者比 CRM— 患者预后更差。尽管这些研究结果显然无法得出明确的结论，但笔者表示 RCP 比 CAP 更有意义。

第 2 篇 Meta 分析中纳入了 19 个研究，其中 9 个对比 RCP 和 CAP 标准。结果与其他的 Meta 分析结果类似，按照 CAP 标准，17% 的患者 R+，而依照 RCP 标准，40% 的患者阳性。按照这些作者的说法，尽管没有将化疗和放化疗分开，但在新辅助治疗后，CRM 阳性仍具有重要意义。有意思的是，尽管无论是依据 CAP 标准还是 RCP 标准，CRM+ 患者都较 CRM— 患者预后更差，但笔者认为 CAP 标准更有意义。

两组不同的实验得到了相似的结果，但得到了相反的结论。我们可以推断出，对于采用哪种分类，我们还远未达到共识。

按 CAP 标准，CRM 阳性描述由于环周受侵犯而死亡风险更高，尽管排除了生存期降低的患者（CRM 0.1 ~ 1 mm）。相反，按 RCP 标准，CRM 阳性同时考虑了两类可能不同预后的患者，即明显切缘阳性的患者和切缘阴性但肿瘤距切缘 1 mm 以内的患者。我们认为需要更多的研究来得出更好的分类标准，应该细分为 3 类（环周切缘受累、肿瘤距 CRM 0.1 ~ 1 mm 和肿瘤距 CRM > 1 mm）可能是实用的，以避免将切缘未受侵的患者定义为 R +，但其预后可能比获得更宽的环周手术切缘的患者差。

可能 CAP 标准在放化疗后更合适，因为诱导治疗的效果可以消除切缘阴性但肿瘤距 CRM 在 0.1 ~ 1 mm 的患者。

只有少数研究考虑了 CRM 和淋巴结情况。因此，将 CRM 作为独立因素的最终数据仍有待论证。

然而在等待最终结论的同时，我们强烈建议在所有接受手术和诱导治疗的患者中描述 CRM，使用两种分类并准确报告与边缘的距离。此外，这对于可能没有发生食管解剖改变的先行手术尤其如此，强调 CRM 只能在 PT3 患者中考虑是很重要的。

14.3.2 淋巴结清扫类型

14.3.2.1 淋巴结清扫的一般问题

阳性淋巴结数目。阳性淋巴结数的重要性已被广泛研究。一些研究也试图明确淋巴结比（lymph node ratio，LNR）在评估预后方面的有效性。LNR 定义为切除的受累淋巴结占总切除淋巴结数的比值。

对阳性淋巴结和 LNR 阈值的研究的主要问题在于已发表研究对象的非同质性。第一，这些研究通常是把鳞状细胞癌和腺癌一起考虑；第二，淋巴结清扫的类型可能不同，从三野淋巴结清扫术到没有进行规范的淋巴清扫的经食管裂孔食管切除术；第三，研究人群有小于 100 人的，有大于 1000 人的；第四，新辅助治疗未能明确是否纳入排除。这些都使得定义很难。无论如何，所有研究都表明，当受累淋巴结或 LNR 增加时，生存率显著降低和 / 或死亡风险更高 [48-50]。转移性淋巴结数目的临界值在 3 ~ 8 个阳性淋巴结变化，几乎所有试验的 LNR 临界值为 20%。根据 Peyre 等 [48] 的研究，8 个或 8 个以上的淋巴结受累，几乎有 100% 的发生全身疾病的可能性，因此不能进行根治性手术。这与其他试验一致 [51-52]，当涉及＞ 8 个淋巴结时，没有观察到手术对生存有益。

在新辅助治疗后，受累者淋巴结和 LRN 的数量似乎也保留了它们的作用 [49, 53]。通过对分期充分（≥ 15 个淋巴结收集）和分期不充分（＜ 15 个淋巴结分析）的患者进行细分，Mariette 和同事 [49] 发现，在分期充分的疾病患者中，受累性淋巴结数量与生存率有更好的相关性，而在分期不充分的疾病中，这一比例更为重要。根据德国 [53] 研究，ypN2 和 ypN3 的预后相似，因此可能在新辅助治疗后，主要的预后差异是在淋巴结受累量有限的患者和有两个以上转移淋巴结的患者之间。

虽然受累淋巴结的数量作为预后因素是相对客观和可理解的，但 LNR 可能是令人困惑的。LNR 是一个衡量淋巴结转移潜能和淋巴结清扫能力的商数，从而将肿瘤生物学和外科技术结合起来。Rice 和 Blackstone[54] 报告称，商的问题是分母越大，分数越小。这意味着 25% 的 LNR，可能是 4 个切除淋巴结中 1 个阳性，16 个切除淋巴结中 4 个阳性，40 个切除淋巴结中 10 个阳性。如果 LNR 相同，很明显这些患者的预后会不同。因此，使用 LNR 的风险是比较手术充分性，而不是将转移潜能与固有的方法学错误进行比较。因此，应谨慎使用 LNR。

淋巴结清扫总数。淋巴结清扫术的总数目是判断淋巴结清扫是否充分的良好指标。虽然受累的淋巴结数量取决于肿瘤生物学，但清扫的淋巴结总数取决于外科医生。外科医生能够清扫淋巴结，并且能够进行 R0 切除，这使得手术成为食管癌治疗的主要手段。

此外，清扫的淋巴结越多，就意味着分期更精确，减少分期偏移，从而获得特定患者的特定癌症的真实情况，将提供最准确的生存信息。事实上，当切除足够数量的淋巴结时，患者将被正确的分期，使其获得几乎完美的生存分析。然而，如果仅是为了获得更好的分期，扩大淋巴结清扫术是不合理的。相反，如果增加切除的淋巴结数量与更好的生存率相关，则扩大淋巴结清扫术将被证明是合理的。许多试验研究了这个话题[55-58]。这些研究中，大多数都有非常多的鳞状细胞癌和腺癌的研究人群，大多数研究对象超过 1000 名患者。在所有这些研究中，当清扫更多的淋巴结数时，5 年总生存优势和 / 或死亡风险降低。获得生存优势的临界值在 ≥ 6 和 ≥ 30。Rizk 等[55] 建议 T1、T2 和 T3 分别切除至少 10 个、20 个和 30 个淋巴结。Stiles 和他的同事[59] 声称这些建议也应该在新辅助治疗后应用，特别是那些没有降期和有持续淋巴结转移的患者。Altorki 等[56] 认为，对于 N+ 患者，16 个淋巴结就足够进行分期并获得生存收益，而对于 N0 患者，切除 40 个以上淋巴结就可以获得一些优势。Groth 等[57] 确认清扫 30 个或更多的淋巴结可获得更好的生存优势，但清扫 15 个以上的淋巴结时发现阳性淋巴结的概率不会增加；因此，更广泛的淋巴结清扫可能不会提高淋巴结分期的准确性。

　　如上所述，使用新辅助治疗并不意味着不需要进行正确的淋巴结清扫术[57、59-60]。可能经过新辅助治疗后，特别是放化疗后，转移性淋巴结变小了，使得病理学家更难获取。根据德国的一项试验[61]，尽管淋巴结很难检测，但它们的数量似乎不受治疗的影响。

　　增加淋巴结清扫数目会影响生存率的原因尚不明确。然而，一种可能的解释是消除了微转移。主要的观点是，假设淋巴结阴性的患者存在微转移，这可以解释病理为 N0 患者扩大淋巴结清扫后其生存率提高的原因。事实上，在爱尔兰的一项关于微转移的 Meta 分析[62] 中，微转移患者的疾病复发风险比阴性患者高 3 倍。因此，消除微转移的可能性可以解释扩大淋巴结清扫术的生存优势。

　　综上所述，受累淋巴结数目是决定预后的主要因素，随着受累淋巴结数目的增加，预后可能逐渐降低，当受累淋巴结数目超过 8 个时，手术治疗对预后的影响不大。因此，对于因清扫淋巴结数目较少导致分期不充分的患者，也应该谨慎使用 LNR 来区分 N+ 患者。

　　扩大的淋巴结清扫术增加了总的淋巴结清扫数目，提高了生存率。正确的淋巴结清扫数目阈值仍有争议，但可能至少需要切除 15 个淋巴结，并且所需的数目似乎随着 T 阶段的增加而增加。因此，我们相信切除 30 个淋巴结是定义一个完全满意的淋巴结清扫术的目标。目前的多模式治疗并不会减少淋巴结清扫数目或改变淋巴结清扫术的适应证。

14.3.2.2　T 影响淋巴结受累

　　虽然淋巴结转移严格依赖于肿瘤的部位（Siewert 型），但淋巴结转移的发生率与肿瘤浸润深度（pT）有关。从浅表癌到晚期癌，淋巴结的受累确实有显著差异。如表

14.1[23, 63-70] 所示，T1sm 癌淋巴结转移的中位发生率约为 20%，但在一些报道中最高可达 78%。在进展期癌症中，N+ 的发生率从 T2 到 T4 逐渐增加，T2、T3 和 T4 的淋巴结转移率中位数分别为 61%、83% 和 90%。

14.3.2.3　淋巴结转移与肿瘤中心位置

① Siewert Ⅰ 型

Siewert Ⅰ 型癌淋巴回流主要向腹部。事实上，几乎所有淋巴结转移的患者都有腹部淋巴结受累。最近关于淋巴结扩散的重要研究数据如表 14.2[66, 68, 71-73] 所示。虽然通常伴随腹部受累，但纵隔淋巴结受累频率极高，约占病例的 45%（17% ～ 77%）。在所有这些研究中，均进行了经胸食管切除术，同时至少进行了标准的纵隔淋巴结清扫术。

表 14.1　根据肿瘤浸润深度（pT）计算淋巴结转移率

	Gertler et al.[63]	Barbour et al.[64]	Westerterp et al.[23]	Bollschweiler et al.[65]	Pedrazzani et al.[66]	Zhang et al.[67]	Meier et al.[68]	Feith et al.[69]	Leers et al.[70]
T1 sm	18%	20%	66%	78%		22%	17%	22%	3%
T2	—	—	—	—	61%	33%	78%	77%	21%
T3	—	—	—	—	88%	74%	86%	83%	50%
T4	—	—	—	—	100%	86%	90%	96%	87%

表 14.2　Siewert Ⅰ 肿瘤淋巴结扩散的位点

	Pedrazzani et al.[66]	Dresner et al.[71]	Monig et al.[72]	Kakeji et al.[73]	Meier et al.[68]
胸部及腹部	46%	77%	24%	17%	55%
腹部	54%	15%	76%	83%	45%
胸部	—	8%	—	—	—

根据日本胃癌协会（JGCA）[17] 的说法，大多数考虑淋巴扩散模式的试验都命名为淋巴结组。贲门旁（1 组、2 组）、胃小弯（3 组）、胃左动脉淋巴结（7 站）是腹部淋巴结最常累及的部位，而中纵隔和下纵隔淋巴结（108 站、110 站）是主要的胸站。腹腔干和脾动脉淋巴结（9 站和 11 站）也可能受累。因此，行淋巴结清扫术时应将其一起清扫。有些作者甚至提出对 EGJ 腺癌也应行三野淋巴结清扫术。Lerut[74] 和 Altorki 等 [75] 虽然接受三野淋巴结清扫术的患者样本量相对较小，但报道了 EGJ 癌累及颈部淋巴结的相关患病率。Lerut 报道了 26% 的 Siewert Ⅰ 型癌症存在颈部转移淋巴结，而 Altorki 报道了 37% 的颈胸淋巴结受累率（颈部和复发神经淋巴结）。尽管这一情况存在，但在 Siewert Ⅰ 型癌症中，对颈部淋巴结的兴趣或研究报道并不常见，或者至少不常被研究。

综上所述，Siewert Ⅰ型肿瘤主要扩散到膈肌两侧原发肿瘤附近的腹部或胸部淋巴结。腹部站（1 站、2 站、3 站、7 站）几乎总是累及，但几乎一半的 N+ 患者也累及中下纵隔淋巴结。

② Siewert Ⅱ 型

Siewert Ⅱ 型淋巴结的扩散主要向腹部。表 14.3 显示了腹部和胸部的不同扩散 [66, 68, 71-73, 76-77]。纵隔淋巴结不会单独受到影响，而 64% ~ 95% 的患者中，腹部淋巴结是唯一的转移部位。据报道，5% ~ 30% 的患者同时有纵隔和腹部淋巴结转移。

表 14.3　Siewert Ⅱ肿瘤淋巴结扩散的位点

	Pedrazzani et al.[66]	Dresner et al.[71]	Monig et al.[72]	Nakamura et al.[76]	Kakeji et al.[73]	Meier et al.[68]	Yuasa et al.[77]
胸部及腹部	30%	6%	11%	10%	5%	18%	13%
腹部	70%	64%	89%	90%	95%	82%	87%
胸部	—	—	—	—	—	—	—

最常受累的淋巴结位置为腹部贲门旁淋巴结（1 站、2 站）、胃小弯淋巴结（3 站）、胃左动脉淋巴结（7 站）和中、下纵隔淋巴结（108 站、110 站）。腹腔干和脾动脉淋巴结（9 站和 11 站）也常受累。Lerut 等 [74] 和 Kakeji 等 [73] 还分别对大约 30 和 60 例Ⅱ型癌症患者进行了三野淋巴结清扫术。Lerut 报道了令人印象深刻的 18% 的颈部淋巴结受累，Kakeji 的报道为 2% 的受累。关于 Siewert Ⅱ 型三野淋巴结清扫术的研究很少，而且无法得出任何结论。

此外，脾门淋巴结和主动脉旁淋巴结也常受累，这就带来了脾切除和主动脉旁清扫的问题。例如，Mine 等 [78] 报道局部进展期 Siewert Ⅱ 型患者中有 17% 的主动脉、左肾静脉旁淋巴结受累（16A2lat）。

在我们以前的 Siewert Ⅱ 型患者的经验中，与肿瘤主要侵犯胃相比，食管侵犯较多的患者中下纵隔淋巴结受累增加，腹主动脉旁淋巴结受累减少。这与目前的文献是一致的。Kakeji 等 [73] 报道，当食管侵犯超过 1 cm 时纵隔 N+ 的发生率增加。Hosokawa 等 [79] 和 Nunobe 等 [80] 报道，当食管侵犯 ≥ 2 cm 时，下纵隔淋巴结转移的风险显著增加。Meier 和他的同事 [68] 指出，如果食管侵犯小于 15 mm，纵隔淋巴结受累的比例为 16%，而肿瘤侵犯超过 15 mm 的食管，纵隔淋巴结受累的比例为 47%。此外，Kurokawa 等 [81] 报道，当食管侵犯 > 3 cm 时，上、中纵隔淋巴结更易受累，而当食管侵犯 > 2 cm 时，下纵隔淋巴结更易受累。

总之，几乎所有的 N+ 患者都有腹部淋巴结受累；因此，淋巴转移主要是向腹部扩散，脾门淋巴结和主动脉旁淋巴结受累也是不能忽视的。随着食管侵犯长度的增加，发病风险增加，中、下段纵隔受累也增多。

③ Siewert Ⅲ 型

Siewert Ⅲ 型扩散主要集中于腹部。如表 14.4 所示[66, 68, 72-73, 76-77]，几乎所有 N+ 患者均累及腹部，其中约 10% 的患者同时累及纵隔淋巴结，但只有下纵隔淋巴结。在 N+ 患者中，最常见的转移部位是纵隔（110 站）、贲门旁（1 站和 2 站）、胃小弯（3 站）和胃左动脉淋巴结（7 站）。腹腔干、肝总动脉、脾动脉和幽门下淋巴结（9 站、8a 站、11 站和 6 站）也常受累。值得注意的是，大约一半的局部进展期患者都有非一站淋巴结受累；因此，腹部扩散类似于胃癌患者。在我们组之前的一项研究中，约 30% 的局部进展期患者有主动脉旁淋巴结受累的报道[66]。通常，被切除的主动脉旁淋巴结位于左侧肾静脉（16A2lat）周围。Hasegawa 等[82] 和 Nunobe 等[80] 均报道称，16A2lat 站淋巴结受累在 Ⅲ 型癌症中占 20%。在日本，使用 Sasako 在 1995 年提出的淋巴结清扫的估计获益指数（IEBLD）来计算淋巴结清扫的有用性和优先级仍然非常流行。这个 IEBLD 的计算方法是：淋巴结站转移的频率 × 转移病例的 5 年生存率 /100。根据这一指标，两位作者都报告了主动脉旁淋巴结清扫的生存益处，与第二站腹腔干淋巴结 No.9 的清扫相似。根据 IEBLD，两位作者也都认为下纵隔淋巴结 No.110 是优先清扫的。此外，Hosokawa 等[79] 报道，对于局部进展期癌症，当食管侵犯 ≥ 2 cm 时，下纵隔淋巴结转移的风险增加 21 倍。

15% ~ 20% 的病例累及脾门淋巴结[80, 82, 84]。

总之，Siewert Ⅲ 型在所有 N+ 患者中向腹部淋巴结扩散。主动脉旁淋巴结和脾门淋巴结等远处淋巴结的频繁出现增加了淋巴结清扫术的范围。下纵隔淋巴结转移是不可忽略的，在进行淋巴结清扫术时应予以考虑。

表 14.4 Siewert Ⅲ 型淋巴结转移部位

	Pedrazzani et al.[66]	Monig et al.[72]	Nakamura et al.[76]	Kakeji et al.[73]	Meier et al.[68]	Yuasa et al.[77]
胸部及腹部	7%	13%	10%	2%	18%	2%
腹部	91%	87%	90%	88%	82%	98%
胸部	2%	—	—	—	—	—

14.3.2.4 淋巴结清扫范围

淋巴结清扫术在 EGJ 癌中的作用已被广泛接受，并被认为是治疗该疾病的标准手术的一部分。进行淋巴结清扫的原因是多方面的。第一，随着切除淋巴结数目的增加，生存率增加；第二，与接受经膈肌裂孔入路[52] 进行有限的淋巴结清扫术的患者相比，接受经胸淋巴结清扫治疗患者显示出生存优势；第三，如果我们认为在 N+ 病例中无可用的治疗方法，那么由于 T1sm 癌导致的淋巴结转移的高发生率将限制任何治疗的作用，这与 EGJ 癌症患者近期的预后改善不符。

　　1995 年，国际食管疾病学会（ISDE）共识会议上，对食管和食管胃结合部腺癌淋巴结清扫术的术语和类型进行了定义[85]，目前仍在使用。淋巴结清扫区域分为 3 个区域：腹部（区域一）、胸部（区域二）和颈部（区域三）（图 14.2）。采用日本腹部淋巴结清扫指南[17]用于腹部淋巴结清扫。而胸部淋巴结清扫又细分为 3 类："标准"淋巴结清扫包括中、下纵隔淋巴结清扫；"扩大"淋巴结清扫也包括右侧的上纵隔；"完全"淋巴结清扫包括双侧上纵隔清扫。二野淋巴结清扫术包括腹部和胸部淋巴结清扫术，而三野淋巴结清扫也会清扫颈部。

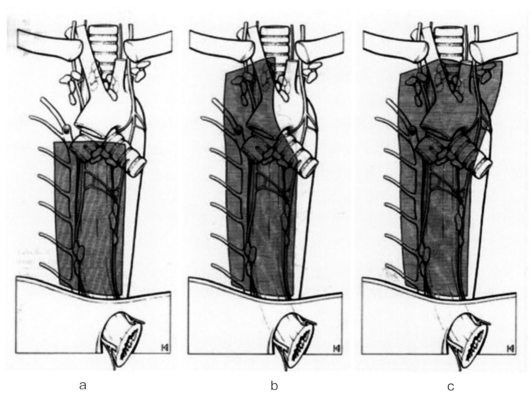

a　　　　　　　　　　b　　　　　　　　　　c

图 14.2　根据 ISDE 分类（1995）[85]的淋巴结清扫范围：
标准（a）、扩大（b）和完全（c）纵隔淋巴结清扫

　　整块切除的概念是由 Logan 提出的，后来被 Skinner 重新引入，特别是在 20 世纪 60 年代针对食管胃结合部的腺癌。目的是通过切除食管和周围组织的包膜来最大限度地控制局部肿瘤。具体地说，带瘤食管的切除包括侧方胸膜、前方心包，以及食管与主动脉或椎体之间的所有组织，即胸导管、奇静脉、肋间动脉和静脉段。在较小的改进下，可以保留肋间血管和奇静脉或胸导管的主干。如有必要，将膈肌与食管一起剥离。即使二野淋巴结清扫术和整体切除术并不是同义的，通常情况下，在整块食管切除术中，需要进行标准的纵隔淋巴结清扫和腹部清扫。食管整块切除术的一个可能作

用是更好地确定环周切缘。诱导放化疗（CRT）后，整块食管切除术是否有用仍然是一个有争议的问题。然而，CRT 提供了良好的局部控制，这可能会降低这种要求苛刻的技术的实用性。因此，不进行整体切除的二野淋巴结清扫术似乎是一种有效的选择，尤其是在 CRT 之后。

由日本外科医生在 20 世纪 80 年代提出的用于鳞状细胞癌的三野淋巴结清扫术，也被一些作者提出用于 Siewert Ⅰ 型和 Ⅱ 型腺癌，其中颈淋巴结受累者，即使很罕见，也时有报道。实际上，"第三野"不仅包括颈部淋巴结，还包括从上纵隔（喉返神经旁淋巴结）到下颈部的连续的、解剖上不可分割的淋巴结。这些淋巴结被称为颈胸淋巴结[75]。只有在对预后有影响的情况下，才有理由进行三野解剖清扫。如果它在鳞状细胞癌中的作用是有争议的，那么在腺癌中，普遍的共识是它的风险远远大于好处，通常不进行三野解剖清扫。

多模式治疗的应用并不能替代准确淋巴结清扫。

Siewert Ⅰ 型淋巴结清扫术的范围取决于潜在受累的淋巴结站和淋巴结受累的风险。T1sm 淋巴结有受累的风险。至少有 1/4 的患者有淋巴结转移，但一些报道表明淋巴结转移可能更多。因此，淋巴结清扫术对 T1sm 很重要。进展期癌症（T2-4）淋巴结转移的发生率很高，必须行淋巴结清扫。

需要清扫的范围是那些经常受累的部位。腹部贲门旁淋巴结（1 站、2 站）、胃小弯淋巴结（3 站）、胃左动脉淋巴结（7 站）均应包括在清扫范围内，其次是腹腔干淋巴结（9 站）。因此，建议行 D1+ 淋巴结清扫。中、下纵隔淋巴结（分别为 108 站和 110 站）常受累；因此，建议行标准的纵隔清扫术。这些情况与最近的会议共识一致[4, 86]。

Siewert Ⅱ 型的淋巴结转移风险与 Ⅰ 型相似，腹部贲门旁淋巴结（1 站、2 站）、胃小弯淋巴结（3 站）、胃左动脉淋巴结（7 站）、腹腔干淋巴结（9 站）、脾动脉淋巴结（11 站）均应包括在清扫范围内。因此，推荐采用 D2 式清扫。

中纵隔和下纵隔淋巴结（分别为 108 站和 110 站）经常受累，因此，我们建议行标准纵隔清扫术。

Siewert Ⅱ 型患者主动脉旁淋巴结转移的发生率不容忽视，主要发生在肿瘤累及胃的情况。根据日本作者[78, 80]的说法，主动脉旁淋巴结清扫的估计收益与 D2 类似，如腹腔淋巴结。然而，在西方国家，即使是胃癌也很难进行主动脉旁淋巴结清扫；因此，不推荐 D3 淋巴结清扫术，但进展期病例可以考虑。

另一个热门话题是进行完整的 D2 清扫时需要脾切除术的必要性。实际上，东、西方中心的资料[86-87]都不建议行脾切除术进行 D2 清扫，但在有浸润的情况下，提出行脾切除术获得 R0 的价值。

Siewert Ⅲ 型主要向腹部扩散。如上所述，几乎所有 N+ 患者均累及腹部站，约 10% 的患者同时累及纵隔淋巴结。

只有下纵隔淋巴结被报道为胸部转移的部位（110 站），并且随着食管侵犯的增加，淋巴结受累的风险增加[79-80]。一般认为下纵隔淋巴结清扫应与腹部淋巴结清扫术同时进行。

常累及腹部贲门旁淋巴结（1 站、2 站）、胃小弯淋巴结（3 站）、胃左动脉淋巴结（7 站）、腹腔干、肝总动脉、脾动脉和幽门下淋巴结（9 站、8a 站、11 站、6 站）。值得注意的是，与胃癌患者相似，约有一半的进展期患者涉及非一级淋巴结，而 T1sm 超出 D1 站淋巴结的发生率似乎较低，但缺乏数据来得出结论。无论如何，所有 Siewert Ⅲ 型患者推荐 D2 腹部淋巴结清扫术。

根据西方和东方中心经验，在进展期患者中，主动脉旁淋巴结有 20% ~ 30% 转移的报道。与Ⅱ型一样，晚期病例可能建议行 D3 淋巴结清扫术。

与 Siewert Ⅱ 型一样，可能累及脾门淋巴结，但在 D2 淋巴结清扫术中加上脾切除术并没有生存优势的报道。因此，文献综述和共识会议[4, 86]一致建议仅为实现 R0 切除而行脾切除术。

14.3.3 治疗策略

14.3.3.1 Siewert Ⅰ 型癌

Siewert Ⅰ 型癌为食管癌，目前有两种手术入路：经胸食管切除术（TTE）和经食管裂孔食管切除术（THE）。两种方法均可获得所要求的 5 cm 清晰的近端边缘，因此效果相同。然而，THE 不能完全切除周围组织，增加了 CRM 受累的风险[88]，而且纵隔淋巴结清扫有限且是次优的。这个话题是如此的热门，以至于自 20 世纪 90 年代末以来，许多作者都试图确定 TTE 是否在发病率、死亡率、淋巴结清扫的范围和生存率方面优于 THE。最近的一项 Meta 分析[89]考虑了 52 项对照研究，共涉及近 6000 名 Siewert 类型的鳞状细胞癌和腺癌患者。正如作者所报道的，大多数研究都已过时，方法和手术质量都很低。THE 显示出减少的肺部并发症和术后死亡率，但是 TTE 具有较少的吻合口漏和较少的声带麻痹。虽然生存率没有差异，但 THE 在早期癌症和淋巴结清扫术中使用频率明显更高。据报道，TTE 患者的淋巴结清扫率明显较高。这项 Meta 分析的结果特别有趣，因为它们强调了这样一个事实，即使有明显的选择偏倚，如接受 TTE 和次优淋巴结清扫术治疗的进展期癌症的发生率更高，TTE 和 THE 的生存率也相当。因此，我们可以推测，在真正具有可比性的群体中，TTE 可能更优。

在另一项 Meta 分析[90]中，作者仅考虑了 EGJ 癌。结果与上述 Meta 分析报告的结果相似。

在最近的一项关于 Siewert Ⅰ 型和Ⅱ型的队列研究中，Davies 和同事[91]报告称，随着 TTE 清扫的淋巴结更多，T3 肿瘤中 CRM 受累较少，R0 切除率明显更高。

被引用最多的随机研究之一是 Omloo 等人对 Siewert Ⅰ 型和Ⅱ型患者进行的[52]研究。作者报道说，使用 TTE 可以清扫更多的淋巴结，当受累超过 8 个淋巴结时，经胸入路的生存率更高。在亚组分析中，Ⅰ型 TTE 表现出更好的生存率优势。

尽管研究者对解释有争议，但我们相信所有这些研究都表明经胸入路提供了更好的淋巴结清扫术，降低 CRM 受累的风险，并可能影响生存率。我们坚信，经胸入路联合纵隔淋巴结清扫是治疗 Siewert Ⅰ型癌的首选。

因此，对于 T1sm 和更晚的癌症，建议经胸入路达到 5 cm 清晰的近缘切缘和二野淋巴结清扫，D1+ 腹部和标准纵隔淋巴结清扫术。可在获得清晰的 5 cm 远端边缘的情况下保留大部分胃，以用于消化道重建。

T1sm 患者可以很容易地获得根治性切除（R0），这就是采用先行手术作为标准治疗方法的原因。虽然 R0 和完整的淋巴结清扫术可以通过先行手术轻易获得，但 T1sm 患者的淋巴结受累是不可忽视的。由于预后与淋巴结受累密切相关，cT1smN+ 患者也应考虑多模式治疗。

同样，对于 cT2N0 患者是否需要诱导治疗也存在争议。如果术前分期正确，仅行手术和淋巴结清扫术可获得较好的生存率。不幸的是，T2 患者淋巴结受累的风险相当高，正如 Stiles 等[92] 报道的那样，对于食管癌和 EGJ 癌，被定义为 cT2N0 的患者中，55% 的患者实际上是 pN+，生存率降低。我们认为，cT2 患者应该参照一些国家指南推荐的多模式治疗方案[5]。

对所有局部进展期和淋巴结阳性 Siewert Ⅰ患者，建议诱导化疗或更好的放化疗治疗，手术原则保持不变。

特例是浸润周围邻近器官的 T4 期肿瘤：T4a 为浸及可切除器官（胸膜、心包、膈肌），T4b 为浸及不可切除器官（主动脉、椎体、气管）。与所有其他晚期癌症一样，T4a 癌症值得进行诱导治疗和手术治疗。相反，对于 T4b 癌通常只建议姑息性化疗或放化疗。尽管如此，我们认为应该对所有合适的患者提供多模式治疗，并在治疗反应良好的情况下尝试实现根治性切除。

14.3.3.2 Siewert Ⅱ型癌

Siewert Ⅱ型癌处于临界位置，研究人员认为其为食管癌或胃癌。TNM 第 7 版将 Siewert Ⅱ型列为食管癌，部分解决了这一问题。术前对 Siewert 型的定义并不容易，实际上有些Ⅱ型癌症更类似食管癌，而有些则更类似Ⅲ型。东西方不同的观点增加了分型难度。在东方，Barrett's 食管与 Siewert Ⅰ型很罕见，Siewert Ⅲ型很常见，而 Siewert Ⅱ型与 Siewert Ⅲ型相似，可能起源相同[93-94]。在肥胖和反流更常见的美国，Siewert Ⅱ型与 Siewert Ⅰ型的病理模式相同。在欧洲，可能同时存在两种病理模式，一些 Siewert Ⅱ型起源于超短的 Barrett 食管，一些与幽门螺旋杆菌感染密切相关，如Ⅲ型[95]。

然而，Siewert Ⅱ型癌往往表现出明显的食管侵犯，因此需要长的纵切缘。出于这个原因，对于 Siewert Ⅱ型已经提出了经胸食管切除术（TTE）和经食管裂孔切除术（THE）。两种方法均可获得所要求的清晰 5 cm 的近端边缘，且效果相同。虽然 TTE 能获得更好的淋巴结清扫，降低 CRM 受累的风险，但到目前为止，没有研究显示经胸入路治疗 Siewert II 型患者的生存期增加。目前的文献也认为可以通过单纯经腹入路进行全胃切除术和远端食管切除术[4, 86]。Siewert 等[96] 在 2005 年报道，Siewert II 型胃切除术的存活率较高，但作者强调了清晰的近端切缘的重要性，并指出即使不行全胃切除术，也可以实现充分的淋巴结清扫，允许在这些患者中使用经胸食管切除术，而不是全胃切除术。事实上，在 Siewert II 型患者中，沿大弯侧淋巴结受累的发生率极小[66, 82]。

最近，Parry 和他的同事[97] 将他们的研究重点放在了 Siewert II 型上，并报道了食管切除术有提高生存率的趋势，与胃切除相比，CRM 受累的风险降低，纵隔淋巴结清扫得更彻底。但死亡率和疾病复发率相等。此外，大多数 Siewert II 型癌症在许多方面与 I 型癌症表现出很多的相似性，如淋巴结扩散和对放化疗的反应。

然而，一些 II 型癌症的食管侵犯有限。当食管侵犯受限时，如前所述，中下段发生纵隔阳性淋巴结的风险降低。事实上，当食管浸润不超过 2 cm 时，单纯经腹入路可以提供足够的切缘和正确的下纵隔与腹部淋巴结清扫。在这些病例中，淋巴结清扫术应集中于腹部淋巴结，尽管不是强制的，但全胃切除术可以提供更广泛的淋巴结清扫。这与之前的日本的一项随机研究是一致的[98]。在 Siewert II 型和 III 型患者中，当食管侵袭有限（3 cm 或更少）时，左胸腹（LTA）入路与经食管裂孔入路（包括经剖腹全胃切除和经食管下段切除）相比没有显示出任何生存优势。在 Siewert II 型和 III 型患者中，LTA 入路包括通过剖腹全胃切除和经裂孔进入的下段食管切除，而 Siewert II 型和 III 型患者的食管侵袭有限（3 cm 或更少）。同一组的 10 年随访研究结果也证实了这一点[99]。

因为如果食管浸润超过 2 cm，纵隔淋巴结受累的风险是相关的，单独经腹部入路是有害的，我们必须在制定手术策略前合理地确定浸润的程度。对于食管浸润小于 2 cm 的情况，胃镜和超声内镜检查（EUS）可以有较好的敏感性和特异性[100]。这有助于制定治疗 Siewert II 型癌症的正确入路。

安全的近端切缘需要 5 cm。对于有明显食管侵犯的患者，经胸入路提供足够的近端和周边切缘，并允许二野淋巴结清扫，采用标准的 D2 腹部和纵隔淋巴结清扫术。可在保留大部分胃的情况下获得清晰的 5 cm 远端边缘，可采用全胃或管状重建。当食管侵犯 ≤ 2 cm 时，首选单纯经腹入路全胃切除及远端食管切除术，Rouxen-y 食管空肠吻合即可完成消化道重建。

多模式治疗的适应证与 Siewert I 型相同：所有局部进展期和淋巴结阳性 Siewert II 型患者都需要诱导化疗或放化疗，诱导治疗后的手术原则仍未变。与所有其他晚期癌症一样，T4a 癌症应采用诱导治疗和手术治疗。相反，对于 T4b 癌，如

Siewert Ⅰ型，我们认为应该向所有合适的患者提供多模式治疗，并在治疗反应良好的情况下尝试实现根治性切除。

14.3.3.3 Siewert Ⅲ型癌

第 7 版 TNM 分期将 Siewert Ⅲ型癌定义为食管癌。统计模型似乎适合这种类型的癌症，临床医生似乎并不适应该模型。会议共识[4] 和美国指南[5] 对 Siewert Ⅲ型胃癌的定义是非常明确的。当然有一些特点必须考虑：癌症的生物学不同于Ⅰ型，可能也不同于Ⅱ型，淋巴结扩散主要集中于腹部，对放化疗的反应非常差。

典型的手术入路包括全胃切除术和远端食管切除术，必要时可切除附近脏器，达到 R0 切除。

根据一项比较经胸入路和经裂孔入路治疗 EGJ 癌的 Meta 分析[90]，在 Siewert Ⅲ期患者中，经胸入路和经食管裂孔入路有提高生存率的潜在趋势。根据日本经验，对于食管浸润限制在 3 cm 以内的 Siewert Ⅱ型和Ⅲ型，左胸腹（LTA）入路与单纯经腹部入路的全胃切除术和远端食管切除术相比，没有显示出任何生存优势，无论是在最初的随机试验[98] 中，还是在 10 年后的随访[99] 中都是如此。

对于 T1sm 和更晚期的癌症，正确的手术入路需要 5 cm 清晰的近侧切缘。只有当食管受侵不超过 2 cm 时，才有可能采用单独的经腹部入路。在食管侵犯 > 2 cm 的情况下，不能通过单纯经腹入路获得足够的切缘，并且下纵隔淋巴结转移的风险显著增加，正如先前报道的那样[79-80]。因此，有必要采用经胸入路。

安全的远端切缘需要 5 cm，因此需要全胃切除。此外，要获得彻底的腹部淋巴结清扫，必须进行全胃切除术。要行 R0 切除时推荐脾切除，而仅为了淋巴结清扫时不适合。

因此，推荐行全胃 + 远端食管切除、安全的 5 cm 近端切缘和 D2 标准的腹部与下纵隔淋巴结清扫。进展期病例可以考虑 D3 淋巴结清扫术，就像关于淋巴结清扫范围的章节中所描述的那样。消化道重建可以通过食管空肠 Roux-en-y 吻合，如果食管侵犯小于 2 cm，则可以采用单纯经腹入路，否则采用经胸入路。

多模式治疗适用于所有局部进展期和淋巴结阳性的 Siewert Ⅲ患者，手术策略在多模式治疗后不变。

特例是 T4b 肿瘤，即侵犯邻近器官的癌症。尽管通常只建议姑息性化疗或放化疗，我们认为应该尝试手术切除浸润的器官以获得 R0 切除。应该为所有适合的患者提供多模式治疗，因为它们可能会增加根治性切除的可能性。

14.4 结论

总而言之，我们可以总结出 EGJ 癌治疗方法的流程（图 14.3）：T1M 癌应该接受内镜切除。如果癌症仅限于黏膜（M1-M3），随访就够了。但如果淋巴结受累的风险较高，如 M3 型脉管受侵犯的病例，可能会考虑手术或更严格的随访。在所有临床怀疑或内镜切除后诊断为 T1sm 的患者中，先行手术加淋巴结清扫是强制性的。在临床淋巴结阳性的情况下，应考虑多模式治疗。对于 T2、T3、T4a 和 T4b，所有适合的患者都应建议采用多模式治疗。对于 Siewert Ⅰ 型和大多数 Ⅱ 型病例，应选择诱导放化疗，而对于食管侵犯有限的 Ⅲ 型和 Ⅱ 型病例，围手术期或诱导化疗是首选。

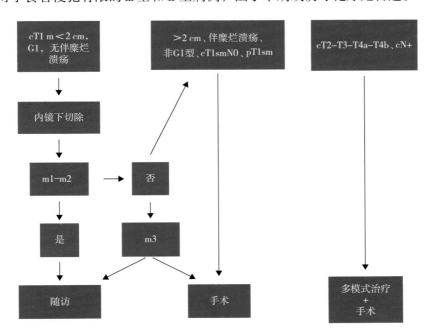

图 14.3　建议的 EGJ 癌治疗方法流程

对于 Siewert Ⅰ 型和 Ⅱ 型 T4b 癌，放化疗是理想选择，而在治疗反应良好的情况下可以考虑手术切除，而对于 Siewert Ⅲ T4b 癌，建议在化疗后可能的情况下切除邻近器官以获得 R0 切除。

参考文献

[1] Sjoquist KM，Burmeister BH，Smithers BM et al（2011）Survival after neoadjuvant chemotherapy or chemoradiotherapy for resectable oesophageal carcinoma：an updated meta-analysis. Lancet Oncol 12（7）：681–692

[2] Lv J，Cao XF，Zhu B et al（2009）Effect of neoadjuvant chemoradiotherapy on prognosis and surgery for esophageal carcinoma. World J Gastroenterol 15（39）：4962–4968

[3] Ronellenfitsch U，Schwarzbach M，Hofheinz R et al（2013）Perioperative chemo（radio）therapy versus primary surgery for resectable adenocarcinoma of the stomach, gastroesophageal junction, and lower esophagus. Cochrane Database Syst Rev 5（5）：

CD008107

[4] Lutz MP，Zalcberg JR，Ducreux M et al（2012）Highlights of the EORTC St. Gallen international expert consensus on the primary therapy of gastric，gastroesophageal and oesophageal cancer – differential treatment strategies for subtypes of early gastroesophageal cancer. Eur J Cancer 48（16）：2941–2953

[5] National Comprehensive Cancer Network.Esophageal and esophagogastric junction cancers NCCN Guidelines. Version 3.2015

[6] Moehler M，Baltin CT，Ebert M et al（2015）International comparison of the German evidencebased S3-guidelines on the diagnosis and multi-modal treatment of early and locally advanced gastric cancer，including adenocarcinoma of the lower esophagus. Gastric Cancer 18（3）：550–563

[7] Allum WH，Blazeby JM，Griffin SM et al（2011）Guidelines for the management of oesophageal and gastric cancer. Gut 60（11）：1449–1472

[8] Malthaner R，Wong RKS，Spithoff K（2010）Preoperative or postoperative therapy for resectable oesophageal cancer：an updated practice guideline. Clin Oncol 22（4）：250–256

[9] Van Hagen P，Hulshof MCCM，van Lanschot JJB et al（2012）Preoperative chemoradiotherapy for esophageal or junctional cancer. N Engl J Med 366（22）：2074–2084

[10] Stahl M，Walz MK，Stuschke M et al（2009）Phase Ⅲ comparison of preoperative chemotherapy compared with chemoradiotherapy in patients with locally advanced adenocarcinoma of the esophagogastric junction. J Clin Oncol 27（6）：851–856

[11] Burmeister BH，Thomas JM，Burmeister E et al（2011）Is concurrent radiation therapy required in patients receiving preoperative chemotherapy for adenocarcinoma of the oesophagus？ A randomised phase Ⅱ trial. Eur J Cancer 47（3）：354–360

[12] Cunningham D，Allum WH，Stenning SP et al（2006）Perioperative chemotherapy versus surgery alone for resectable gastroesophageal cancer. N Engl J Med 355：11–20

[13] Curtis NJ，Noble F，Bailey IS et al（2014）The relevance of the Siewert classification in the era of multimodal therapy for adenocarcinoma of the gastro-oesophageal junction. J Surg Oncol 109（3）：202–207

[14] Hasegawa S，Yoshikawa T（2010）Adenocarcinoma of the esophagogastric junction：Incidence，characteristics，and treatment strategies. Gastric Cancer 13（2）：63–73

[15] Reynolds JV，Ravi N，Muldoon C et al（2010）Differential pathologic variables and outcomes across the spectrum of adenocarcinoma of the esophagogastric junction. World J Surg 34（12）：2821–2829

[16] Sgourakis G，Gockel I，Lang H（2013）Endoscopic and surgical resection of T1a/T1b

esophageal neoplasms: a systematic review. World J Gastroenterol 19（9）: 1424–1437

[17] Japanese Esophageal Society（2008）Japanese classification of esophageal cancer, 10th edn. Kaneara & Co., Tokyo. 6（1）: 1–25

[18] Dunbar KB, Spechler SJ（2012）The risk of lymph node metastases in patients with high grade dysplasia or intramucosal carcinoma in Barrett's esophagus: a systematic review. Am J Gastroenterol 107（6）: 850–863

[19] Luna RA, Gilbert E, Hunter JG（2012）High-grade dysplasia and intramucosal adenocarcinoma in Barrett's esophagus: the role of esophagectomy in the era of endoscopic eradication therapy. Curr Opin Gastroenterol 28（4）: 362–369

[20] Prasad GA, Wu TT, Wigle D et al（2009）Endoscopic and surgical treatment of mucosal（T1a）esophageal adenocarcinoma in Barrett's esophagus. Gastroenterology 137（3）: 815–823

[21] Zehetner J, Demeester SR, Hagen J et al（2011）Endoscopic resection and ablation versus esophagectomy for high-grade dysplasia and intramucosal adenocarcinoma. J Thorac Cardiovasc Surg 141（1）: 39–47

[22] Ngamruengphong S, Wolfsen HC, Wallace MB（2013）Survival of patients with superficial esophageal adenocarcinoma following endoscopic treatment vs surgery. Clin Gastroenterol Hepatol 11（11）: 1424–e81

[23] Westerterp M, Koppert LB, Buskens CJ et al（2005）Outcome of surgical treatment for early adenocarcinoma of the esophagus or gastro-esophageal junction. Virchows Arch 446（5）: 497–504

[24] Oh DS, Hagen J, Chandrasoma PT et al（2006）Clinical biology and surgical therapy of intramucosal adenocarcinoma of the esophagus. J Am Coll Surg 203（2）: 152–161

[25] Raziee HR, Cardoso R, Seevaratnam R et al（2012）Systematic review of the predictors of positive margins in gastric cancer surgery and the effect on survival. Gastric Cancer 15: 116–124

[26] Papachristou DN, Agnanti N, D'Agostino H et al（1980）Histologically positive esophageal margin in the surgical treatment of gastric cancer. Am J Surg 139（5）: 711–713

[27] Gao F, Chen J, Wang T et al（2014）Incidence of microscopically positive proximal margins in adenocarcinoma of the gastroesophageal junction. PLoS One 9（2）: e88010

[28] Szántó I, Vörös A, Nagy P et al（2002）Esophageal intramural metastasis from adenocarcinoma of the gastroesophageal junction. Endoscopy 34（5）: 418–420

[29] Lam KY, Ma LT, Wong J（1996）Measurement of extent of spread of oesophageal

squamous carcinoma by serial sectioning. J Clin Pathol 49（2）：124–129

[30] Tsutsui S，Kuwano H，Watanabe M et al（1995）Resection margin for squamous cell carcinoma of the esophagus. Ann Surg 222（2）：193–202

[31] Law S，Arcilla C，Chu KM et al（1998）The significance of histologically infiltrated resection margin after esophagectomy for esophageal cancer. Am J Surg 176（3）：286–290

[32] Khoshnevis J，Moradi A，Azargashb E et al（2013）A study of contractility of proximal surgical margin in esophageal cancer. Iran J Cancer Prev 6（1）：25–27

[33] Barbour AP，Rizk NP，Gonen M et al（2007）Adenocarcinoma of the gastroesophageal junction：influence of esophageal resection margin and operative approach on outcome. Ann Surg 246（1）：1–8

[34] Mariette C，Castel B，Balon JM et al（2003）Extent of oesophageal resection for adenocarcinoma of the oesophagogastric junction. Eur J Surg Oncol 29（7）：588–593

[35] Ito H，Clancy TE，Osteen RT et al（2004）Adenocarcinoma of the gastric cardia：what is the optimal surgical approach? J Am Coll Surg 199（6）：880–886

[36] Mine S，Sano T，Hiki N et al（2013）Proximal margin length with transhiatal gastrectomy for Siewert type Ⅱ and Ⅲ adenocarcinomas of the oesophagogastric junction. Br J Surg 100（8）：1050–1054

[37] Shen KR，Cassivi SD，Deschamps C et al（2006）Surgical treatment of tumors of the proximal stomach with involvement of the distal esophagus：a 26-year experience with Siewert type Ⅲ tumors. J Thorac Cardiovasc Surg 132（4）：755–762

[38] Casson AG，Darnton SJ，Subramanian S et al（2000）What is the optimal distal resection margin for esophageal carcinoma? Ann Thorac Surg 69（1）：205–209

[39] DiMusto PD，Orringer MB（2007）Transhiatal esophagectomy for distal and cardia cancers：implications of a positive gastric margin. Ann Thorac Surg 83（6）：1993–1999

[40] Chao YK，Yeh CJ，Chang HK et al（2011）Impact of circumferential resection margin distance on locoregional recurrence and survival after chemoradiotherapy in esophageal squamous cell carcinoma. Ann Surg Oncol 18（2）：529–534

[41] Deeter M，Dorer R，Kuppusamy MK et al（2009）Assessment of criteria and clinical significance of circumferential resection margins in esophageal cancer. Arch Surg 144（7）：618–624

[42] Scheepers JJG，Van Der Peet DL，Veenhof A et al（2009）Influence of circumferential resection margin on prognosis in distal esophageal and gastroesophageal cancer approached through the transhiatal route. Dis Esophagus 22（1）：42–48

[43] Sujendran V，Wheeler J，Baron R et al（2008）Effect of neoadjuvant chemotherapy on circumferential margin positivity and its impact on prognosis in patients with resectable oesophageal cancer. Br J Surg 95（2）：191–194

[44] De Manzoni G，Verlato G，Di Leo A et al（2006）Peritoneal cytology does not increase the prognostic information provided by TNM in gastric cancer. World J Surg 30（4）：579–584

[45] Rice TW，Blackstone EH，Rusch VW（2010）7th edition of the AJCC cancer staging manual：esophagus and esophagogastric junction. Ann Surg Oncol 17（7）：1721–1724

[46] Chan DSY，Reid TD，Howell I et al（2013）Systematic review and meta-analysis of the influence of circumferential resection margin involvement on survival in patients with operable oesophageal cancer. Br J Surg 100（4）：456–464

[47] Wu J，Chen QX，Teng LS et al（2014）Prognostic significance of positive circumferential resection margin in esophageal cancer：a systematic review and meta-analysis. Ann Thorac Surg 97（2）：446–453

[48] Peyre CG，Hagen JA，DeMeester SR et al（2008）Predicting systemic disease in patients with esophageal cancer after esophagectomy：a multinational study on the significance of the number of involved lymph nodes. Ann Surg 248（6）：979–985

[49] Mariette C，Piessen G，Briez N et al（2008）The number of metastatic lymph nodes and the ratio between metastatic and examined lymph nodes are independent prognostic factors in esophageal cancer regardless of neoadjuvant chemoradiation or lymphadenectomy extent. Ann Surg 247（2）：365–371

[50] Smit JK，Pultrum BB，Van Dullemen HM et al（2010）Prognostic factors and patterns of recurrence in esophageal cancer assert arguments for extended two-field transthoracic esophagectomy. Am J Surg 200（4）：446–453

[51] ohansson J，DeMeester TR，Hagen JA et al（2004）En bloc vs transhiatal esophagectomy for stage T3 N1 adenocarcinoma of the distal esophagus. Arch Surg 139（6）：627–631

[52] Omloo JMT，Lagarde SM，Hulscher JBF et al（2007）Extended transthoracic resection compared with limited transhiatal resection for adenocarcinoma of the mid/distal esophagus：five-year survival of a randomized clinical trial. Ann Surg 246（6）：992–1000

[53] Hölscher AH，Drebber U，Schmidt H et al（2014）Prognostic classification of histopathologic response to neoadjuvant therapy in esophageal adenocarcinoma. Ann Surg 260（5）：779–785

[54] Rice TW，Blackstone EH（2013）Lymph node ratio：a confounded quotient. Ann Thorac Surg 96（2）：744

[55] Rizk NP，Ishwaran H，Rice TW et al（2010）Optimum lymphadenectomy for esophageal cancer. Ann Surg 251（1）：46–50

[56] Altorki NK，Zhou XK，Stiles B et al（2008）Total number of resected lymph nodes predicts survival in esophageal cancer. Ann Surg 248（2）：221–226

[57] Groth SS，Virnig BA，Whitson BA et al（2010）Determination of the minimum number of lymphnodes to examine to maximize survival in patients with esophageal carcinoma：data from the Surveillance Epidemiology and End Results database. J Thorac Cardiovasc Surg 139（3）：612–620

[58] Peyre CG，Hagen JA，DeMeester SR et al（2008）The number of lymph nodes removed predicts survival in esophageal cancer：an international study on the impact of extent of surgical resection. Ann Surg 248（4）：549–556

[59] Stiles BM，Nasar A，Mirza FA et al（2012）Worldwide oesophageal cancer collaboration guidelines for lymphadenectomy predict survival following neoadjuvant therapy. Eur J Cardiothorac Surg 42（4）：659–664

[60] Lerut T（2012）Cancer of the oesophagus and gastrooesophageal junction：neoadjuvant therapy should not be a surrogate for suboptimal lymphadenectomy. Eur J Cardiothorac Surg 42（4）：664–666

[61] Bollschweiler E，Besch S，Drebber U et al（2010）Influence of neoadjuvant chemoradiation on the number and size of analyzed lymph nodes in esophageal cancer. Ann Surg Oncol 17（12）：3187–3194

[62] McGuill MJ，Byrne P，Ravi N et al（2008）The prognostic impact of occult lymph node metastasis in cancer of the esophagus or esophago-gastric junction：systematic review and meta-analysis. Dis Esophagus 21（3）：236–240

[63] Gertler R，Stein HJ，Schuster T et al（2014）Prevalence and topography of lymph node metastses in early esophageal and gastric cancer. Ann Surg 259（1）：96–101

[64] Barbour AP，Jones M，Brown I et al（2010）Risk stratification for early esophageal adenocarcinoma：analysis of lymphatic spread and prognostic factors. Ann Surg Oncol 17（9）：2494–2502

[65] Bollschweiler E，Baldus SE，Schröder W et al（2006）High rate of lymph-node metastasis in submucosal esophageal squamous-cell carcinomas and adenocarcinomas. Endoscopy 38（2）：149–156

[66] Pedrazzani C，de Manzoni G，Marrelli D et al（2007）Lymph node involvement in

advanced gastroesophageal junction adenocarcinoma. J Thorac Cardiovasc Surg 134(2)：378–385

[67] Zhang X，DI Watson JG（2007）Lymph node metastases of adenocarcinoma of the esophagus and esophagogastric junction. Chin Med J 120（24）：2268–2270

[68] Meier I，Merkel S，Papadopoulos T et al（2008）Adenocarcinoma of the esophagogastric junction：the pattern of metastatic lymph node dissemination as a rationale for elective lymphatic target volume definition. Int J Radiat Oncol Biol Phys 70（5）：1408–1417

[69] Feith M，Stein HJ，Siewert JR（2003）Pattern of lymphatic spread of Barrett's cancer. World J Surg 27（9）：1052–1057

[70] Leers JM，DeMeester SR，Chan N et al（2009）Clinical characteristics，biologic behavior，and survival after esophagectomy are similar for adenocarcinoma of the gastroesophageal junction and the distal esophagus. J Thorac Cardiovasc Surg 138（3）：594–602

[71] Dresner SM，Lamb PJ，Bennett MK et al（2001）The pattern of metastatic lymph node dissemination from adenocarcinoma of the esophagogastric junction. Surgery 129（1）：103–109

[72] Mönig SP，Baldus SE，Zirbes TK et al（2002）Topographical distribution of lymph node metastasis in adenocarcinoma of the gastroesophageal junction. Hepatogastroenterology 49（44）：419–422

[73] Kakeji Y，Yamamoto M，Ito S et al（2012）Lymph node metastasis from cancer of the esophagogastric junction，and determination of the appropriate nodal dissection. Surg Today 42（4）：351–358

[74] Lerut T，Nafteux P，Moons J et al（2004）Three-field lymphadenectomy for carcinoma of the esophagus and gastroesophageal junction in 174 R0 resections：impact on staging，disease-free survival，and outcome：a plea for adaptation of TNM classification in upper-half esophageal carcinoma. Ann Surg 240（6）：962–972

[75] Altorki N，Kent M，Ferrara C et al（2002）Three-field lymph node dissection for squamous cell and adenocarcinoma of the esophagus. Ann Surg 236（2）：177–183

[76] Nakamura M，Iwahashi M，Nakamori M et al（2012）Lower mediastinal lymph node metastasis is an independent survival factor of siewert type II and III adenocarcinomas in the gastroesophageal junction. Am Surg 78（5）：567–573

[77] Yuasa N，Miyake H，Yamada T et al（2006）Clinicopathologic comparison of Siewert type II and III adenocarcinomas of the gastroesophageal junction. World J Surg 30（3）：

364–371

[78] Mine S，Sano T，Hiki N et al（2013）Lymphadenectomy around the left renal vein in Siewert type Ⅱ adenocarcinoma of the oesophagogastric junction. Br J Surg 100（2）：261–266

[79] Hosokawa Y，Kinoshita T，Konishi M et al（2012）Clinicopathological features and prognostic factors of adenocarcinoma of the esophagogastric junction according to Siewert classification：experiences at a single institution in Japan. Ann Surg Oncol 19（2）：677–683

[80] Nunobe S，Ohyama S，Sonoo H et al（2008）Benefit of mediastinal and para-aortic lymph-node dissection for advanced gastric cancer with esophageal invasion. J Surg Oncol 97（5）：392–395

[81] Kurokawa Y，Hiki N，Yoshikawa T et al（2015）Mediastinal lymph node metastasis and recurrence in adenocarcinoma of the esophagogastric junction. Surgery 157（3）：551–555

[82] Hasegawa S，Yoshikawa T，Rino Y et al（2013）Priority of lymph node dissection for Siewert type Ⅱ/Ⅲ adenocarcinoma of the esophagogastric junction. Ann Surg Oncol 20：4252–4259

[83] Sasako M，McCulloch P，Kinoshita T（1995）New method to evaluate the therapeutic value of lymph node dissection for gastric cancer. Br J Surg 82（3）：346–351

[84] De Manzoni G，Morgagni P，Roviello F et al（1998）Nodal abdominal spread in adenocarcinoma of the cardia. Results of a multicenter prospective study. Gastric Cancer 1（2）：146–151

[85] Fumagalli U，Akiyama H，DeMeester T（1996）Resective surgery for cancer of the thoracic esophagus：results of a consensus conference held at the VIth World Congress of the International Society for Diseases of the Esophagus. Dis Esophagus 9：30–38

[86] Mariette C，Piessen G，Briez N et al（2011）Oesophagogastric junction adenocarcinoma：which therapeutic approach？ Lancet Oncol 12（3）：296–305

[87] Goto H，Tokunaga M，Sugisawa N et al（2013）Value of splenectomy in patients with Siewert type Ⅱ adenocarcinoma of the esophagogastric junction. Gastric Cancer 16（4）：590–595

[88] Suttie SA，Nanthakumaran S，Mofidi R et al（2012）The impact of operative approach for oesophageal cancer on outcome：the transhiatal approach may influence circumferential margin involvement. Eur J Surg Oncol 38（2）：157–165

[89] Boshier PR，Anderson O，Hanna GB（2011）Transthoracic versus transhiatal

esophagectomy for the treatment of esophagogastric cancer. Ann Surg 254（6）：894–906

[90] Wei MT，Zhang YC，Deng XB et al（2014）Transthoracic vs transhiatal surgery for cancer of the esophagogastric junction：a meta-analysis. World J Gastroenterol 20（29）：10183–10192

[91] Davies AR，Sandhu H，Pillai A et al（2014）Surgical resection strategy and the influence of radicality on outcomes in oesophageal cancer. Br J Surg 101（5）：511–517

[92] Stiles BM，Mirza F，Coppolino A et al（2011）Clinical T2-T3N0M0 esophageal cancer：the risk of node positive disease. Ann Thorac Surg 92（2）：491–498

[93] Hasegawa S，Yoshikawa T，Cho H et al（2009）Is adenocarcinoma of the esophagogastric junction different between Japan and western countries？The incidence and clinicopathological features at a Japanese high-volume cancer center. World J Surg 33（1）：95–103

[94] Suh YS，Han DS，Kong SH et al（2012）Should adenocarcinoma of the esophagogastric junction be classified as esophageal cancer？A comparative analysis according to the seventh AJCC TNM classification. Ann Surg 255（5）：908–915

[95] Pedrazzani C（2015）Should adenocarcinoma of the esophagogastric junction be classified as gastric or esophageal cancer，or else as a distinct clinical entity？Ann Surg 261（4）：e107–e108

[96] Siewert JR，Feith M，Stein HJ（2005）Biologic and clinical variations of adenocarcinoma at the esophago-gastric junction：Relevance of a topographicanatomic subclassification. J Surg Oncol 90（3）：139–146

[97] Parry K，Haverkamp L，Bruijnen RCG et al（2014）Surgical treatment of adenocarcinomas of the gastro-esophageal junction. Ann Surg Oncol 22（2）：597–603

[98] Sasako M，Sano T，Yamamoto S et al（2006）Left thoracoabdominal approach versus abdominal-transhiatal approach for gastric cancer of the cardia or subcardia：a randomised controlled trial. Lancet Oncol 7（8）：644–651

[99] Kurokawa Y，Sasako M，Sano T et al（2015）Ten-year follow-up results of a randomized clinical trial comparing left thoracoabdominal and abdominal transhiatal approaches to total gastrectomy for adenocarcinoma of the oesophagogastric junction or gastric cardia. Br J Surg 102（4）：341–348

[100] Pedrazzani C，Bernini M，Giacopuzzi S et al（2005）Evaluation of Siewert classification in gastro-esophageal junction adenocarcinoma：what is the role of endoscopic ultrasonography？J Surg Oncol 91（4）：226–231

第15章

食管胃结合部癌的化疗①

15.1 引言

在过去的 30 年里，化疗在食管胃结合部癌治疗中的作用发展迅速。从姑息治疗中的单药疗法（反应率为 10% ~ 25%）开始[1]，一系列多药物疗法与放射治疗的结合现已用于新辅助治疗、围手术期治疗和姑息治疗。最近，在靶向医学时代，针对特定途径的新型靶向药物已经在 EGJ 癌症中被引入。在本章中，我们将讨论化疗在 EGJ 癌症中的作用，并给出确立这些作用的数据。我们将展示当前金标准方案背后的证据，并描述未来可能的发展。

15.2 新辅助化疗

在英国，T2 和 T3 食管癌伴或不伴淋巴结转移的推荐治疗方法是新辅助化疗后手术切除[2]。OE02 研究为这种做法提供了依据。在医学研究委员会食管癌工作组的监督下，OE02 是一项大型多中心随机试验，将新辅助化疗与单纯手术进行了比较。将 802 名患者随机分为两组，一组为期 2 周期 ×4 天，顺铂 80 mg/m^2，输注 4 h，每天加 5- 氟尿嘧啶 1000 mg/m^2（5-FU），连续 4 天，随后进行手术（n=400）；另一组仅进行手术切除（n=402）。初步结果显示，接受化疗的患者有生存优势（HR=0.79，95%CI：0.67 ~ 0.93，P=0.004）。化疗组的中位生存期增加了 107 天，2 年生存率增加了 9%（43%：34%）。化疗组术后并发症的风险没有增加，大多数患者（n=350）能够耐受两个周期的新辅助治疗[3]。这项研究的长期结果发表在 2009 年。化疗组有持续的生存获益，但程度有限（23%：17%）（图 15.1）。

① Paul M. Wilkerson，Department Surgery，Royal Marsden NHS Foundation Trust，UK
Stephen T. Hornby，Department Surgery，Bristol Royal Infirmary，UK
William H. Allum，Department Surgery，Royal Marsden NHS Foundation Trust，UK

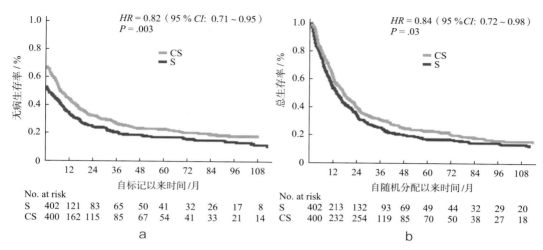

图 15.1　（a）CS（新辅助化疗 + 手术组）与 S（单纯手术组）无病生存率（DFS）。
考虑到两组间手术时机差异，OE02 试验的无病生存率是以随机分配 6 个月后作为
标志性起始时间计算得出的。（b）CS（新辅助化疗 + 手术组）与
S（单纯手术组）总生存率（OS）

　　该研究强调了手术标本完全切除的重要性，当肉眼可见的肿瘤组织被留下或未被切除时，两组患者的存活率均很低。然而，观察发现，不可切除的肿瘤在直接进行手术的患者中明显比在新辅助组中更多。这表明化疗对局部产生了早期影响，使切除肿瘤成为可能[4]。

　　相比之下，美国组间 -0113 试验显示，术前化疗的总生存率没有差异[5]。在这项研究中，467 名食管癌和 EGJ 癌患者被随机分配到单独手术组或 3 个周期的顺铂和 5-FU 治疗组。在术后的 3 个周期中，对化疗有反应者也接受了相同的方案。OE02 和组间 0113 之间的差异在于治疗毒性更大，明确手术的时间延迟更长，这与组间试验结果有关。

　　2007 年，澳大利亚胃肠试验组发表了一项对 8 项随机试验的荟萃分析，对 1600 名患者进行了汇总分析，有利于化疗患者的生存（HR=0.90，95%CI：0.81 ～ 1.00）[6]。这项荟萃分析受到 OE02 试验的严重影响，该试验将超过一半的患者纳入汇总结果。该小组随后在 2011 年更新了分析，增加了两项进一步的试验和 400 多名患者。化疗对总生存率的影响仍然相似（HR=0.87，95%CI：0.79 ～ 0.96）（图 15.2）。在亚组分析中，食管鳞状细胞癌对生存率的影响不如腺癌[7]。

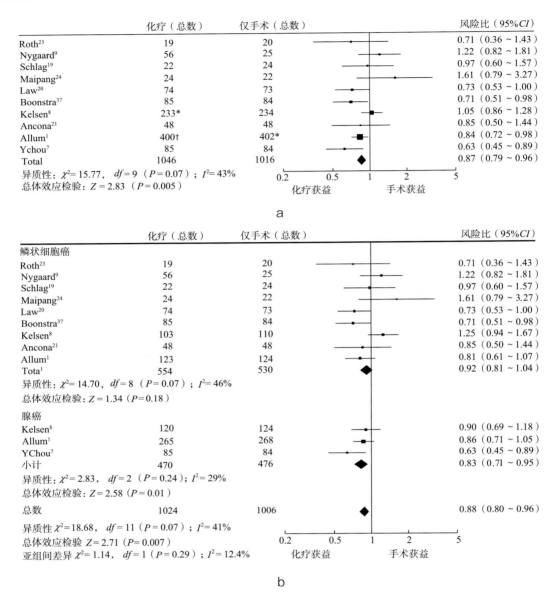

图 15.2 （a）新辅助化疗或放化疗 + 手术与单纯手术相比对食管癌患者生存的影响；（b）新辅助化疗或放化疗 + 手术与单纯手术相比对食管癌亚组（鳞癌或腺癌）患者生存的影响

OE02 的后续试验是 OE05 试验[8]，该试验将 842 名可手术食管腺癌患者随机分为两组，一组接受 OE02 化疗方案，然后进行手术；另一组接受表柔比星、顺铂和卡培他滨（ECX）治疗，然后进行手术。需要注意的是，该研究是在 MAGIC 时代[9]之后设计的。需要说明的是，本研究设计于 MAGIC 时代[9]之后，ECF 为参考方案，REAL-2 研究[10]之后，证明口服卡培他滨疗效并不逊于输注 5-FU。OE05 的目的是确定改良方案的生存益处，次要终点包括任何减少的治疗毒性和改善患者的生活质量。OE05 的结果以抽象的形式呈现，尽管 ECX 在无进展和无病生存方面有明显的好处，但治疗组之间的存活率没有差异。

15.3　围手术期化疗

　　虽然自 20 世纪 80 年代以来，5-FU/ 顺铂两药方案一直是多数食管癌和 EGJ 癌试验的参考方案，但 20 世纪 90 年代末的关键试验改变了这一治疗模式。在 ECF 方案中加入蒽环类药物表柔比星，再加上较低剂量的顺铂和 5-FU，与 CF 方案相比，持续输注 5-FU，而不是推注 5-FU，可延长晚期疾病的无病间期[12]。与联合 5-FU/ 阿霉素 / 甲氨蝶呤（FAMTX）的三药方案相比，ECF 组的有效率（RR）更高（45%：21%），总生存期（OS）显著增加（8.9 个月：5.7 个月）。24 周后生活质量的改善也被注意到，因此 ECF 成为英国的参考方案。

　　2006 年，具有开创性的 MAGIC 试验结果发布，它为英国和欧洲大部分地区的胃癌和 EGJ 癌围手术期化疗设定了治疗标准[9]。这项研究随机选择了来自四大洲的 503 名胃癌或 EGJ 癌患者（75%：25%），接受围手术期 ECF 方案化疗（手术前后 3 个周期）或单纯手术。Ⅲ 期 RCT 的主要终点是 OS，次要终点是无进展生存期（PFS）和肿瘤分期下降的证据（肿瘤大小和 TNM 分期）。这一方案被发现与 5 年 OS 的显著改善有关（36%：23%）。在亚组分析中，EGJ 癌症对存活率的影响最大，尽管数量很小。2011 年，法国 FFCD 小组发表了类似的 ACCORD 试验[14]。在这项试验中，来自 28 个法国中心的 224 名患者被随机分为两组，一组接受围手术期 CF 方案化疗（术前 2 或 3 个周期，术后 3 或 4 个周期）；另一组仅接受手术治疗。研究人群中 EGJ 癌的比例较高（75%：25%）。这个方案在 5 年的 OS 中发现了类似的改善（38%：24%）。在这项试验中也发现了与 MAGIC 试验类似的结果，其中 EGJ 亚组的效果最好（图 15.3）。

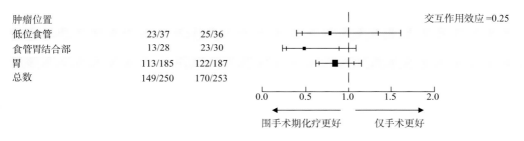

a　MAGIC 试验

位置	死亡数/进入数		观察值与预期值之比	差异	风险比	HR [95% CI]
	化疗+手术	手术				
食管	12/15	8/10	0.6	4.8		1.14（0.47 ~ 2.80）
食管胃结合部	47/70	65/74	−15.1	26.7		0.57（0.39 ~ 0.83）
胃	12/28	12/27	−0.5	6.0		0.92（0.42 ~ 2.06）
总数	71/113	85/111	−15.0	37.4		0.67（0.49 ~ 0.92）

异质性检验=χ^2=2.72，*P*=.26

0.333　　　　　1　　　　　3
化疗+手术　　　　　手术
化疗+手术效果 *P* = .0145

b　FFCD 试验

图 15.3　根据肿瘤部位计算的死亡风险比

尽管他们都强调了化疗对 EGJ 癌症的益处，但这些试验均因方法的各个方面而受到质疑。引人关注的问题包括患者选择、方案变更、受试者同质性和手术质量等问题。例如，在两个试验中，在试验期间对方案进行了修改，以扩大纳入标准。在 MAGIC 试验的情况下，作者解释说，纳入 EGJ 癌症是为了反映疾病模式的改变。FFCD 小组未提供任何解释。纳入的结果是，每个试验中的患者队列都是异质的，特别是由于食管癌、EGJ 和胃癌的预后并不相同[15-16]。每个研究中的研究人群大约为 60 岁，但这并不反映远端食管癌和胃癌患者的平均年龄[17]。对于治疗的外科方面的质量控制（QC）也存在担忧，MAGIC 试验中只有 42.5% 的化疗组接受了标准的 D2 淋巴结清扫术（而外科组为 40.4%），部分反映了该试验包括的由四大洲的 129 位外科医生治疗的患者。最后，在 MAGIC 和 ACCORD 试验中，分别只有 41.6% 和 50% 的患者按计划完成了术后化疗方案。该讨论中，EORTC 40954 试验纳入总量较小[18]，该试验将新辅助治疗与顺铂、5-FU 输注和亚叶酸钙两个周期的新辅助治疗与单纯胃癌的手术进行了比较。这项研究未发现新辅助化疗可使 5 年 OS 显著增加，但两组的存活率均高于平均水平，为 48%（中位生存期为 36 个月）。这可能反映了更一致的手术方法，据报道 D2 淋巴结清扫术的比例 > 90%。但是，化疗组的可切除率显著提高（81.9%∶66.7%）。这表明，更彻底的根治手术可能不仅有助于提高生存率，而且也削弱了试验在此背景下检测与化疗相关的生存率差异的能力[19]。不幸的是，这项研究由于招募情况不佳而提前终止。

最近，对局部晚期胃癌和 EGJ 癌患者中基于 5-FU 的新辅助治疗进行的荟萃分析已证实，化疗可以使总生存期得到改善（*HR*=1.40，95%*CI*：1.11 ~ 1.76），肿瘤降期及增加 R0 切除率[20]。尽管围手术期化疗试验报道了 OS 的改善，但该策略的好处包括微转移的治疗及局部降期，有利于外科手术根治切除—— EORTC 试验[18]报道 R0 切除率从 67% 急剧增加到 87%[21-22]。在最近的一项回顾性队列研究中，对在英国的两个中心接受治疗的 584 例患者进行了研究[23]，将 400 名接受新辅助 CF 或 ECF 的患者根据其对化疗的反应进行了分层，方法是比较治疗前的影像学分期和术后病理学分期。作为分期过程验证的一部分，对 185 例接受了初次手术治疗的患者进行了术前和术后分期比较，结果显示分期准确性为 78%——只有 6% 的分期过高，这不太可能成为混淆因素。当比较反应者和非反应者时，R0 率较高（74%∶40%），局部复发率较低（6%∶13%）。但是，无论是孤立（19%∶29%）还是合并局部复发（30%∶48%），全身复发率均显著降低。在多变量校正的 Cox 回归分析中，这种肿瘤降期对生存的影响仍然很显著（*HR*=0.49，*CI*：0.35 ~ 0.68）。实际上，对化疗有反应的 cT3/4N+ 肿瘤患者的生存率与早期癌症相当（图 15.4）。这项研究强调了以更适合的方式选择患者进行治疗的重要性，尽管目前尚无可预测的化学反应生物标志物。此外，尽管弥散加权 MRI（DW-MRI）和 PET-CT 在该领域的评估越来越受青睐，但常规研究仍无法准确评估化疗应答[24]。

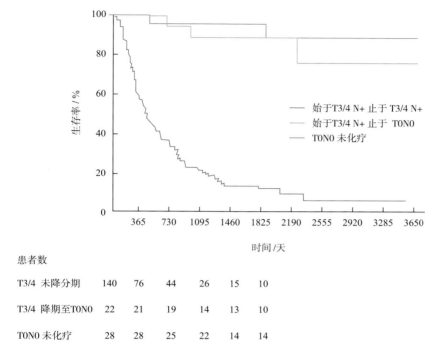

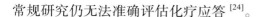

图 15.4　新辅助疗效分层术后生存率比较。实验组为经新辅助化疗后 TNM 分期
从 cT3/4 N + 降期为 ypT0N0 者，对照组为经新辅助化疗后 cT3/4 N + 未降期者，
以及初始即为 T0N0 者（未经化疗）

有趣的是，在该观察性队列及 MAGIC 和 ACCORD 试验中，即使在接受治疗的患者中，系统性复发仍以接近 30% 的比例发生。甚至在放化疗（CRT）后达到病理完全缓解（pCR）的患者也显示出明显的全身性复发。在 CROSS 试验中，接受 CRT 的患者中有 29% 出现全身性复发[25]。当考虑到化疗对全身控制的作用，而不是局部降期作用时，这一点变得很重要。CRT 的支持者引用了较高的 pCR 和 R0 切除率[26-27]。然而，当用作放射增敏剂时，为了降低毒性，减少了化学疗法的剂量，并且尚不清楚是否可以通过这些方案实现等效的全身控制。因此，目前仍然迫切需要完美的生物标志物来预测对新辅助化疗的反应，并考虑放疗在高系统性复发风险患者中的作用。

15.4　不可手术和转移性 EGJ 癌

尽管仅有有限的证据表明化疗仅适用于不能手术的局部晚期或转移性 EGJ 癌，但许多研究已将 EGJ 癌症与胃癌一起纳入研究。与最佳支持治疗相比，化学疗法有明显的益处，并且患者的选择很大程度上取决于他们的一般状况。Cochrane 对 35 项试验和 5726 名患者进行了评价，认为化学治疗优于最佳支持治疗，其危险比（HR）为 0.37，95% 置信区间（CI）为 0.24 ~ 0.55（184 名参与者）。这项汇总分析还发现，联合药物疗法优于单一药物疗法（$HR=0.82$，95%CI：0.74 ~ 0.90，1914 名参与者）[28]。

当前的方案是联合氟尿嘧啶、铂类、紫杉类、拓扑异构酶抑制剂和蒽环类等药物，旨在达到最佳疗效和最小毒性。标准的 ECF 是用另一种铂——奥沙利铂和口服氟尿嘧啶类药物卡培他滨替换。REAL-2 试验[10] 证实了应用卡培他滨替代 5-FU 时的非劣效性。用奥沙利铂代替顺铂可延长中位生存期。此外，荟萃分析显示卡培他滨包含在双联用药和三联用药组合中时优于 5-FU[29]。由于担心蒽环类药物的心脏毒性，紫杉类药物已被纳入治疗方案。多西紫杉醇、顺铂和 5-FU 联合应用显示活性增加，但也增加了中性粒细胞减少的发生率。目前，德国的多西紫杉醇联合 5-FU、亚叶酸钙和奥沙利铂（FLOT）的研究在降低疾病分期以实现切除方面前景很好[30]。在那些身体状况良好的患者中，二线治疗也是有潜力的。多西紫杉醇在一项Ⅲ期 Cougar-02 随机对照试验中也被证明是铂类难治性癌的二线治疗药物。

15.5 靶向制剂

靶向制剂已经被开发出来，试图使治疗策略个体化。EGJ 肿瘤特异性分子靶点的识别已经评估了多种细胞外和细胞内途径和机制。他们已经确定了一系列单克隆抗体的靶点，并进行了临床评估。在许多情况下，这不仅发生在 EGJ 癌，还包括近端胃癌。

15.5.1 HER-2 靶向药物

虽然 HER-2 扩增在胃癌和 EGJ 癌中似乎是早期事件，但肿瘤内的异质性和免疫组织化学染色模式的差异给定义 HER-2 的标准化评分方法带来了问题，这影响了已发表数据的一致性[32]。初步的临床前研究和早期临床评估显示，在顺铂单一疗法的基础上加用曲妥珠单抗对晚期疾病有益[33]。Ⅲ期开放标签的 TOGA 试验[34] 随机选择了 585 名 HER-2+VE 不能手术、复发或转移的胃癌或 EGJ 肿瘤患者接受 CF（或卡培他滨替代 5-FU）加或不加曲妥珠单抗。在意向治疗分析中，曲妥珠单抗试验组的中位生存期显著高于对照组（13.8 个月：11.1 个月，$HR=0.74$，$95\%CI$：$0.6 \sim 0.91$）。那些 HER-2 表达模式最强的患者效果最好，中位生存期为 17.9 个月。尽管可能认为 CF 两药方案不是曲妥珠单抗最有效的基础，但这是一个务实的决定，因为曲妥珠单抗与含有表柔比星的方案联合使用会增加心脏毒性[35]。一些试验目前正在研究曲妥珠单抗与其他化疗方案（如紫杉类和奥沙利铂）的联合应用[32]。还有其他新的 HER-2 靶向药物可用，尽管这些药物还没有在胃癌和 EGJ 癌症中广泛使用。帕妥珠单抗是一种针对 HER-2 结构域Ⅱ的单克隆抗体，它能抑制与 HER-3（HER-2 的最具有丝分裂作用的二聚化伙伴）的二聚化。一项针对卡培他滨 / 顺铂 / 曲妥珠单抗与卡培他滨 / 顺铂 / 曲妥珠单抗联合治疗进展期胃癌的Ⅱ期研究正在进行中。拉帕替尼是一种口服活性的 HER-2 酪氨酸激酶小分子抑制剂，作为单一疗法显示出有限的疗效[36-37]。然而，有许多正在进行的研究评估拉帕替尼与联合化疗的有效性，包括不可手术时（例如 LOGIC 试验，测试 CAPOX ± 拉帕替尼，修订的 ST03 试验）[32]。虽然 HER-2 只在

15%～25%的胃癌或EGJ癌患者中扩增，但随着在EGJ癌中检测到其他新的分子特征，针对这种分子畸变的靶向药物的开发工作有望成为未来药物开发的模板。

15.5.2 抗血管生成药物

认识到血管内皮生长因子（VEGF）受体是促血管生成的，并在胃肠癌的肿瘤细胞中表达，这一点已经得到了很好的证实，但EGJ癌的预后较差[38]。贝伐珠单抗是一种针对VEGF-A的单克隆抗体，可阻止与VEGF受体1和2的结合，其活性已在多个临床环境中得到证实。一系列进展期胃癌和EGJ癌的Ⅱ期研究已经显示安全性可接受，反应尚可（RRS为65%，中位OS为10.8～16.8个月[39-42]）。两个Ⅲ期临床试验（AVAgast[43]和AVATAR[44]）在贝伐珠单抗与卡培他滨和顺铂联合使用时，虽然有延长无进展生存期的趋势，但在统计学上没有显著的生存优势。在英国ST03试验中，在围手术期将贝伐珠单抗加入ECX进行了评估。最近公布的结果表明，添加贝伐珠单抗并不能提高存活率[45]。

Ramucirumab雷莫芦单抗是靶向VEGF受体2细胞外结构域的单克隆抗体。根据两项Ⅱ期临床试验的有希望的数据，全球Ⅲ期REGARD试验[46]将355名化疗耐药的胃癌患者随机分配给了ramucirumab或安慰剂。这导致OS的显著改善（5.2个月和3.8个月，$HR=0.776$）。这些数据最近由RAINBOW试验[47]证实，该试验研究将ramucirumab联合紫杉醇。虽然这些试验在难治性病例中很有希望，但在一线治疗中研究ramucirumab的试验却缺乏说服力[38]。基于REGARD试验的积极结果，ramucirumab已获得FDA的批准，成为无法手术的胃癌和EGJ癌症的二线治疗药物。

15.6 结论

化疗现在被认为是治疗EGJ癌症的标准方法之一，在英国和其他国家/地区是首选方法。化疗最重要的好处是全身控制。我们还将看到单独使用或与细胞毒性药物联合使用的靶向药物的范围扩大。目前我们迫切需要有效的生物标记物以预测对化疗的反应，以及可用的靶向药物，包括处理治疗耐药性的策略。

参考文献

[1] Ku GY，Ilson DH（2013）Chemotherapeutic options for gastroesophageal junction tumors. Semin Radiat Oncol 23（1）：24–30

[2] Allum WH，Blazeby JM，Griffin SM，Cunningham D，Jankowski JA，Wong R et al（2011）Guidelines for the management of oesophageal and gastric cancer. Gut 60（11）：1449–1472

[3] Working Party MRC（2002）Surgical resection with or without preoperative

chemotherapy in oesophageal cancer: a randomised controlled trial. Lancet 359（9319）: 1727–1733

[4] Allum WH, Stenning SP, Bancewicz J, Clark PI, Langley RE（2009）Long-term results of a randomized trial of surgery with or without preoperative chemotherapy in esophageal cancer. J Clin Oncol 27（30）: 5062–5067

[5] Kelsen DP, Ginsberg R, Pajak TF et al（1998）Chemotherapy followed by surgery compared with surgery alone for localized esophageal cancer. N Engl J Med 339: 1979–1984

[6] Gebski V, Burmeister B, Smithers BM, Foo K, Zalcberg J, Simes J et al（2007）Survival benefits from neoadjuvant chemoradiotherapy or chemotherapy in oesophageal carcinoma: a meta-analysis. Lancet Oncol 8（3）: 226–234

[7] Sjoquist KM, Burmeister BH, Smithers BM, Zalcberg JR, Simes RJ, Barbour A et al（2011）Survival after neoadjuvant chemotherapy or chemoradiotherapy for resectable oesophageal carcinoma: an updated metaanalysis. Lancet Oncol 12（7）: 681–692

[8] Cunningham D, Alderson D, Nankivell MG, Stenning SP, Blazeby JM, Griffin M et al（2014）Toxicity, surgical complications, and short-term mortality in a randomized trial of neoadjuvant cisplatin/5FU versus epirubicin/cisplatin and capecitabine prior to resection of lower esophageal/gastroesophageal junction（GOJ）adenocarcinoma（MRC OEO5, ISRCTN01852072, CRUK 02/010）. J Clin Oncol 32: 5s

[9] Cunningham D, Allum WH, Stenning SP, Thompson JN, Van de Velde CJ, Nicolson M et al（2006）Perioperative chemotherapy versus surgery alone for resectable gastroesophageal cancer. N Engl J Med 355（1）: 11–20

[10] Cunningham D, Starling N, Rao S, Iveson T, Nicolson M, Coxon F et al（2008）Capecitabine and oxaliplatin for advanced esophagogastric cancer. N Engl J Med 358（1）: 36–46

[11] Alderson D, Langley RE, Nankivell MG et al（2015）Neoadjuvant chemotherapy for resectable oesophageal and junctional adenocarcinoma: Results from the UK Medical Research Council randomised OEO5 trial（ISRCTN 01852072）. J Clin Oncol 33（15）: Suppl. 4002

[12] Waters JS, Norman A, Cunningham D et al（1999）Long-term survival after epirubicin, cisplatin and fluorouracil for gastric cancer: results of a randomized trial. Br J Cancer 80: 269–272

[13] Webb A, Cunningham D, Scarffe JH, Harper P, Norman A, Joffe JK et al（1997）Randomized trial comparing epirubicin, cisplatin, and fluorouracil versus fluorouracil, doxorubicin, and methotrexate in advanced esophagogastric cancer. J Clin Oncol 15（1）:

261–267

[14] Ychou M，Boige V，Pignon JP，Conroy T，Bouche O，Lebreton G et al（2011）Perioperative chemotherapy compared with surgery alone for resectable gastro-esophageal adenocarcinoma：an FNCLCC and FFCD multicenter phase Ⅲ trial. J Clin Oncol 29（13）：1715–1721

[15] Wittekind C（2010）2010 TNM system：on the 7th edition of TNM classification of malignant tumors. Pathologe 31（5）：331–332

[16] Rice TW，Rusch VW，Ishwaran H，Blackstone EH，Worldwide Esophageal Cancer C（2010）Cancer of the esophagus and esophagogastric junction：datadriven staging for the seventh edition of the American Joint Committee on Cancer/International Union Against Cancer Cancer Staging Manuals. Cancer 116（16）：3763–3773

[17] Bauer K，Porzsolt F，Henne-Bruns D（2014）Can peri operative chemotherapy for advanced gastric cancer be recommended on the basis of current research？ A critical analysis. J Gastric Cancer 14（1）：39–46

[18] Schuhmacher C，Gretschel S，Lordick F，Reichardt P，Hohenberger W，Eisenberger CF et al（2010）Neoadjuvant chemotherapy compared with surgery alone for locally advanced cancer of the stomach and cardia：European Organisation for Research and Treatment of Cancer randomized trial 40954. J Clin Oncol 28（35）：5210–5218

[19] Songun I，Putter H，Kranenbarg EM，Sasako M，van de Velde CJ（2010）Surgical treatment of gastric cancer：15-year follow-up results of the randomised nationwide Dutch D1D2 trial. Lancet Oncol 11（5）：439–449

[20] Ge L，Wang H-J，Yin D，Lei C et al（2012）Effectiveness of 5-fluorouracil-based neoadjuvant chemotherapy in locally advanced gastric/gastroesophageal cancer：a meta-analysis. Worl J Gastroenterol 18：7384–7393

[21] Sujendran V，Wheeler J，Baron R，Warren BF，Maynard N（2008）Effect of neoadjuvant chemotherapy on circumferential margin positivity and its impact on prognosis in patients with resectable oesophageal cancer. Br J Surg 95（2）：191–194

[22] Matsuyama J，Doki Y，Yasuda T，Miyata H，Fujiwara Y，Takiguchi S et al（2007）The effect of neoadjuvant chemotherapy on lymph node micrometastases in squamous cell carcinomas of the thoracic esophagus. Surgery 141（5）：570–580

[23] Davies AR，Gossage JA，Zylstra J，Mattsson F，Lagergren J，Maisey N et al（2014）Tumor stage after neoadjuvant chemotherapy determines survival after surgery for adenocarcinoma of the esophagus and esophagogastric junction. J Clin Oncol 32（27）：2983–2990

[24] Wang L，Han C，Zhu S，Shi G，Wang Q，Tian H et al（2014）Investigation of using diffusion-weighted magnetic resonance imaging to evaluate the therapeutic effect of esophageal carcinoma treatment. Oncol Res Treat 37（3）：112–116

[25] Oppedijk V，van der Gaast A，van Lanschot JJ，van Hagen P，van Os R，van Rij CM et al（2014）Patterns of recurrence after surgery alone versus preoperative chemoradiotherapy and surgery in the CROSS trials. J Clin Oncol 32（5）：385–391

[26] van Hagen P，Hulshof MC，van Lanschot JJ，Steyerberg EW，van Berge Henegouwen MI，Wijnhoven BP et al（2012）Preoperative chemoradiotherapy for esophageal or junctional cancer. N Eng J Med 366（22）：2074–2084

[27] Stahl M，Walz MK，Stuschke M，Lehmann N，Meyer HJ，Riera-Knorrenschild J et al（2009）Phase Ⅲ comparison of preoperative chemotherapy compared with chemoradiotherapy in patients with locally advanced adenocarcinoma of the esophagogastric junction. J Clin Oncol 27（6）：851–856

[28] Wagner AD，Grothe W，Haertling J et al（2006）Chemotherapy in advanced gastric cancer：a systematic review and meta-analysis based on aggregate data. J Clin Oncol 24：2903–2909

[29] Okines AF，Norman AE，McCloud P et al（2008）Meta-analysis of the REAL-2 and ML 17032 trials：evaluating capecitabine-based combination chemotherapy and infused 5-fluorouracil based combination chemotherapy for the treatment of advanced oesophago-gastric cancer. Ann Oncol 19：1450–1457

[30] Lorenzen S，Pauligk C，Homann H et al（2013）Feasibility of perioperative chemotherapy with infusional 5-FU，leucovorin and oxaliplatin with（FLOT）or without（FLO）docetaxel in elderly patients with locally advanced oesophagogastric cancer. Br J Cancer 108（3）：519–526

[31] Ford H，Marshall A，Bridgewater J et al（2014）Docetaxel versus active symptom control for refractory oesophago-gastric adenocarcinoma（COUGAR-02）：an open-label，phase Ⅲ randomised controlled trial. Lancet Oncol 15：78–86

[32] Okines AF，Cunningham D（2012）Trastuzumab：a novel standard option for patients with HER-2-positive advanced gastric or gastro-oesophageal junction cancer. Therap Adv Gastroenterol 5（5）：301–318

[33] Gravalos C，Gomez-Martin C，Rivera F，Ales I，Queralt B，Marquez A et al（2011）Phase Ⅱ study of trastuzumab and cisplatin as first-line therapy in patients with HER2-positive advanced gastric or gastroesophageal junction cancer. Clin Transl Oncol Off Pub Fed Spanish Oncol Soc National Cancer Inst Mexico 13（3）：179–184

[34] Bang YJ，Van Cutsem E，Feyereislova A，Chung HC，Shen L，Sawaki A et al （2010）Trastuzumab in combination with chemotherapy versus chemotherapy alone for treatment of HER2-positive advanced gastric or gastro-oesophageal junction cancer （ToGA）: a phase 3，open-label，randomised controlled trial. Lancet 376（9742）: 687–697

[35] Seidman A，Hudis C，Pierri MK，Shak S，Paton V，Ashby M et al （2002）Cardiac dysfunction in the trastuzumab clinical trials experience. J Clin Oncol 20（5）: 1215–1221

[36] Hecht JR，Urba SG，Koehler M，Ellis C，Gagnon R，Kemner A（2008）Lapatinib monotherapy in recurrent upper gastrointestinal malignancy: phase Ⅱ efficacy and biomarker analyses. Proceedings of the Gastrointestinal Cancers Symposium，Chicago

[37] Iqbal S，Goldman B，Fenoglio-Preiser CM，Lenz HJ，Zhang W，Danenberg KD et al （2011）Southwest Oncology Group study S0413: a phase Ⅱ trial of lapatinib （GW572016）as first-line therapy in patients with advanced or metastatic gastric cancer. Ann Oncol Off J Eur Soc Med Oncology ESMO 22（12）: 2610–2615

[38] Fontana E，Sclafani F，Cunningham D（2014）Anti angiogenic therapies for advanced esophago-gastric cancer. In J Med Paediatric Oncol Off J In Soc Med Paediatric Oncol 35（4）: 253–262

[39] Shah MA，Ramanathan RK，Ilson DH，Levnor A，D'Adamo D，O'Reilly E et al （2006）Multicenter phase Ⅱ study of irinotecan，cisplatin，and bevacizumab in patients with metastatic gastric or gastroesophageal junction adenocarcinoma. J Clin Oncol 24（33）: 5201–5206

[40] Shah MA，Jhawer M，Ilson DH，Lefkowitz RA，Robinson E，Capanu M et al （2011）Phase Ⅱ study of modified docetaxel，cisplatin，and fluorouracil with bevacizumab in patients with metastatic gastroesophageal adenocarcinoma. J Clin Oncol 29（7）: 868–874

[41] El-Rayes BF，Zalupski M，Bekai-Saab T，Heilbrun LK，Hammad N，Patel B et al （2010）A phase Ⅱ study of bevacizumab，oxaliplatin，and docetaxel in locally advanced and metastatic gastric and gastroesophageal junction cancers. Ann Oncol 21 （10）: 1999–2004

[42] Uronis HE，Bendell JC，Altomare I，Blobe GC，Hsu SD，Morse MA et al （2013）A phase Ⅱ study of capecitabine，oxaliplatin，and bevacizumab in the treatment of metastatic esophagogastric adenocarcinomas. Oncologist 18（3）: 271–272

[43] Ohtsu A，Shah MA，Van Cutsem E，Rha SY，Sawaki A，Park SR et al （2011）Bevacizumab in combination with chemotherapy as first-line therapy in advanced gastric cancer: a randomized，double-blind，placebo-controlled phase Ⅲ study. J Clin Oncol

29（30）：3968–3976

[44] Shen L，Li J，Xu J，Pan H，Dai G，Qin S et al（2015）Bevacizumab plus capecitabine and cisplatin in Chinese patients with inoperable locally advanced or metastatic gastric or gastroesophageal junction cancer：randomized，double-blind，phase Ⅲ study（AVATAR study）. Gastric Cancer 18（1）：168–176

[45] Cunningham D，Smyth E，Stenning S，Stevenson L，Robb C，Allum W et al （2015）Peri-operative chemotherapy +/—bevacizumab for resectable gastro-oesophageal adenocarcinoma：Results from the UK Medical Research Council randomised STO3 trial（ISRCTN 46020948）Eur J Cancer 51（Suppl 3）：S400 abstract 2201

[46] Fuchs CS，Tomasek J，Yong CJ，Dumitru F，Passalacqua R，Goswami C et al （2014）Ramucirumab monotherapy for previously treated advanced gastric or gastro-oesophageal junction adenocarcinoma（REGARD）：an international，randomised，multicentre，placebo-controlled，phase 3 trial. Lancet 383（9911）：31–39

[47] Wilke H，Van Cutsem E，Cheul Oh S，Bodoky G，Shimada Y，Hironaka S（2014）RAINBOW：a global，phase Ⅲ，randomized，double-blind study of ramucirumab plus paclitaxel versus placebo plus paclitaxel in the treatment of metastatic gastroesophageal junction（GEJ）and gastric adenocarcinoma following disease progression on first-line platinum- and fluoropyrimidine-containing combination therapy. J Clin Oncol 32（Suppl 3，abstr LBA7）

第 16 章

食管胃结合部癌的放化疗①

16.1 引言

几十年来，对于有潜在治愈可能的食管癌，单纯手术和放射治疗是两种治疗选择。但结果很差，大多数患者进展为与发病率和死亡率相关的复发性疾病。随着时间的推移，由于更好的分期[1-3]和改进的外科和放射技术[7-8]，两种治疗方法都有所发展。此外，在放疗中增加化疗及手术和非手术方法的结合是食管癌治疗的重要进展。然而，由于缺乏高质量的证据，食管癌的治疗选择仍有争议。医疗机构偏好和临床意见仍然主导着应用治疗。在这一章中，我们概述了放化疗在治疗食管远端和食管胃结合部（EGJ）腺癌中的作用。

16.1.1 交界性肿瘤的分类

1997 年，Siewert 分类被引入用于食管 ACS 和 EGJ 的分类（见第 2 章）。使用 Siewert 分类，根据特定的解剖标志区分了 3 种不同的肿瘤实体（食管、贲门和贲门下）[9]。由于晚期肿瘤常常使这些解剖标志模糊不清，而且内镜、放射学、围手术期和病理定位之间经常存在差异，因此它的实用性和适用性受到限制[10]。一些关于新辅助治疗的研究根据组织学类型 [腺癌或鳞状细胞癌（SCC）] 选择了与位置无关的患者；另一些研究则根据肿瘤的位置（如下 / 上食管、EGJ）对患者进行分类，而与组织学无关。大多数研究包括所有患有食管或交界性肿瘤的患者，而不考虑组织学类型。因此，大多数关于食管癌的研究仅在有限的程度上适用于 EGJ 的 ACS 患者。在本章中，我们重点研究起源于 Barrett 节段的 ACS 患者或实质上侵犯食管远端的贲门腺癌患者。

---

① Bo J. Noordman，Bas P.L. Wijnhoven，Joel Shapiro，Jan J.B. van Lanschot，Department of Surgery，Erasmus MC – University Medical Center，The Netherlands
Maarten C.C.M. Hulshof，Department of Radiotherapy，Academic Medical Center，The Netherlands
Ate van der Gaast，Department of Medical Oncology，Erasmus MC – University Medical Center，TheNetherlands

16.1.2 化疗和放疗结合的理由

研究已经测试了 CT 和 RT 结合的安全性和有效性。从理论上讲，这两种方式都可能对不同的肿瘤细胞群具有活性（累加效应）。当放射线局部作用时（空间合作），CT 可能有效地对抗远处的微转移。此外，CT 通过抑制亚致死辐射损伤的修复来增强放射作用，可以使细胞与对 RT 敏感性增加的特定细胞周期同步，可以减少 RT 后的重新聚集，并且可以通过缩小肿瘤来增强复氧效应，这对于 RT（协同效应）是有利的[11-13]。

16.2 确定性放疗

16.2.1 确定性放疗与单独确定性放疗

单纯使用 RT 治疗食管癌的最早文献可追溯到 20 世纪初。5 年总生存率从 0% 到 5% 不等，结果通常令人非常失望[14]。随着更有效的化疗药物的出现，联合 CRT 成为一种更有效的治疗选择。由于观察到的 CT 和 RT 组合的协同作用，对具有潜在治愈性食管癌的患者进行了明确的 CRT 研究。放射治疗肿瘤学小组进行的一项分层 Ⅲ 期临床试验（RTOG 85-01 试验）研究了食管癌患者将 CT 添加至 RT 的情况[15]。有可能治愈的食管 AC 或 SCC 的患者被随机分为 RT（64 Gy 分为 32 个部分）和 CRT[两个疗程的 5- 氟尿嘧啶（5-FU）和顺铂联合 50 Gy RT，由 5-FU 和顺铂两个疗程组成]。中期分析显示，RT（8.9 个月）与联合治疗组（12.5 个月，$P < 0.001$）之间的中位生存期存在显著差异。这导致了试验提前终止。在所有分析过的患者中，只有 15 名（12%）患有 AC，37 名（31%）患有原发性肿瘤位于食管下端。其余患者患有 SCC，主要位于食管中部。没有提出基于组织学或位置的亚组分析[15]。因此，尚不清楚这些结果在多大程度上适用于 EGJ 的 AC。有趣的是，长期结果未显示接受 CRT 治疗的患者的任何与组织学相关的生存差异，未显示基于肿瘤位置的单独结果。与中期结果一致，与仅接受放疗的患者相比，联合治疗组的 5 年总生存率得到了改善：分别为 26%（95%CI：15% ～ 37%）和 0[16]。

16.2.2 确定性放化疗中的放疗剂量

尽管联合应用 CT 和 RT 改善了结果，但局部区域残留或复发疾病的发生率仍然很高（如在 RTOG 85-01 试验中为 47%）[16]。为了改善局部区域控制和总体生存率，随后的 RTOG 94-05（组间 0123）Ⅲ 期试验加强了 RT 剂量[17]。这项试验比较了 RTOG 85-01 试验中使用的相同的 CRT 方案（50Gy）和更高剂量的 RT（64.8 Gy）结合标准 CT 剂量。经过中期分析，RTOG 94-05 试验提前结束，因为高剂量放疗组中与治疗相关的死亡人数很多，尽管其中一些死亡发生在研究治疗结束之前。两组在局部区域控制或长期生存方面没有显著差异。这项研究包括 31 名 ACS 患者（14%）。由于担心胃不能耐受 64.8 Gy，肿瘤延伸到 EGJ 2.0 cm 以内的患者被排除在外。没有进行亚组分析[17]。因此，这些结果不能直接转化为 EGJ 肿瘤，但表明较高的辐射剂量是不利的。然而，最近采用适形多野技术或调强放疗技术的 RT 技术的改进将减少对正常组织（特别是心脏、前纵隔和肺）的剂量，并可能导致对增加的辐射剂量的耐受性提高，以试图改善局部区域控制。

16.2.3 序贯与同步放化疗对比

Wong 等人的 Cochrane 荟萃分析研究了序贯与同步 CRT 的疗效。对 8 项研究，包括 857 名接受序贯 CRT 的患者进行了分析。与单纯放疗组相比，在死亡率（HR=0.87，95%CI：0.74 ~ 1.02）和局部控制方面没有发现临床益处。此外，序贯 CRT 组的患者出现了显著的毒性反应。与单纯放疗相比，同步 CRT 可显著提高总体生存率（HR=0.73，95%CI：0.64 ~ 0.84）。这项关于同步 CRT 的分析基于 11 项研究，包括 998 名患者（表 16.1）。在这些荟萃分析中，AC 和 SCC 患者被合并，没有关于肿瘤位置的亚组分析[18]。由于同步 CRT 的疗效优于序贯方案，随后的研究主要集中在同步 CRT 上。综上所述，这些研究表明，对于潜在可治愈的食管远端 ACS 和 EGJ，应推荐同步 CRT 而不是单纯 RT 或序贯 CRT 作为非手术治疗。高剂量的 RT（64 Gy 比 50 Gy）联合 CT 会增加毒副作用，对生存率没有影响，未来更先进的放疗技术可能会改变这一观点。

表 16.1 随机对照试验：标准的同步放化疗 vs. 标准的放疗

第一作者	年份	周期	病例数	肿瘤	放化疗 / 放疗	生存率（95% CI），风险比（放疗 vs. 放化疗）
Andersen et al.[55]	1984	1977—1981 年	82	SCC	CRT：Ble+55 Gy RT：63 Gy	0.94 （0.59 ~ 1.50）
Araujo et al.[56]	1991	1982—1985 年	59	SCC	CRT：5-FU，Ble，Mit+50 Gy RT：50 Gy	0.64 （0.36 ~ 1.14）
Cooper et al.[16]	1999	1985—1990 年	123	SCC/AC	CRT：5-FU+50 Gy RT：64 Gy	0.59 （0.45 ~ 0.77）
Earle et al.[57]	1980	N/A	77	SCC	CRT：Ble+50–60 Gy RT：50–60 Gy	1.43 （0.81 ~ 2.54）
Gao et al.[58]	2002	N/A	81	SCC	CRT：Cis+60 Gy RT：60 Gy	0.79 （0.46 ~ 1.37）
Kaneta et al.[59]	1997	1994—1996 年	24	SCC	CRT：Cis+70–72 Gy RT：70–72 Gy	0.75 （0.23 ~ 2.40）
Li et al.[60]	2000	N/A	96	SCC/AC	CRT：Cis，5-FU+50–60 Gy RT：60–70 Gy	0.65 （0.43 ~ 1.00）
Roussel et al.[61]	1994	N/A	221	SCC	CRT：Cis+40 Gy RT：40 Gy	0.82 （0.62 ~ 1.09）

第一作者	年份	周期	病例数	肿瘤	放化疗 / 放疗	生存率（95% *CI*），风险比（放疗 vs. 放化疗）
Slabber et al.[62]	1998	1991—1995 年	70	SCC	CRT: Cis，5-FU+40 Gy RT: 40 Gy	0.83 （0.50 ~ 1.40）
Zhang et al.[63]	1984	N/A	99	N/A	CRT: Ble+39–73 Gy RT: 39–73 Gy	0.63 （0.39 ~ 1.01）
Zhu et al.[64]	2000	N/A	66	SCC	CRT: Car+60 Gy RT: 60 Gy	0.62 （0.36 ~ 1.06）

注：经许可转载，改编自 Wong 等人。

5-FU：5-氟尿嘧啶；AC：腺癌；Ble：博来霉素；Car：卡铂；CI：置信区间；Cis：顺铂；CRT：放化疗；Gy gray（J/kg）：（电离辐射能量吸收剂量单位）；HR：风险率；Mit：丝裂霉素；N/A：无资料；RT：放疗；SCC：鳞状细胞癌。

16.2.4 挽救性手术

虽然保留器官是 CRT 非手术策略的显著优势，但这种方法与复发或持续性局部疾病的高比例（高达 40%）相关[16]。选择性手术切除是治疗意向明确的 CRT 失败患者的一种治疗选择。这种所谓的挽救手术比直接食管切除术要求更高。由于在患者选择、围手术期处理、外科技术和集中护理方面的改进，如今围手术期发病率和死亡率大大降低[19]。此外，在食管癌手术的基础上增加了新辅助 CRT 的使用，这让外科医生熟悉了受辐射的食管切除手术。

最终 CRT 失败后手术挽救的结果在一项非随机化的Ⅱ期试验中公布[20]。43 名患者，其中 41 名符合条件，接受了明确的 CRT 治疗。这包括诱导 CT（5-FU、顺铂和紫杉醇）和同步 CRT（50.4Gy 联合 5-FU 和顺铂）。CRT 完成后，进行食管胃镜活检、内镜超声（EUS）、胸部和腹部 CT 扫描及正电子发射断层扫描（PET，可选，但鼓励使用）。17 例残留或复发但无远处转移的患者接受了保留性食管切除术。在随访期间，由于临床怀疑疾病复发，另外 3 名患者接受了食管切除术。所有切除标本中均可见肿瘤细胞。1 年总生存率为 71%（95%*CI*：54% ~ 82%）。然而，由于没有达到预定的 77.5% 的 1 年存活率，随后的Ⅲ期临床试验没有启动。应该注意的是，预设的 77.5% 的 1 年存活率是从 RTOG 数据库中扣除的，该数据库主要由 SCC 患者组成，而本次试验中 ACS 患者的比例为 73%。此外，据报道共有 3 例与 CRT 相关的死亡。正如作者所建议的，从治疗方案中消除诱导 CT 可能会减少与治疗相关的毒性，并可能达到目标为 1 年的生存率[20]。

同样在这项研究中，AC 患者没有单独分析。鉴于研究人群中 AC 患者的比例很高，而且手术挽救可能比研究获得更积极的效果，除了明确的 CRT 外，挽救手术对食管远端 ACS 和 EGJ 的患者是一个有趣的话题，还有待更广泛的研究。

16.2.5 明确的放化疗与单纯手术的对比

历史上，根治性手术切除被认为是食管癌的唯一治疗方法[21]。借助更有效、毒性更小的化学治疗剂和更先进的放射治疗技术，目前精准 CRT 根治食管癌的方法也是可行的。但是，与单纯的手术相比，最终的 CRT 更受欢迎吗？在这个问题上缺乏高质量的证据。已经进行了两项随机试验，比较了精准 CRT 与食管癌根治术的疗效。2005年 Chiu 等报道了中国大学食管癌研究小组 CURE 的研究结果[22]。CRT 方案包括 5-FU 和顺铂 CT，并发 50-60 Gy RT。如果临床反应不完全或没有全身性疾病复发，则进行挽救手术。CRT 组（$n=36$）和手术组（$n=45$）的 2 年总生存率无显著差异（相对危险度为 0.89，95%CI：0.37 ~ 2.17，$P=0.45$）[22]。鉴于东部地区 SCC 的发生率较高，因此本研究仅包括 SCC 患者，结果不一定适用于 EGJ 癌症患者。2007 年，Carstens 等人将精准 CRT（64 Gy 和 3 个疗程的顺铂和 5-FU）与单独的手术进行比较的第二项试验的结果作为摘要发表。包括 AC（50%）和 SCC（50%）的患者（$n=91$）。两个治疗组之间的生存率无显著差异。遗憾的是，由于研究尚未以全文发表，因此尚无有关研究设计和结果的详细信息[23]。

16.3 新辅助化疗和（或）放疗加手术

16.3.1 新辅助放疗加手术

关于新辅助放疗加手术的最早报道可以追溯到 20 世纪 70 年代初[24]。这些报告都由无对照的病例系列组成，往往来自单一机构。在那些日子里，大多数食管癌是鳞癌，治疗包括手术或放疗，这取决于患者和肿瘤的特征及个人和机构的偏好。由于初次手术后长期局部区域控制令人失望，术前放疗作为降低原发肿瘤分期的一种可能手段引起了人们的兴趣。其理论基础是，肿瘤降期可能会增加根治性切除率，从而降低局部复发率，并有可能提高长期存活率。2005 年由 Arnott 等人进行 Cochrane 荟萃分析。回顾了与单纯手术相比，在手术中增加术前放疗的效果[25]。该综述基于 1981—1992 年发表的 5 项随机对照试验，共计 1147 名患者（表 16.2）[26-30]。大多数患者是男性（78%），年龄在 65 岁以下（80%），患有鳞状细胞癌（89%）。放疗计划总剂量20 ~ 40 Gy，分 10 ~ 20 次，疗程 1 ~ 4 周，放疗结束至手术延迟 1 ~ 4 周。中位随访时间为 9 年。接受新辅助放疗的患者死亡风险降低 11%，HR 为 0.89（95%CI：0.78 ~ 1.01），2 年和 5 年的绝对生存率分别由 30% 提高到 34%、15% 提高到 18%。根治性切除率在两组之间没有显著差异。亚组分析显示，与食管下段肿瘤患者相比，位于上 / 中食管肿瘤患者术前放疗的益处没有差异。由于鳞状细胞癌患者的数量很多，作者认为组织学分析没有提供任何信息。这项荟萃分析的作者总结说，根据现有的随机数据，没有明确的证据表明术前单纯放疗可以提高潜在可切除食管癌患者的存活率。

表 16.2　随机对照试验：新辅助放疗加手术 vs. 单纯手术

第一作者	年份	周期	病例数	肿瘤	放疗	生存率（放疗＋手术 vs. 仅手术）
Launois et al. [26]	1981	1973—1976 年	107	SCC	40 Gy/8–12d	1.01（0.67 ~ 1.53）
Gignoux et al. [27]	1988	1976—1982 年	229	SCC	33 Gy/10 frc/28d	1.02（0.78 ~ 1.33）
Wang et al. [28]	1989	1977—1988 年	418	SCC	40 Gy/10 frc/12d	0.81（0.65 ~ 1.01）
Arnott et al. [29]	1992	1979—1983 年	176	SCC/AC	20 Gy/10 frc/14d	1.19（0.87 ~ 1.62）
Nygaard et al. [30]	1992	1983—1988 年	108	SCC	35 Gy/20 frc/28d	0.60（0.40 ~ 0.91）

注：经许可转载，改编自 Arnott 等人。

AC：腺癌；d：天数；frc：总剂量分成次数；Gy gray（J/kg）：电离辐射能量吸收剂量单位；SCC：鳞状细胞癌。

16.3.2　新辅助化疗加手术

随着更有效和毒性更低的化疗方案的出现，人们对在手术中加入新辅助化疗作为减轻局部肿瘤负担的手段也产生了类似的兴趣，从而潜在地增加了局部区域的可切除性。此外，系统治疗可能根除远处的微转移病灶。通常的结论是，与历史对照相比，术前化疗治疗后的结果有所改善[31]。综上所述，单项试验的结果和最近发表的一项最新的荟萃分析表明，与单纯手术治疗任何组织学类型的可切除胸段食管癌相比，术前化疗加手术治疗显示了轻微的生存优势（全因死亡率的 HR=0.87，95%CI：0.79 ~ 0.96，P=0.005）[32]。有关新辅助 CT 结合手术的详细信息，请参阅第 2 章。

16.3.3　新辅助放化疗加手术

在他们的荟萃分析中，Sjoquist 等[32]确定了 1992—2012 年发表的 13 项随机试验，将新辅助 CRT 加手术与单纯手术进行比较[30, 33-44]，共计 1932 名患者（表 16.3）。两个试验，由 Mariette 等人和 Van der Gaast 等人撰写。这一荟萃分析仅作为摘要可用，但现在已完成并得到充分报道[45-46]。这些试验中规模最大的 CROSS 试验[45]将在下面单独详细讨论。

表 16.3　随机对照试验：新辅助放化疗加手术 vs. 单纯手术

第一作者	年份	周期	病例数	肿瘤	放化疗	完全缓解	生存率（95% CI），风险比（放化疗＋手术 vs. 仅手术）
Walsh et al. [35]	1990	N/A	61	SCC	CT：Cis，5-FU RT：40 Gy/ 15 frc/21	Con	0.74（0.46 ~ 1.18）
Nygaard et al. [30]	1992	1983—1988 年	106	SCC	CT：Cis，Ble RT：35 Gy/20 frc/28	Seq	0.76（0.45 ~ 1.28）
Apinop et al. [33]	1994	1986—1992 年	69	SCC	CT：Cis，5-FU RT：40 Gy/20 frc/28	Con	0.80（0.48 ~ 1.34）

续表

第一作者	年份	周期	病例数	肿瘤	放化疗		完全缓解	生存率（95%CI），风险比（放化疗＋手术 vs. 仅手术）
Le Prise et al.[34]	1994	1988—1991 年	86	SCC	CT: Cis, 5-FU RT: 20 Gy/10 frc/10	Seq	9.8%	0.85（0.50 ~ 1.46）
Walsh et al.[36]	1996	1990—1995 年	113	AC	CT: Cis, 5-FU RT: 40 Gy/ 15 frc/21	Con	25%	0.58（0.38 ~ 0.88）
Bosset et al.[37]	1997	1989—1995 年	293	SCC	CT: Cis RT: 37 Gy/10 frc/14	Seq	21%	0.96（0.73 ~ 1.27）
Urba et al.[38]	2001	1989—1994 年	100	SCC/AC	CT: Cis, 5-FU, Vinb RT: 45 Gy/30 frc/21	Con	28%	0.74（048 ~ 1.12）
Lee et al.[39]	2004	1999—2002 年	101	SCC/AC	CT: Cis, 5-FU RT: 45.6 Gy/38 frc/28	Con	43%	0.88（0.48 ~ 1.62）
Burmeister et al.[40]	2005	1994—2000 年	256	SCC/AC	CT: Cis, 5-FU RT: 35 Gy/15 frc/21	Con	16%	0.94（0.70 ~ 1.26）
Tepper et al.[41]	2008	1997—2000 年	56	SCC	CT: Cis, 5-FU RT: 50.4 Gy/28 frc/35	Con	40%	0.40（0.18 ~ 0.87）
Lv et al.[42]	2010	2000—2009 年	160	SCC	CT: Cis, Pac RT: 40 Gy/20 frc/28	Con		0.55（0.36 ~ 0.84）
Van Hagen et al.[45]	2012	2004—2008 年	366	SCC/AC	CT: Cis, Pac RT: 41.4 Gy/23 frc/35	Con	29%	0.66（0.50 ~ 0.87）
Mariette et al.[46]	2014	2000—2009 年	195	SCC/AC	CT: Cis, 5-FU RT: 45 Gy/25 frc/35	Con	33.3%	0.92（0.63 ~ 1.34）

注：经许可可转载，改编自 Sjoquist 等人。

5-FU：5- 氟尿嘧啶；AC：腺癌；Ble：博来霉素；CI：置信区间；Cis：顺铂；Con：同期；CT：化疗；frc：总剂量分成次数；Gy gray（J/kg）：电离辐射能量吸收剂量单位；Pac：紫杉醇；S：手术；pCR：病理完全反应；RT：放疗；SCC：鳞状细胞癌；Vinb：长春碱。

纳入试验的样本量从 56 名到 364 名患者不等。7 个试验仅包括 SCC[30, 33-35, 37, 39, 42]，5 个试验同时包括 SCC 和 ACS[38, 40-41, 45, 47]，1 个试验仅包括 ACS[36]。采用不同的 CT 和 RT 方案。在这些纳入的试验中，当比较新辅助放射治疗加手术和单纯手术时，所有原因死亡率的合并比例为 0.78（95%CI：0.70 ~ 0.88，$P < 0.0001$）。这相当于两年的绝对生存获益为 8.7%。新辅助 CRT 对 AC 和 SCC 的生存益处相似。AC 组 HR 为 0.75（95%CI：0.59 ~ 0.95，$P=0.02$），鳞癌组 HR 为 0.80（95%CI：0.68 ~ 0.93，$P=0.004$）。根据肿瘤部位评估新辅助 CRT 对生存率的影响是不可能的，因为在大多数纳入的试验中并没有提供这一信息。这项荟萃分析的结论是，术前 CRT 对食管 AC 或 SCC 患者有显著的生存获益。

16.3.4 CROSS 试验

最近完成的 CROSS 试验是一项多中心、随机的 Ⅲ 期临床试验[45]。该研究纳入并分析了 5 年期间的 366 名患者。其中包括来自荷兰的 5 家研究型医院和 2 家非研究型高收容教学医院的患者。大多数患者（75%）患有 AC，大多数肿瘤位于 EGJ（24%）或食管远端（58%）。该研究比较了潜在可治愈的食管癌（cT2-3N0-1M0 和 cT1N1M0）患者的新辅助 CRT 手术后单独手术治疗，计划每组纳入 175 名患者。新辅助治疗方案由卡铂（AUC=2）和紫杉醇（50 mg/m^2）组成，分别在第 1、第 8、第 15、第 22 和第 29 天静脉输注，并使用多场技术同时进行放射治疗。从化疗的第一个周期的第一天开始，以 23 次 1.8 Gy 的剂量（每周 5 次）给予 41.4 Gy 的总剂量。这项试验的目的是比较接受新辅助 CRT 治疗后再手术的患者和仅接受手术治疗的潜在可治愈食管腺癌或鳞癌患者的总体存活率。

新辅助治疗耐受性良好，所有患者中 > 90% 接受了全面治疗。CRT+ 手术组最常见的毒性反应是白细胞减少（6%）、厌食（5%）、疲劳（3%）和中性粒细胞减少（2%）。一名患者在等待手术时死于大出血，可能是由于食管−主动脉瘘。接受新辅助 CRT 加手术的患者的中位总生存期为 49 个月，而仅接受手术的患者的中位总生存期为 24 个月。中位随访时间为 32 个月，新辅助 CRT 组有 70 名患者死亡，而单纯手术组有 97 名患者死亡。新辅助 CRT 组的 3 年总生存率更高（*HR*=0.66，95%*CI*：0.50 ~ 0.87，*P*=0.003）。AC 患者有显著的生存优势（*P*=0.049）。没有提供基于肿瘤位置的亚组分析。总而言之，CROSS 试验的结果显示，与单纯手术相比，在潜在可治愈的食管 AC 和 SCC 或 EGJ 患者中，在手术中加入新辅助 CRT（卡铂、紫杉醇和 41.4 Gy 同步放疗）可显著提高存活率。因此，在荷兰和其他几个国家，新辅助 CRT 加手术现在被认为是适合接受这种治疗的潜在可治愈食管癌（cT2-3N0-1M0 和 cT1N1M0）患者的首选治疗方法。在最近 Mariette 等人的 FFCD9901 研究中，CROSS 试验中发现的新辅助 CRT 治疗后存活率的改善并未得到证实。本组将 195 例 Ⅰ 、 Ⅱ 期（CT1-2N0-1M0 和 T3N0M0）食管癌患者随机分为新辅助 CRT（45 Gy 联合 5-FU 和顺铂）和单纯手术治疗两组。在所有纳入的患者中，只有 29% 的患者有 AC。肿瘤位于隆突上方（9%）或下方。与 CROSS 试验相比，结果的不同可能是由于法国试验中毒性更大的 CT 方案和较低的肿瘤分期所致。法国试验中的大多数患者是中段 1/3 的鳞癌，而 CROSS 试验主要由下 1/3 的 ACS 组成。由于 SCC 往往比 ACS 更具放射敏感性，本研究中新辅助 CRT 治疗后的存活率未见改善，这是令人惊讶的。此外，多模式组的术后死亡率为 11.1%，而单纯手术组的死亡率为 3.4%。这项 CROSS 研究报告称，两组患者的住院死亡率均为 4%。在法国的试验中，86% 的新辅助 CRT 患者接受了手术，而在 CROSS 研究中，这一比例为 92%，这可能是毒性更大的化疗方案的结果，预计会对存活率产生负面影响。另外，195 名纳入的患者是在 9 年的时间里从 30 个中心招募的，相当于每个中心每年不到一个纳入。众所周知，高收治量与提高存活率有关[48]。尽管有这一限制，但仅在手术组中就取得了最先进的结果。最后，与 CROSS 试验相比，辐射剂量增加（分别为 45 Gy 和 41.4 Gy），或者放射技术的差异（传统的 APPA 技术与更复杂的适形四野放疗）可能是相对较高的死亡率的原因。

16.3.5　新辅助化疗与新辅助放化疗的比较

　　尽管新辅助 RT 或新辅助 CT 的结果没有显示出令人信服的生存改善，但这两种方式的相加效应导致了对新辅助 CRT 的研究。Stahl 等人和 Burmeister 等人将 RT 添加到新辅助 CT 与单独使用新辅助 CT 进行了比较[49-50]。第一组包括126 名局部晚期（T3-4NxM0）EGJ ACS（Siewert Ⅰ型–Ⅲ型）患者，其中 119 名符合条件的患者被随机分为食管胃结合部腺癌的术前化疗或放化疗试验。新辅助 CT 方案包括顺铂、5- 氟尿嘧啶和亚叶酸钙，然后行食管切除术。CRT 组患者接受相同的诱导 CT，然后同步 CRT（顺铂和依托泊苷联合 30 Gy）。由于收益不明显，试验提前结束。虽然结果不显著，但术前 CRT 提高了 20% 的 3 年存活率（47.4%，而新辅助 CT 组为 27.7%，P=0.07）。此外，接受 CRT 组的患者在切除时出现无肿瘤淋巴结的概率（64.4%∶36.7%，P=0.01）和病理完全反应（15.6%∶2.0%，P=0.03）明显更高。可以发表几点评论。首先，CRT 组的术后死亡率增加了一倍多（10.2%∶3.8%）。考虑到应用的总辐射剂量较低，似乎除了放射治疗之外，其他因素可能是导致相对较高的死亡率的原因。如果这些死亡是可以预防的，那么 3 年的存活率可能会显著提高。作为比较，在 CROSS 试验中，新辅助 CRT 组的术后死亡率为 3.8%[45]。其次，较低的放射剂量可能导致相对较低的病理完全应答（PCR）率（15.6%∶CROSS 试验中的 23%），但仍明显高于 CT 治疗后（2%，P=0.03）。CROSS 研究中使用的增加辐射剂量可能会导致 PCR 率增加，这被认为与提高存活率有关。最后，试验过早结束，因此证据不足。如果纳入更多的患者，可能已经取得了显著的结果。综上所述，这些考虑因素表明了一个比试验作者得出的更积极的结论，似乎指出了新辅助 CRT 优于新辅助 CT[49]。2011 年，Burmeister 公布了一项 Ⅱ 期试验的结果，该试验将患有食管 ACS 和 EGJ 的患者随机分为术前 CT 或术前 CRT。化疗方案包括顺铂和 5-FU，加或不加同期放疗（35 Gy）。共纳入 75 名患者，其中 66 名接受了手术切除。新辅助 CT 组和新辅助 CRT 组的中位总生存期分别为 29 个月和 32 个月，差异无统计学意义（P=0.83）。然而，R0 切除率（新辅助 CRT 组为 100%，新辅助 CT 组为 86%）和组织病理学反应率（活细胞＜ 10%，新辅助 CRT 组为 31%，新辅助 CT 组为 8%，P=0.01）均有利于接受新辅助 CRT 治疗的患者。新辅助 CT 中加入 RT 并不会增加毒性和外科并发症。尽管两个众所周知的预后指标有所改善，但新辅助 CRT 组的存活率没有改善，一个解释可能是队列大小的限制。此外，增加放疗剂量可能会进一步提高生存率。这项研究只包括 ACS 患者，但没有根据肿瘤的位置区分患者[47]。Sjoquist 等人的荟萃分析发现，新辅助 CRT 和新辅助 CT 都有显著优势。为了量化新辅助 CRT 与新辅助 CT 相比的相对生存益处，对不同试验的治疗组进行了比较。这一间接比较显示出支持新辅助 CRT 的趋势（新辅助 CRT 与新辅助 CT 相比，全因死亡率的 HR=0.88，95%CI：0.76 ~ 1.01，P=0.07）[32]。最近一项关于食管癌新辅助 CT 和新辅助 CRT 的 23 项研究的围手术期死亡率和术后并发症率的荟萃分析没有发现这两种方法的差异。此外，与单纯手术相比，新辅助治疗的死亡率或并发症率没有增加。对鳞癌患者进行新辅助放射治疗的亚组分析表明，与单纯手术相比，与治疗相关的死亡率增加的风险增加（RR=1.95，95%CI：1.06 ~ 3.60，P=0.032）[51]，这与 FFCD9901 研究报告的术后死亡率增加是一致的[46]。

16.4　精准放化疗与新辅助放化疗加手术的比较

近年来，文献报道了两项随机试验，比较了精准 CRT 和新辅助 CRT 加手术治疗食管癌。这两项研究的结果主要基于鳞癌患者。第一项研究由 Stahl 等人完成，包括来自 11 个中心的 172 名患者[52]。在这项试验中，我们比较了精准 CRT（非挽救性手术）和新辅助 CRT 加手术治疗 "局部进展期"（T3-4N0-1M0）食管上段和中段 1/3 的鳞状细胞癌（T3-4N0-1M0）。这项研究的设计在某些方面是有争议的，但这超出了本章的范围。总而言之，总体存活率没有发现差异。然而，局部失败并不常见，而与治疗相关的死亡在新辅助 CRT 加手术组中更为常见。2007 年，Bedenne 报道了第二项随机试验（FFCD9102），比较了精准 CRT 和新辅助 CRT 加手术[53]。包括可切除的 T3N0-1M0AC 或食管鳞癌（SCC > 90%）患者。所有患者均接受新辅助 CT（5-FU 和顺铂）联合 30 Gy 放疗，分两个疗程或 46 Gy 放疗。随后，通过腹部超声检查、胸部 X 光检查、食管造影及可能的情况下的内镜超声检查来评估临床反应。在所有纳入的患者中，259 名（58.3%）在接受新辅助 CRT 治疗后表现出客观的临床反应。这些患者在手术和最终 CRT（分程方案或连续方案分别为 15 Gy 或 20 Gy）之间随机分组。同步 CRT 和顺序 CRT 均用于新辅助 CRT 和明确的 CRT 治疗策略。作者认为，如果两个治疗组的两年存活率相差不到 10%，两种治疗方法是等效的。最终确定的 CRT 组和新辅助 CRT 加手术组的两年存活率分别为 39.8% 和 33.6%，从而得出结论，这两种治疗方式是等效的（P=0.03，代表实际差异 > 10% 的可能性）。这项试验的结论受到一些显著结果的限制。例如，与其他试验报告的存活率相比，存活率要低得多[45]。此外，局部进展期患者在精准放射治疗和新辅助放射治疗加手术之间有显著差异（分别为 64.3% 和 40.7%，P=0.03），但这并不能转化为不同的存活率。最重要的是，这项研究主要包括鳞状细胞癌患者，因此，适用于 EGJ 肿瘤患者是值得怀疑的[53]。总之，精准 CRT 在 EGJ ACS 患者中的作用尚不清楚。然而，这些研究解决了一个与 EGJ 癌患者相关的重要课题。具体地说，对于 CRT 治疗后临床完全反应的患者，精准 CRT 方案能否取代新辅助 CRT+ 外科手术方案，这需要在这组实验中进行更大样本量的研究来比较两者的效果。

16.5　未来展望

16.5.1　按部位和组织学分类

目前，大多数食管肿瘤，无论其位置和组织学如何，都是以相似的方式分期和治疗的。然而，这些不同的肿瘤类型在病因、生物学和放射敏感性上有所不同。因此，当采用循证方法进行最佳治疗时，重要的是要考虑纳入研究的解剖亚区和组织类型的肿瘤比例。缺乏适当的亚组分析常常使结果对特定患者组的适用性变得复杂。因此，目前和未来的试验应该更多地集中在肿瘤的位置和组织亚型上。鉴于解剖位置和组织学之间的密切联系——在西方，大多数患者患有 AC，而在东方，大多数食管癌患者都患有 SCC——目前在日本进行的一项 3 组 Ⅲ 期临床试验比较了 2 种新辅助 CT 方案和新辅助 CRT 方案在特定 SCC 患者中的应用[54]。同时，爱尔兰 NeoAEGIS（食管和食管胃结合部腺癌新辅助试验国际研究）研究调查了新辅助 CRT 与新辅助加 CT 治疗 AC 患者的效果。这些研究有望导致一种更具生物学导向的治疗策略。

16.5.2　精准放化疗中的剂量递增

当首选非手术方法时，精准同期 CRT 是食管癌的首选治疗方法。由于局部区域疾病的高复发率或持续性，目前精准 CRT 领域的研究主要集中在局部区域控制的改善上。尽管先前的研究显示与治疗相关的毒性增加，在局部区域控制方面没有好处，但放射技术的最新发展导致了目前荷兰 ART DECO（食管癌患者确定性放化疗中剂量递增的随机试验）研究。本研究旨在利用适形多野放射治疗技术对潜在可治愈的食管癌（T1-4N0-3M0AC 或 SCC）患者进行精准 CRT 后改善局部区域控制。患者在标准的精准 CRT（卡铂和紫杉醇加同步 50.4 Gy）和增加的放射剂量之间随机分组。辐射剂量增加组的患者每天伴随着对原发肿瘤的增强，最终肿瘤总剂量为 61.6 Gy。总体而言，两组患者的治疗时间和化疗时间相似。本研究的主要终点是局部复发率、存活率和与治疗相关的毒性。

16.5.3　按需手术

通过在精准 RT 基础上增加 CT 和挽救手术，以及在初次手术的基础上使用新辅助 CRT，非手术和手术治疗方式已经更加接近。然而，在最终的 CRT 中增加挽救手术的好处从未得到证实。CROSS 研究中的高 PCR 率导致有必要重新考虑所有患者接受新辅助 CRT 后行标准食管切除术的必要性。因此，对于潜在可治愈的食管癌患者，我们建议在新辅助 CRT 完成后 "按需手术"。根据 CROSS 的说法，在这种方法中，患者将在完成新辅助 CRT 后接受密切监测。只有高度怀疑或证实局部复发，且无远处转移迹象的患者才能接受手术切除。这种保留器官的策略将有很大的优势，但前提是长期存活率与新辅助放化疗和标准手术方法相当。作为器官保存策略的第一步，我们目前正在进行多中心可行性 PRESANO（食管癌按需手术）研究，以确定检测新辅助放化疗后残留肿瘤的准确性。新辅助 CRT 完成后，患者将接受两次临床反应评估（CRE）。第一种 CRE（CRE-I）包括内窥镜检查、（随机）原发肿瘤部位和食管其他可疑病变的常规黏膜活检，以及测量肿瘤厚度和面积的超声内镜（EUS）。临床完全有效的患者（那些没有局部或播散性疾病可以通过组织学证实的患者）将被推迟手术切除，手术将安排在 CRE-I 后大约 6 周（新辅助 CRT 完成后大约 12 ~ 14 周）。在延期手术切除前两周，将计划进行第二次临床反应评估（CRE-II），其中将包括全身 PET-CT，以及在 CRE-I 进行的检查。如果这项前 SANO 研究表明可以可靠地预测残留肿瘤，将进行一项试验（SANO 试验），比较新辅助放化疗加标准手术与新辅助放化疗加"必要时手术"。

参考文献

[1] Lightdale CJ（1992）Endoscopic ultrasonography in the diagnosis，staging and follow-up of esophageal and gastric cancer. Endoscopy 24（Suppl 1）：297–303

[2] Block MI et al（1997）Improvement in staging of esophageal cancer with the addition of positron emission tomography. Ann Thorac Surg 64（3）：770–776；discussion 776–777

[3] Hulscher JB et al（2000）Laparoscopy and laparo-scopic ultrasonography in staging carcinoma of the gastric cardia. Eur J Surg 166（11）：862–865

[4] Skinner DB et al（1986）Selection of operation for esophageal cancer based on staging. Ann Surg 204（4）：391–401

[5] Van Lanschot JJ et al（1999）Randomized comparison of prevertebral and retrosternal gastric tube reconstruction after resection of oesophageal carcinoma. Br J Surg 86（1）：102–108

[6] Hulscher JBF et al（2002）Extended transthoracic resection compared with limited transhiatal resection for adenocarcinoma of the esophagus. N Engl J Med 347（21）：1662–1669

[7] Gaspar LE et al（1997）A phase I / II study of external beam radiation，brachytherapy and concurrent chemotherapy in localized cancer of the esophagus（RTOG 92-07）：preliminary toxicity report. Int J Radiat Oncol Biol Phys 37（3）：593–599

[8] Toita T et al（2001）Concurrent chemoradiotherapy for squamous cell carcinoma of thoracic esophagus：feasibility and outcome of large regional field and high-dose external beam boost irradiation. Jpn J Clin Oncol 31（8）：375–381

[9] Siewert JR，Stein HJ（1998）Classification of adenocarcinoma of the oesophagogastric junction. Br J Surg 85（11）：1457–1459

[10] Grotenhuis BA et al（2013）Preoperative assessment of tumor location and station-specific lymph node status in patients with adenocarcinoma of the gastro-esophageal junction. World J Surg 37（1）：147–155

[11] Tannock IF（1996）Treatment of cancer with radiation and drugs. J Clin Oncol 14（12）：3156–3174

[12] Hennequin C，Favaudon V（2002）Biological basis for chemo-radiotherapy interactions. Eur J Cancer 38（2）：223–230

[13] Seiwert TY，Salama JK，Vokes EE（2007）The concurrent chemoradiation paradigm-general principles. Nat Clin Pract Oncol 4（2）：86–100

[14] Earlam R，Cunha-Melo JR（1980）Oesophogeal squamous cell carcinoma：Ⅱ. A critical view of radiotherapy. Br J Surg 67（7）：457–461

[15] Herskovic A et al（1992）Combined chemotherapy and radiotherapy compared with radiotherapy alone in patients with cancer of the esophagus. N Engl J Med 326（24）：1593–1598

[16] Cooper JS et al（1999）Chemoradiotherapy of locally advanced esophageal cancer：long-term follow-up of a prospective randomized trial（RTOG 85-01）. Radiation Therapy Oncology Group. JAMA. 281（17）：1623–7

[17] Minsky BD et al（2002）INT 0123（Radiation Therapy Oncology Group 94-05）phase Ⅲ trial of combinedmodality therapy for esophageal cancer：high-dose versus standard-dose radiation therapy. J Clin Oncol 20（5）：1167–1174

[18] Wong R，Malthaner R（2006）Combined chemotherapy and radiotherapy（without surgery）compared with radiotherapy alone in localized carcinoma of the esophagus. Cochrane Database Syst Rev 1，CD002092

[19] Markar SR et al（2014）Evolution of standardized clinical pathways：refining multidisciplinary care and process to improve outcomes of the surgical treatment of esophageal cancer. J Gastrointest Surg 18（7）：1238–1246

[20] Swisher SG et al（2012）A Phase Ⅱ study of a paclitaxel-based chemoradiation regimen with selective surgical salvage for resectable locoregionally advanced esophageal cancer：initial reporting of RTOG 0246. Int J Radiat Oncol Biol Phys 82（5）：1967–1972

[21] Earlam R，Cunha-Melo JR（1980）Oesophageal squamous cell carcinoma：I. A critical review of surgery. Br J Surg 67（6）：381–390

[22] Chiu PW et al（2005）Multicenter prospective randomized trial comparing standard

esophagectomy with chemoradiotherapy for treatment of squamous esophageal cancer: early results from the Chinese University Research Group for Esophageal Cancer (CURE). J Gastrointest Surg 9（6）：794–802

[23] Carstens H et al（2007）A randomized trial of chemoradiotherapy versus surgery alone in patients with resectable esophageal cancer. J Clin Oncol（Meeting Abstracts）25（18S Suppl）：4530

[24] Gignoux M et al（1987）The value of preoperative radiotherapy in esophageal cancer: results of a study of the E.O.R.T.C. World J Surg 11（4）：426–432

[25] Arnott SJ et al（2005）Preoperative radiotherapy for esophageal carcinoma. Cochrane Database Syst Rev 4，CD001799

[26] Launois B et al（1981）Preoperative radiotherapy for carcinoma of the esophagus. Surg Gynecol Obstet 153（5）：690–692

[27] Gignoux M et al（1988）The value of preoperative radiotherapy in esophageal cancer: results of a study by the EORTC. Recent Results Cancer Res 110：1–13

[28] Wang M et al（1989）Randomized clinical trial on the combination of preoperative irradiation and surgery in the treatment of esophageal carcinoma: report on 206 patients. Int J Radiat Oncol Biol Phys 16（2）：325–327

[29] Arnott SJ et al（1992）Low dose preoperative radiotherapy for carcinoma of the oesophagus: results of a randomized clinical trial. Radiother Oncol 24（2）：108–113

[30] Nygaard K et al（1992）Pre-operative radiotherapy prolongs survival in operable esophageal carcinoma: a randomized, multicenter study of pre-operative radiotherapy and chemotherapy. The second scandinavian trial in esophageal cancer. World J Surg 16（6）：1104–1109

[31] Hilgenberg AD et al（1988）Preoperative chemotherapy, surgical resection, and selective postoperative therapy for squamous cell carcinoma of the esophagus. Ann Thorac Surg 45（4）：357–363

[32] Sjoquist KM et al（2011）Survival after neoadjuvant chemotherapy or chemoradiotherapy for resectable oesophageal carcinoma: an updated meta-analysis. Lancet Oncol 12（7）：681–692

[33] Apinop C，Puttisak P，Preecha N（1994）A prospective study of combined therapy in esophageal cancer. Hepatogastroenterol 41（4）：391–393

[34] Prise EL et al（1994）A randomized study of chemotherapy, radiation therapy, and surgery versus surgery for localized squamous cell carcinoma of the esophagus. Cancer 73（7）：1779–1784

[35] Walsh TN（1995）The role of multimodality therapy in improving survival： a prospective randomised trial. In： Predicting， defining and improving outcomes for oesophageal carcinoma， Trinity College. University of Dublin， Dublin. As cited by： Sjoquist KM et al（2011）Survival after neoadjuvant chemotherapy or chemoradiotherapy for resectable oesophageal carcinoma： an updated meta-analysis. Lancet Oncol 12（7）： 681–692.

[36] Walsh TN et al（1996）A comparison of multimodal therapy and surgery for esophageal adenocarcinoma. N Engl J Med 335（7）： 462–467

[37] Bosset JF et al（1997）Chemoradiotherapy followed by surgery compared with surgery alone in squamouscell cancer of the esophagus. N Engl J Med 337（3）： 161–167

[38] Urba SG et al（2001）Randomized trial of preoperative chemoradiation versus surgery alone in patients with locoregional esophageal carcinoma. J Clin Oncol 19（2）： 305–313

[39] Lee JL et al（2004）A single institutional phase Ⅲ trial of preoperative chemotherapy with hyperfractionation radiotherapy plus surgery versus surgery alone for resectable esophageal squamous cell carcinoma. Ann Oncol 15（6）： 947–954

[40] Burmeister BH et al（2005）Surgery alone versus chemoradiotherapy followed by surgery for resectable cancer of the oesophagus： a randomised controlled phase Ⅲ trial. Lancet Oncol 6（9）： 659–668

[41] Tepper J et al（2008）Phase Ⅲ trial of trimodality therapy with cisplatin， fluorouracil， radiotherapy， and surgery compared with surgery alone for esophageal cancer： CALGB 9781. J Clin Oncol 26（7）： 1086–1092

[42] Lv J et al（2010）Long-term efficacy of perioperative chemoradiotherapy on esophageal squamous cell carcinoma. World J Gastroenterol 16（13）： 1649–1654

[43] Mariette C et al（2010）Impact of neoadjuvant chemoradiation in localised oesophageal cancer： results of a randomised controlled phase Ⅲ trial FFCD 9901. Ann Oncol 21： 250

[44] Van der Gaast AV， van Hagen P et al（2010）Effect of preoperative concurrent chemoradiotherapy on survival of patients with resectable esophageal or esophagogastric junction cancer： results from a multicenter randomized phase Ⅲ study. J Clin Oncol 28： 15s，（suppl； abstr 4004）.

[45] van Hagen P et al（2012）Preoperative chemoradiotherapy for esophageal or junctional cancer. N Engl J Med 366（22）： 2074–2084

[46] Mariette C et al（2014）Surgery alone versus chemoradiotherapy followed by surgery for stage I and Ⅱ esophageal cancer： final analysis of randomized controlled phase Ⅲ trial FFCD 9901. J Clin Oncol 32（23）： 2416–2422

[47] Robb WB et al（2012）Surgery alone vs chemoradiotherapy followed by surgery for stage I and II oesophageal cancer：final analysis of a randomised controlled phase III trial FFCD 9901. Gut 61：A37–A38

[48] Verhoef C et al（2007）Better survival in patients with esophageal cancer after surgical treatment in university hospitals：a plea for performance by surgical oncologists. Ann Surg Oncol 14（5）：1678–1687

[49] Stahl M et al（2009）Phase III comparison of preoperative chemotherapy compared with chemoradiotherapy in patients with locally advanced adenocarcinoma of the esophagogastric junction. J Clin Oncol 27（6）：851–856

[50] Burmeister BH et al（2011）Is concurrent radiation therapy required in patients receiving preoperative chemotherapy for adenocarcinoma of the oesophagus？ A randomised phase II trial. Eur J Cancer 47（3）：354–360

[51] Kumagai K et al（2014）Meta-analysis of postoperative morbidity and perioperative mortality in patients receiving neoadjuvant chemotherapy or chemoradiotherapy for resectable oesophageal and gastro-oesophageal junctional cancers. Br J Surg 101（4）：321–338

[52] Stahl M et al（2005）Chemoradiation with and without surgery in patients with locally advanced squamous cell carcinoma of the esophagus. J Clin Oncol 23（10）：2310–2317

[53] Bedenne L et al（2007）Chemoradiation followed by surgery compared with chemoradiation alone in squamous cancer of the esophagus：FFCD 9102. J Clin Oncol 25（10）：1160–1168

[54] Nakamura K et al（2013）Three-arm phase III trial comparing cisplatin plus 5-FU（CF）versus docetaxel，cisplatin plus 5-FU（DCF）versus radiotherapy with CF（CF-RT）as preoperative therapy for locally advanced esophageal cancer（JCOG1109，NExT study）. Jpn J Clin Oncol 43（7）：752–755

[55] Andersen AP，Berdal P，Edsmyr F，Hagen S，Hatlevoll R，Nygaard K et al（1984）Irradiation，chemotherapy and surgery in esophageal cancer：a randomized clinical study. The first Scandinavian trial in esophageal cancer. Radiother and Oncol 2：179–188

[56] Araujo CM，Souhami L，Gil RA，Carvalho R，Garcia JA，Froimtchuk MJ et al（1991）A randomized trial comparing radiation therapy versus concomitant radiation therapy and chemotherapy in carcinoma of the thoracic esophagus. Cancer 67：2258–2261

[57] Earle JD，Gelber RD，Moertel CG，Hahn RG（1980）A controlled evaluation of combined radiation and bleomycin therapy for squamous cell carcinoma of the esophagus. Int J Radiat Oncol Biol Phys 6：821–826

[58] Gao XS，Qiao XY，Yang XR，Asaumi J，Zhou ZG，Wang YD et al（2002）Late course accelerated hyperfractionationradiotherapy concomitant with cisplatin in patients with esophageal carcinoma. Oncol Reports 9（4）：767–772

[59] Kaneta T，Takai Y，Nemoto K，Kakuto Y，Ogawa Y，Ariga H et al（1997）Effect of combination chemotherapy with daily lowdose CDDP for esophageal cancer：results of a randomized trial. Jpn J Can Chemother 24：2099–2104

[60] Li AE，Shu BA，Lin YZ，Hu YH（2000）48 Patients with advanced esophageal cancer treated with DDP-5-FU combined radiotherapy. Chin J Clin Oncol and Rehabilit 7（6）：79–80

[61] Roussel A，Haegele P，Paillot B，Gignoux M，Marinus A，Sahmoud T et al（1994）Results of the EORTCGTCCT Phase Ⅲ trial of irradiation vs irradiation and CDDP in inoperable esophageal cancer [abstract]. Proceedings，Annual Meeting of the American Society of Clin Oncol 13：199

[62] Slabber CF，Nel JS，Schoeman L，Burger W，Falkson G，Falkson Cl（1998）A randomized study of radiotherapy alone versus radiotherapy plus 5-Fluorouracil and platinum in patients with inoperable，locally advanced squamous cancer of the esophagus. Amer J Clin Oncol 21：462–465

[63] Zhang A（1984）Radiation combined with bleomycin for esophageal carcinoma-a randomized study of 99 patients. Chung Hua Chung Liu Tsa Chih 6（5）：372–374

[64] Zhu S，Wan J，Zhou D et al（2000）Combination of external beam and intracavitary radiation and carboplatin chemotherapy in the treatment of esophageal carcinoma. Chin J Clin Oncol 27（1）：5–8

第17章

食管胃结合部印戒细胞癌：是什么？①

17.1 流行病学

食管胃结合部腺癌及远端食管腺癌的发病率在过去的30年里呈现出4倍的升高[1]。印戒癌是这种肿瘤的一种组织学亚型。其发病率有很大不同，从日本人的0.1%[2]到西方国家的8% ~ 15%[3-4]。

17.2 病理学

印戒癌的组织学特点是印戒细胞（SRCs），其特征是肿瘤细胞胞质丰富、充满黏液，将细胞核挤至外围。

腺癌的SRC变体也位于整个胃肠道的其他低分化肿瘤，包括胃和结肠。

世界卫生组织（WHO）将SRC定义为50%以上细胞具有SRC形态的肿瘤[5]，而没有将SRC的唯一存在与SRC和细胞外黏蛋白的存在区分开来。有时，这会导致数据收集方面缺乏统一性（表17.1）。

表 17.1 最相关系列的差异描述和治疗及其 SRC 癌的结果

作者	年份	病例类型	发病位置	新辅助放	患者数量 / 例	DFS	OS
Patel V.R. [28]	2014	SRC vs. non-SRC	食管＋食管胃结合部	Yes	85 vs. 638	16 vs. 35（月）	22 vs. 48（月）
Heger U. [26]	2014	SRC vs. non-SRC	食管或胃	Yes	235 vs. 488		26.3 vs. 46.6（月）

---

① Riccardo Piagnerelli，Franco Roviello，Unit of General and Mini-invasive Surgery，Department of Medicine，Surgery and Neurosciences，University of Siena，Italy
Daniele Marrelli，Unit of General Surgery and Surgical Oncology，Department of Medicine，Surgery and Neurosciences，University of Siena，Italy

续表

作者	年份	病例类型	发病位置	新辅助放	患者数量 / 例	DFS	OS
Nafteaux P.R. [34]	2014	ADC vs. SRC < 50 vs. SRC > 50%	食管 + 食管胃结合部（no Siewert Ⅲ）	缺少	806 vs. 82 vs. 32	59.3 vs. 24.49 vs. 16.8（月）	缺少
Piessen G. [15]	2014	Esophageal SRC（including Siewert Ⅰ and Ⅱ）vs. gastric SRC（including Siewert Ⅲ）	食管或胃	Yes	136 vs. 363	缺少	17.9 vs. 19.9（月）
Gronnier C. [35]	2013	Early GC SRC vs. early GC non-SRC	胃	No	104 vs. 317	5 年 DFS：92% vs. 90%；P= .403	5 年 OS：85% vs. 76%；P=.035
Enlow J.M. [36]	2013	SRC vs. non-SRC	食管 + 食管胃结合部	Yes	23 vs. 128	缺少	3 年 OS：34.8% vs. 65.6%；P=.006
Kim B.M. [37]	2013	Early GC SRC vs. early GC other subtype	胃	No	345 vs. 1740	No difference	缺少
Taghavi S. [38]	2012	SRC vs. non-SRC	胃	缺少	2666 vs. 7580	14.0 vs. 13.0（月）P = .073	缺少
Chirieac L.R. [3]	2005	SRC+MC vs. non-MC and non-SRC	食管 + 食管胃结合部	缺少	只手术：40 vs.179；术前放化疗：33 vs. 160	缺少	只手术：17.5vs.22.9；P = .05 术前放化疗：42.3 vs. 31.6；P = .06

研究发现 SRC 与女性、肿瘤位置、进展期的新辅助治疗和 R1/2 分类有关。

最近几项研究描述了胃 SRC 与非 SRC 的特征。这些特征包括其高度侵袭性、易发生淋巴和腹膜扩散及对化疗耐药。所有这些因素导致预后不佳，因此需要针对这种组织学亚型制定专门的肿瘤学和手术策略。

为了理解 SRC 背后的分子机制付出了很多努力。

在 Fukui 最近的一项工作中，强调了印戒细胞形成背后的一个假说[10]。他观察到，在高分化的腺癌中，ErbB2/ErbB3 复合物被激活，随后是磷脂酰肌醇 3 激酶（PI3K）被激活。p38-MAPK 在 PI3K 下游被激活，然后黏附连接通过 Rac1 激活被破坏。这种黏附连接的丧失导致紧密连接的消失，继而导致细胞间相互作用的丧失。PI3K 的激活促进了黏蛋白的分泌。其中一个黏蛋白（Muc4）可以激活 ErbB2。在生理环境中，Muc4 和 ErbB2 各自独立但紧密连接，但在印戒细胞中，它们能够相互作用，因为这些连接已经消失了。此外，一个由 ErbB2/ErbB3–Muc4 组成的循环交互作用 ErbB2/ErbB3 形成。因此，ErbB2/ErbB3 信号通路组成性地激活后，细胞间相互作用消失，形成印戒癌。由于 ErbB2/ErbB3 复合物的组成性激活，细胞生长持续增强。

在本研究中，笔者发现一些印戒细胞在 E- 钙黏蛋白基因中也带有突变。

在最近的一项原始工作中，为了了解胃和 EGJ 印戒细胞腺癌的分子特征，Konno-Shimizu M 及其同事发现，组织蛋白酶 E（CTSE）是一种非溶酶体胞内蛋白酶，在 SRC 型表达，有时出现在低分化类型中，很少在管型胃癌（GC）细胞系中出现。

在健康组织中，组织蛋白酶 E 在胃的正常胃底腺、幽门腺和贲门腺中表达，但在部分消化道中很少表达。分析胃的异型增生性肠上皮化生，发现肠胃混合型有组织蛋白酶 E，单纯肠型则没有。

由于 SRC 腺癌的黏膜下浸润性和非成团行为[11]，并且需要正确的术前组织学疾病评估，建议使用组织蛋白酶 E 的免疫染色来检测分离的 GC 细胞巢[12]，并了解肿瘤的下一步进展。

17.3 临床表现及术前检查

对于食管胃肿瘤哪种诊断方法最可靠，科学界尚未达成共识[13]。Nafteux 等人进行的一项研究提出了一个重要的问题，即预处理活检在识别 SRC > 50% 方面表现糟糕，主张发展综合方法来确定印戒细胞的百分比并指导治疗，因为患有晚期疾病的患者（SRC < 50%，R0 切除）似乎具有与相似阶段腺癌相似的行为和生存率[14]。

最近几项研究描述了胃的 SRC 与非 SRC 相比较的特征。

最近一项关于 924 名西方患者的研究表明，SRC 的位置对其预后有重要影响[15]。上述研究结果让笔者认为食管 SRC 与胃 SRC 有显著不同。

尽管治疗前的临床阶段和术前治疗相似，但在手术探查和复发时，胃肿瘤进展更为严重，腹膜疾病也有增加的趋势。这可能暗示了皮革胃的特殊进展途径，可能是由于周围基质的微环境变化所致[16]。在疾病的预处理评估中，推荐行腹腔镜下腹腔探查。

结论是食管位置是预后不良的独立预测因素。这可能是由于 SRC 的浸润性，与非

SRC 食管胃肿瘤相比，其症状出现较晚。

多层螺旋 CT（MSCT）扫描及其他方法（如核磁、内镜超声、PET、PET-MSCT）是诊断检查的主要手段之一。MSCT 对确定疾病分期是必不可少的，它可能有助于评估淋巴结状况，并选择哪些患者可以不做主动脉旁淋巴结清扫（PAND）或淋巴结活检。在胃上部 1/3 的弥漫组织型中，Marrelli 等人描述了小于 8 mm 的淋巴结可能是主动脉旁转移灶[17]。这些结果与 Lee 的结果相吻合，表明根据 Lauren 组织类型可以建立不同的二维临界值[18]。

考虑到 EGJ 的 SRC 腺癌对新辅助治疗的不良反应，一个新兴的要点是在体内测试原发肿瘤的化疗敏感性。正如 Municon Ⅱ 试验和 EGJ 的非 SRC 试验一样，这一点可能会影响术后给药方式和治疗方案，或者考虑对无反应的患者进行早期挽救治疗。在这项试验中，早期研究了 PET 无反应者是否可以从术前挽救的新辅助放化疗中受益。研究人员指出，在代谢性无反应的患者中，挽救新辅助放化疗可导致相当数量的患者局部缓解，但总体上不能改变临床进程[19]。

正如本章前面所强调的，与其他 GC 不同，SRC 组织学表现出独特的功能，其中之一就是葡萄糖摄取减少。

化疗降低了肿瘤的葡萄糖摄取，2-[18F]- 氟 -2- 脱氧 -d- 葡萄糖（FDG）正电子发射断层扫描（PET）已广泛应用于原发肿瘤的诊断、分期、治疗计划、诱导化疗疗效评估和治疗后随访。

FDG 通过葡萄糖转运蛋白（GLUT-1）转运到细胞内，然后被磷酸化为 FDG-6- 磷酸。由于 FDG-6- 磷酸不是 Krebs 循环的底物，它在细胞内积累。在一些肿瘤中，细胞摄取 FDG 的增加是由过量 GLUT-1 和己糖激酶水平升高所介导的。SRC 的一个重要特征是由于细胞膜上 GLUT-1 的低表达而导致对葡萄糖摄入的低需求[20]。因此，FDG-PET 无法发现和预测 SRC 对新辅助治疗的反应。

为了评估非亲和性肿瘤如 EGJ 的 SRC 诱导治疗的反应，已提出采用 3'- 脱氧 -3'-18F- 氟胸苷（FLT）PET[21-22]。这似乎是一个很有前途的工具，但需要进一步的研究进行验证。

Weber 等人建议除了 PET 扫描外，还可以使用核磁来评估 EGJ 的腺癌对辅助化疗的局部和淋巴反应，特别是在那些由于狭窄而不能进行内窥镜超声检查的肿瘤[23]。

17.4 新辅助治疗与外科治疗

在过去的几十年里，在新辅助治疗中考虑了多种治疗策略，除了组织类型的巨大异质性外，还采用了几种化疗方案，在分析这一问题的回顾工作时需要记得存在偏倚。

根据几个随机对照试验[24-25]，局部进展期食管胃和食管的腺癌可以通过诱导化疗 -

放射治疗（CHT-RT）然后手术治疗，但 EGJ 的 SRC 在临床特征和预后方面显示出不同的行为。

在一项回顾性研究中，Heger 等 [26] 分析了一系列 EGJ 腺癌的临床结果（723 名患者，其中 235 例 SRC）。与其他研究一样，SRC 与女性（$P < 0.001$）、胃定位（$P < 0.001$）、进展期 YPT（$P < 0.072$）和 R1/2 分型（$P < 0.001$）显著相关，并且手术并发症和切除后吻合口漏的风险较低（$P < 0.001$）。在新辅助治疗后，SRC 的存活率明显低于所有其他 WHO 组织病理学分类，中位生存期为 26.3 个月。临床和完全的组织病理学缓解罕见，但如果存在，则可显著改善预后。

根据一些作者的假设 [7, 28]，仅有的铂或铂 - 多西紫杉醇的新辅助联合化疗将 SRC 排除在外 [27]，目前这似乎没有道理。因为还是有一小部分人受益，而且到目前为止还没有一项随机研究证明 SRC 在初次切除后有普遍的生存受益。

Bekkar 等人证实，新辅助治疗结合放化疗可获得更好的总体生存率和复发率 [29]。

他们研究了 135 例患有 EGJ Ⅲ 期 SRC 腺癌的亚组患者，其中 23 例接受了术前化放疗，74 例先行手术切除。

治疗前评估采用 CT 扫描、上消化道内镜活检和超声内镜检查。

化放疗组的总存活率明显好于手术组（51%∶21%，$P < 0.002$）。在多变量分析中，唯一独立的有利预后因素是接受新辅助化放疗（$P < 0.02$），这表明单一放疗控制疾病局部和转移性扩散的能力。

手术入路已被广泛讨论。在 T1-2N0 肿瘤中，对于 Ⅰ 型 EGJ 腺癌，推荐食管切除加淋巴结清扫；对于 Ⅲ 型 EGJ 腺癌，推荐行胃切除加淋巴结清扫。对于 Ⅱ 型 EGJ 腺癌，采用近端胃切除或全胃切除以达到 R0 切除。在淋巴结阳性病变中，围手术期化疗是治疗 Ⅰ 型或 Ⅱ 型 EGJ 腺癌的明智方法；对于食管侧局部进展期肿瘤，应考虑采用新辅助化放疗。对于 Ⅲ 型 EGJ 腺癌，围手术期化疗或术后化放疗是有效的治疗策略。

由于 SRC 的浸润性，术中推荐送切缘做冰冻切片。

切除周围器官会带来一些好处，特别是在局部进展期癌症中。

虽然，根据一些作者的说法，PAND 似乎增加了术后并发症，没有带来真正的肿瘤学益处 [30]，然而，根据一些作者的说法，No.16 站淋巴结清扫术可以更好地进行病理分期，特别是在弥漫型胃癌和 EGJ 癌中 [31]。

17.5 辅助治疗

一些令人鼓舞的数据来自辅助治疗中使用腹腔热灌注化疗（HIPEC）。根据 Sugarbaker 等人的研究，HIPEC 单独使用或与术后早期腹腔化疗联合使用可显著提高总体生存率 [32]。

实际上，为了确定 EGJ 印戒癌的术后最佳治疗方法，在 0116 组间 Ⅲ 期试验中，对胃和 EGJ 肿瘤切除患者进行了术后化放疗与单纯手术的比较。这项研究对 20% 的肿瘤是 EGJ 腺癌的人群进行了 10 年的随访，结果显示，与非 SRC 腺癌相比，SRC肿瘤不能从术后化放疗中获益 [33]。这使作者强调了放化疗诱导治疗在新辅助治疗中的重要性。

17.6　结论

　　EGJ 的印戒癌是胃弥漫性肿瘤中少见的组织学亚型。在过去的几十年里，它的发病率不断上升，部分原因可能是由于更好的术前检查和对其复杂生物学的更好了解。

　　如今，MSCT、MRI-DWI、FDG-PET 和超声引导多次深部 FNA 活检仍是诊断检查的主要手段。Flt-PET 在预测 SRC 对化疗新辅助治疗的反应和体外药敏试验方面有很好的应用前景。

　　由于肿瘤的浸润性和腹膜及淋巴结种植的倾向，分期行腹腔镜应在术前检查中综合考虑。放化疗似乎是新辅助治疗的最佳选择。

　　手术应包括 N16 站淋巴结切除和邻近器官切除，以改善分期并达到环周切缘阴性。术中冰冻切片可考虑用于评估切缘。

　　HIPEC 可用于腹腔灌洗阳性而无肉眼可见腹膜种植的病例。应进一步努力加深对肿瘤生物学的了解，以建立针对这一组织类型的个体化方法。

参考文献

[1] Pera M，Manterola C，Vidal O et al（2005）Epidemiology of esophageal adenocarcinoma. J Surg Oncol 92（3）：151–159

[2] Terada T（2013）A clinicopathologic study of esophageal 860 benign and malignant lesions in 910 cases of consecutive esophageal biopsies. Int J Clin Exp Pathol 6（2）：191

[3] Chirieac LR，Swisher SG，Correa AM et al（2005）Signet-ring cell or mucinous histology after preoperative chemoradiation and survival in patients with esophageal or esophagogastric junction adenocarcinoma. Clin Cancer Res 11（6）：2229–2236

[4] Rice MD，Thomas W，Zuccaro MD Jr et al（1998）Esophageal carcinoma：depth of tumor invasion is predictive of regional lymph node status. Ann Thorac Surg 65（3）：787–792

[5] Watanabe H，Jass JR，Sobin LH（1990）Histological typing of esophageal and gastric tumors. WHO international histo-logical classification of tumors，2nd edn. Springer，Berlin

[6] Piessen G，Messager M，Leteurtre E et al（2009）Signet ring cell histology is an

independent predictor of poor prognosis in gastric adenocarcinoma regardless of tumoral clinical presentation. Ann Surg 250（6）：878–887

[7] Messager M，Lefevre JH，Pichot-Delahaye V et al（2011）The impact of perioperative chemotherapy on survival in patients with gastric signet ring cell adenocarcinoma：a multicenter comparative study. Ann Surg 254（5）：684–693

[8] Lorenzen S，Blank S，Lordick F et al（2012）Prediction of response and prognosis by a score including only pretherapeutic parameters in 410 neoadjuvant treated gastric cancer patients. Ann Surg Oncol 19（7）：2119–2127

[9] Yue G，Sun X，Gimenez-Capitan A et al（2014）TAZ Is Highly Expressed in Gastric Signet Ring Cell Carcinoma. Biomed Res Int 2014：393064

[10] Fukui Y（2014）Mechanisms behind signet ring cell carcinoma formation. Biochem Biophys Res Commun 450（4）：1231–1233

[11] Lauren P（1965）The Two Histological Main Types of Gastric Carcinoma：Diffuse and So-Called Intestinal-Type Carcinoma. An Attempt at a Histo-Clinical Classification. Acta Pathol Microbiol Scand 64：31–49

[12] Konno-Shimizu M，Yamamichi N，Inada KI et al（2013）Cathepsin E is a marker of gastric differentiation and signet-ring cell carcinoma of stomach：a novel suggestion on gastric tumorigenesis. PLoS One 8（2）：e56766

[13] Moehler M，Baltin CT，Ebert M，et al（2015）International comparison of the German evidence-based S3-guidelines on the diagnosis and multimodal treatment of early and locally advanced gastric cancer，including adenocarcinoma of the lower esophagus. Gastric Cancer 18（3）：550–563

[14] Nafteux PR，Lerut TE，Villeneuve PJ，et al（2014）Signet ring cells in esophageal and gastroesophageal junction carcinomas have a more aggressive biological behavior. Ann Surg 1–7

[15] Piessen G，Messager M，Lefevre JH et al（2014）Signet ring cell adenocarcinomas：different clinical–pathological characteristics of oesophageal and gastric locations. Eur J Surg Oncol 40（12）：1746–1755

[16] Ikeda Y，Mori M，Kamakura T et al（1995）Immunohistochemical expression of sialyl Tn and sialyl Lewisa antigens in stromal tissue correlates with peritoneal dissemination in stage IV human gastric cancer. Eur J Surg Oncol 21（2）：168–175

[17] Marrelli D，Mazzei MA，Pedrazzani C et al（2011）High accuracy of multislices computed tomography（MSCT）for para-aortic lymph node metastases from gastric cancer：a prospective single-center study. Ann Surg Oncol 18（8）：2265–2272

[18] Lee JH，Paik YH，Lee JS et al（2006）Candidates for curative resection in advanced gastric cancer patients who had equivocal para-aortic lymph node metastasis on computed tomographic scan. Ann Surg Oncol 13（9）：1163–1167

[19] zum Büschenfelde CM，Herrmann K，Schuster T et al（2011）18F-FDG PET–guided salvage neoadjuvant radiochemotherapy of adenocarcinoma of the esophagogastric junction：the MUNICON Ⅱ trial. J Nucl Med 52（8）：1189–1196

[20] Choi BH，Song HS，An YS et al（2011）Relation between fluorodeoxyglucose uptake and glucose transporter-1 expression in gastric signet ring cell carcinoma. Nucl Med Mol Imaging 45（1）：30–35

[21] Francis DL，Freeman A，Visvikis D et al（2003）In vivo imaging of cellular proliferation in colorectal cancer using positron emission tomography. Gut 52（11）：1602–1606

[22] Wieder HA，Geinitz H，Rosenberg R et al（2007）PET imaging with [（18）F]39-deoxy-39-fluorothymidine for prediction of response to neoadjuvant treatment in patients with rectal cancer. Eur J Nucl Med Mol Imaging 34：878–883

[23] Weber MA，Bender K，von Gall CC et al（2013）Assessment of diffusion-weighted MRI and 18F-fluoro-deoxyglucose PET/CT in monitoring early response to neoadjuvant chemotherapy in adenocarcinoma of the esophagogastric junction. J Gastrointestin Liver Dis 22：45–52

[24] Cunningham D，Allum WH，Stenning SP et al（2006）Perioperative chemotherapy versus surgery alone for resectable gastroesophageal cancer. N Engl J Med 355（1）：11–20

[25] Boige V，Pignon J，Saint-Aubert B et al（2007）Final results of a randomized trial comparing preoperative 5-fluorouracil（F）/cisplatin（P）to surgery alone in adenocarcinoma of stomach and lower esophagus（ASLE）：FNLCC ACCORD07-FFCD 9703 trial. J Clin Oncol 25（18S）：4510

[26] Heger U，Blank S，Wiecha C et al（2014）Is preoperative chemotherapy followed by surgery the appropriate treatment for signet ring cell containing adenocarcinomas of the esophagogastric junction and stomach? Ann Surg Oncol 21（5）：1739–1748

[27] Chen L，Shi Y，Yuan J et al（2014）Evaluation of docetaxel-and oxaliplatin-based adjuvant chemotherapy in postgastrectomy gastric cancer patients reveals obvious survival benefits in docetaxel-treated mixed signet ring cell carcinoma patients. Med Oncol 31（9）：1–11

[28] Patel VR，Hofstetter WL，Correa AM et al（2014）Signet ring cells in esophageal

adenocarcinoma predict poor response to preoperative chemoradiation. Ann Thorac Surg 98（3）：1064–1071

[29] Bekkar S，Gronnier C，Messager M et al（2014）The impact of preoperative radiochemotherapy on survival in advanced esophagogastric junction signet ring cell adenocarcinoma. Ann Thorac Surg 97（1）：303–310

[30] Mariette C，Piessen G，Briez N et al（2011）Oesophagogastric junction adenocarcinoma：which therapeutic approach? Lancet Oncol 12（3）：296–305

[31] de Manzoni G，Di Leo A，Roviello F et al（2011）Tumor site and perigastric nodal status are the most important predictors of para-aortic nodal involvement in advanced gastric cancer. Ann Surg Oncol 18（8）：2273–2280

[32] Yan TD，Black D，Sugarbaker PH et al（2007）A systematic review and meta-analysis of the randomized controlled trials on adjuvant intraperitoneal chemotherapy for resectable gastric cancer. Ann Surg Oncol 14（10）：2702–2713

[33] Smalley SR，Benedetti JK，Haller DG et al（2012）Updated analysis of SWOG-directed intergroup study 0116：a phase III trial of adjuvant radiochemotherapy versus observation after curative gastric cancer resection. J Clin Oncol 30（19）：2327–2333

[34] Nafteux PR，Lerut TE，Villeneuve PJ et al（2014）Signet ring cells in esophageal and gastroesophageal junction carcinomas have a more aggressive biological behavior. Ann Surg 260（6）：1023–1029

[35] Gronnier C，Messager M，Robb WB et al（2013）Is the negative prognostic impact of signet ring cell histology maintained in early gastric adenocarcinoma? Surgery 154（5）：1093–1099

[36] Enlow JM，Denlinger CE，Stroud MR et al（2013）Adenocarcinoma of the esophagus with signet ring cell features portends a poor prognosis. Ann Thorac Surg 96（6）：1927–1932

[37] Kim BS，Oh ST，Yook JH et al（2014）Signet ring cell type and other histologic types：differing clinical course and prognosis in T1 gastric cancer. Surgery 155（6）：1030–1035

[38] Taghavi S，Jayarajan SN，Davey A et al（2012）Prognostic significance of signet ring gastric cancer. J Clin Oncol 30（28）：3493–3498

第18章

手术死亡率与并发症的处理①

18.1 引言

尽管化疗和放疗的重要性与日俱增，手术仍是食管腺癌（EAC）的首选治疗方法。根据食管和胃的肿瘤侵犯情况，需要行胃切除（仅从腹入路）或食管切除术。后者需要经胸腹入路或胃上提，导致发病率和死亡率增加。

即使食管腺癌与鳞状细胞癌（SCC）一起被归类为食管癌，这两种癌症的患者也是截然不同的。鳞癌患者通常吸烟、酗酒和营养不良，导致肺和肝脏功能严重受损。相反，EAC癌患者通常表现出更好的总体状况，有一半的患者患有肥胖症。与鳞癌相比，EAC患者良好的术前表现使术后并发症发生率较低。

在接受食管切除术的大批患者的研究中，死亡率介于2.7%～9.8%，发病率为17.9%～57%。这种较大的差异性主要有两个因素：①这些大型研究主要是基于国家数据库收集的患者数据，包括大的临床中心和小的临床中心，在对手术数量或手术类型的分析中没有任何权重；②术后并发症的定义存在很大的差异，使得不同的临床试验无法进行比较。

并发症主要分为内科并发症和外科并发症，其中呼吸系统并发症是最常见的内科并发症，发生率为21%～27%，吻合口漏是主要的外科并发症，发生率为3.7%～14%。其他值得注意的并发症有房性心律失常、乳糜胸和管胃坏死。

并发症似乎对患者的长期预后也有影响，食管切除术后有并发症的患者癌症复发的风险明显高于手术顺利的患者[1-2]。这一现象的原因尚不清楚，但似乎与全身炎症反应和趋化因子的释放有关，释放的趋化因子引导微观残存癌症的扩散，与炎症中白细

① Jacopo Weindelmayer，Upper Gastro-Intestinal Surgery Division，Department of Surgery，University of Verona，Italy

Simone Giacopuzzi，Andrea Zanoni，Giovanni de Manzoni，Upper Gastrointestinal and General Surgery，University of Verona，Italy

胞的作用途径相同 [3]。

近年来，许多研究表明，大的临床中心的术后死亡率最多可降低 4 倍，这一点在第 2 章中有详细讨论 [1-2]。然而，即使在这些中心，发病率仍然很高，为 40% ～ 60% [4-5]。这些结果表明，由于手术的技术复杂性，并发症必然会发生。因此，在处理术后并发症方面掌握"诀窍"可以更好地解决问题，从而显著降低术后死亡率。

迄今为止，尚无公认的食管外科术后并发症分类系统。因此很难在不同研究之间比较发病率相关的结果。分类的异质性与并发症的定义有关，也与并发症的严重程度有关。Blencowe 在 2012 年发表了一篇关于这一主题的系统综述，证明了大多数已发表论文缺乏对并发症的定义和描述，以及对并发症提出了许多不同的定义 [6]。即使是食管手术的主要并发症：吻合口瘘和肺炎，这种情况也很明显。因此，文献报道吻合口漏的发生率在 0 ～ 35%，肺炎的发生率在 1.5% ～ 38.9%。

全世界都使用 Clavien-Dindo 和 Accordion 分类对并发症进行分类 [7-8]。它们已经在食管手术中得到了验证，但对于不同类型的并发症来说，它们是非特异性的。

最近，LOW 在全球 21 个大的临床中心成立了食管切除并发症共识小组（ECCG）。该小组正在研究一种定义和记录食管切除术后围手术期并发症的系统。这可能导致国际发病率数据收集的标准化，以促进文献中数据的解释和比较 [9]。

18.2 适应证的选择

EAC 手术是一项大手术，对患者的要求很高，而该患者通常已经因疾病和新辅助治疗而感到不适。因此，在选择患者进行手术切除时，必须分析临床状态，试图在手术前识别高危患者，以便进行有针对性的围手术期治疗或将他们重新引导到其他非手术治疗。

已经进行了大型队列研究来分析与食管切除术后发病率和死亡率相关的因素；在表 18.1 中，报告了来自 7 个大型人群研究的数据，只强调了多变量分析中的重要因素 [10-16]。

表 18.1　大型队列研究中多变量分析的发病率和死亡率相关的因素

作者	发病率相关因素	死亡率相关因素
Dhungel B. et al. [13]	年龄 血糖 抽烟 / 饮酒状态 输血	伤口感染 糖尿病 呼吸困难
Bailey S. H. et al. [12]	年龄 呼吸困难 糖尿病 吸烟 化放疗	年龄 糖尿病 呼吸困难 肝功能 化放疗

续表

作者	发病率相关因素	死亡率相关因素
Atkins B. Z. et al.[16]	年龄 肺炎	年龄 肺炎
Ott K.[11]	没有报道	年龄
Sauvanet A.[10]	ASA 年龄 男性	ASA
Wright C. D. et al.[15]	年龄 心脏病 糖尿病 吸烟	年龄 心脏病 糖尿病 吸烟
Zingg U. et al.[14]	没有报道	合并吸烟

从表中可以看出，在所有被考虑的研究中，年龄是一个重要的因素，临界值大多设定在 75 岁。Markar 及其同事进行的一项综述证实，老年人患病死亡的风险更高[17]。然而最近对高龄人群进行的两项大规模中心研究表明，精心选择 80～90 岁的患者（即使总体并发症发生率较高），死亡率不会增加[18-19]。可能不是年龄决定了并发症发生率的增加，而是老年患者出现了更多的合并症，这反过来又使老年人更加脆弱。因此，不应仅因为老年人的年龄就拒绝手术；相反，他们应该被重新引导到一个大的临床中心进行评估。

当必须进行食管切除术时，高达 30% 的患者出现肺部并发症。术前肺功能受损与较高的发病率相关。必须对肺进行仔细的功能研究，以正确决定是否可以进行开胸手术，或者是否有必要进行经食管裂孔入路（THE）或胸腔镜手术（MIE）。Bartels 发现，肺活量＜ 90% 和术前 PaO_2 ＜ 70 mmHg 的患者死亡风险增加[20]。本章的"肺部并发症"小节介绍了优化肺功能的围手术期护理。

新辅助治疗似乎不会增加术后并发症。只有少数研究证明这些治疗与并发症率和死亡率相关。无论是在 CROSS 试验中，还是在 FregaT 组最近的一篇论文中，都没有证据表明无 CRT 组和 CRT 组之间术后并发症的差异[21-22]。新辅助治疗因其副作用而对患者的要求很高，也可能使肿瘤缩小，从而改善患者的进食，改善其营养状况和总体状况。

一些研究试图开发一种可靠的评分系统，对患者的病死率进行排名。最著名的工作来自 Siewert 小组，随后在 2006 年[20, 23] 得到了 Schröder 等人的验证。他们确定了 4 个与死亡率相关的因素（Karnofsky 指数、氨基比林呼气试验、肺活量和 PaO_2），并根据这些因素得出了预测术后死亡率的综合风险评分。然而，这项研究的结果有限，此评分系统尚未被广泛接受。

可以肯定的是，评分系统可能是识别最有可能发生术后并发症的患者的有用工具。然而，应该避免严格遵守这些排名来做出决策，每个病例都应该根据自身特点进行评估。

18.3 内科并发症

主要的并发症是肺和心脏并发症。这在食管切除术中比在胃切除术中更常见，因为在经胸或经食管裂孔入路中，直接侵犯胸腔和纵隔会对肺和心脏造成压力。

18.3.1 心脏并发症

在食管纵隔解剖过程中，心脏直接受到牵开器的挤压，奇静脉上方的迷走神经解剖与迷走神经的破坏有关，两者都可能导致心脏节律改变。Low 等人对食管切除术后心脏并发症进行了如下分类[9]：心脏骤停、心肌梗死、需要治疗的心律失常、需要治疗的充血性心力衰竭、需要治疗的心包炎。

最常见的心脏并发症是心房颤动（AF），发生率为 15% ~ 25%，多发生在术后第二天和第三天[24]。两项研究发现房颤与术后死亡率增加多达 4 倍之间存在关联[25-26]。死亡率与房颤没有直接关系；相反，通常存在更严重的潜在并发症，从而引发包括房颤在内的一系列其他并发症。

Cormack 等人的最新研究发现，在 473 例 SCC 和 EAC 中，有 20% 的患者发生了新的房颤，并与高龄、术前心血管疾病、糖尿病有关，令人意外的是还跟新辅助治疗有关。在这些患者中，超过 80% 的患者伴有其他并发症，主要是肺部并发症。有趣的是，AF 患者的死亡率并没有增加。作者通过对潜在并发症的密切观察和早期治疗，来解释 AF 患者的低死亡率[26]。

预防房颤的策略来自心胸外科的研究，仍然十分有限。建议的策略包括术中限制液体、平衡电解质和保留心脏神经。已经研究了许多药物，包括胺碘酮、地高辛、b- 受体阻滞剂、钙拮抗剂和硫酸镁，其效果有限，目前还没有预防性使用的适应证[24, 27-28]。

总而言之，当患者术后发生房颤时必须加倍小心。虽然并发症并不难处理（即使是在病房），但它可能是其他潜在并发症的间接征兆，必须及时诊断和治疗，以免增加术后死亡率。

18.3.2 肺部并发症

食管切除术是一种超负荷的肺部手术，因为需要进行上呼吸道手术、开胸手术和肺操作，这都需要增加围手术期的通气需求。当需求超过患者的通气量时，可能会出现通气泵衰竭，导致肺泡换气不足，从而可能导致肺炎和呼吸衰竭。

肺部并发症是食管切除术后发病的最常见原因，在不同的研究中，并发症的发生率从 2.5% ～ 27% 不等[10-16]。结果的高度可变性是由于对这些并发症的记录或分层有广泛的定义，因此很难比较不同论文的结果。

伦敦的 Boshier 等人最近发表了一篇肺部并发症的生理病理学著作。介绍了食管切除术术中和术后的不同应激机制，包括缺血再灌注肺损伤、呼吸机吸氧过高、呼吸机诱发的肺损伤和通气肺的肺毛细血管应激衰竭[29]。

报道的肺部并发症很多，从胸腔积液伴肺不张到肺炎，再到 ALI 和 ARDS，可能出现呼吸衰竭，需要长时间的机械通气[30]。Low 等人把肺部并发症分类如下[9]。

肺炎（美国胸科学会和美国传染病学会的定义[31-32]），胸腔积液需要引流，气胸需要治疗，肺不张黏液堵塞需要支气管镜检查，呼吸衰竭需要插管，急性呼吸窘迫综合征（ARDS），急性吸入，气管、支气管损伤，术后气胸大于 10 天需要引流管。

在这些并发症中，肺炎是最常见的，它对患者的预后有重大影响，使死亡率从 3% 上升到 20%。

急性呼吸窘迫综合征（ARDS）更为严重，发病率低于肺炎，高达 10% ～ 15%，死亡率约为 50%。

这些数据强调了正确的术前预防和术中、术后护理对肺部并发症的重要性。

术前预防的目标包括优化营养状态和戒烟。纠正营养不良和恶病质，可以优化呼吸系统功能和增强免疫系统。停止吸烟是最重要的，必须告知患者围手术期吸烟会增加并发症。为了达到最佳效果，手术前需戒烟多久仍存在争议，但是 4 个星期的时间似乎能保证良好的效果[34]。在最近一项关于胃切除术的研究中，作者证明，即使只能戒烟两周，在统计学上也有显著改善[35]。戒烟时间更短，也是无害的，似乎也不会影响术后发病率[36]。

应由理疗师对患者进行评估和治疗，使术前肺功能达到最佳状态。在文献中，很少有研究描述在小型队列食管切除术患者中使用强化呼吸训练。在最近的两项研究中，IMT（呼吸肌肉训练）获得了积极的结果，发现 IMT 组的肺部并发症显著减少[37-38]。荷兰正在进行的一项多中心随机对照试验纳入了接受 IMT 治疗的食管切除术后患者，研究术后肺炎的发生率，预计将在未来几年为这一论点提供进一步的证据[39]。

必须指出的是，许多 EAC 患者超重。即使肥胖不是食管手术的绝对禁忌，BMI > 30 似乎也有更高的肺部并发症风险[40-41]。在这些患者中，应努力优化术前呼吸功能，减少术中肺损伤（MIE，THE）[42]。

术中和术后管理要求限制液体，减少潮气量的保护性通气，在单肺通气时引入呼气末正压（PEEP），尽早拔管和下地活动，加强物理治疗和适当的支气管镜检查，从而促进排痰，以及充分的止痛[43]。所有这些策略都是手术后快速康复（ERAS）的一部分，在第 21 章中有详细描述。

已经提议使用不经胸腔的经食管裂孔入路来减少呼吸系统并发症，但要以不彻底的纵隔淋巴结清扫为代价。最近两项荟萃分析的结果似乎证实了这种益处；Boshier 和 Wei 均证明肺部并发症在统计学上显著减少[44-45]。必须将其保留给高风险的肺疾病患者，高危患者也避免进行胸腔镜检查，因为 THE 入路无法进行彻底的纵隔淋巴结清扫，无法达到较高比例的环周切缘阴性，可能会影响手术的肿瘤学结果。

18.4 外科并发症

食管切除术和全胃切除术都极具挑战，需要有丰富的外科手术经验和术后治疗方面的专业知识，以减少术中和术后的并发症。

吻合口漏是食管切除和胃切除最常见的手术并发症，而管型胃坏死、乳糜胸和气管、支气管造口术仅属于食管切除术。

18.4.1 吻合口漏

目前对吻合口漏的定义仍未达成共识，因此文献中这种并发症的发生率各不相同（从 0 ~ 35% 不等）。漏的定义范围很广，包括无症状的放射学发现及胃肠道内容物通过引流管排出。许多组织提出了不同的漏分类。Urschel 等人出版了一个基于位置和症状的分类，而 Schuchert 等人使用了基于直接内窥镜可见缺损和所需干预程度的分类[46-47]。然而，这些分类并未被广泛接受，并且目前，Low 等人正在就食管切除术并发症定义的标准化达成国际共识[9]。Low 等人对吻合口漏的定义是包括食管、吻合或吻合线在内的全胃肠道缺损，无论其表现形式或识别方法如何。

在全身和局部水平上，不同的因素导致吻合口漏的高发。全身因素包括严重营养不良、心肺功能受损和肿瘤晚期。局部因素是缺乏浆膜外层和食管肌纤维的纵向走行，与其他内脏吻合术相比，这些因素似乎使食管吻合口处于不利地位：由于动脉供应不足或静脉引流而导致的游离肠管或管胃末端血管血运受损；以及吻合口的机械张力过大。颈部食管胃吻合（TTE）的位置与吻合口漏高发有关，这是因为此术式需要更长的管胃，从而导致顶端微血管功能不足和吻合口机械张力增加，这一点仍在调查中。在 Markar 和 Al 最近进行的一项关于随机对照试验和回顾性研究的荟萃分析中，颈部和胸部吻合有大致相同的吻合口漏发生率（颈部 8.8%，胸部 7.8%）。然而，如果只考虑随机对照试验，颈部吻合术的吻合口漏发生率显著高于胸腔内吻合术（13.64%：2.96%）[48]。因此，所有适合经胸手术的患者都应首选胸腔内吻合术，以便进行 THE 手术或胸腔镜。对于肺功能低下的患者，可考虑行颈部吻合术。

颈部吻合术可以手工缝合或用吻合器，这取决于外科医生的喜好，因为根据我们的经验和最近的两项荟萃分析，两种方式吻合口漏的发生率相当[48-50]。

至于胸腔内吻合术，现在几乎都是使用吻合器。这引起了关于用微创技术安全地进行胸腔内吻合的可能性的疑问。

18.4.2　诊断和治疗

吻合口漏根据吻合口位置（颈部或纵隔）和缺损部位有不同的临床表现。在此基础上，吻合口漏可以从无症状的放射学发现到伴有脓毒症的坏死性感染。

及时诊断治疗、评估严重程度，以最小的侵入性操作为代价，这对尽快治愈虚弱患者至关重要。

目前，对于是否有必要进行术后上消化道检查来评估吻合口的完整性，还没有达成共识。许多中心仍然在食管切除后 10 天内进行常规的上消化道造影检查，才允许患者进食，但这种检查的敏感性很低（变异性很大，可能取决于操作员的经验），介于20% ~ 87%，因此造成了大量假阴性患者[51-53]。另外，上消化道造影有很高的特异性（94% ~ 100%），因此阳性检测几乎总是代表有漏。在我们看来，不推荐常规使用造影剂食管造影术，由于其高度的特异性，临床高度可疑患者可以行此检查[54]。

最近的研究证实了术后早期行内窥镜检查的安全性，并指出其对吻合口漏的高度敏感性和特异性（接近 100%），而且该检查还能发现管胃的情况[51, 55]。这一工具有很大的临床意义，但它仍然是一种侵入性操作，主要用于临床疑似病例。

目前尚无指南，证据不足，文献仍停留在"专家意见"层面。以下是我们根据吻合口部位和患者症状对吻合口漏诊断和治疗的建议（由 Urschel 等人提出[46]）。

①临床上无症状的颈部和胸部漏：使用对比剂吞咽成像或内窥镜检查，在无化验指标感染迹象的无症状患者中进行检测。这些漏通常很小，并受到周围组织的限制。在这种情况下，避免口服摄入，避免鼻胃管减压，胃肠外营养或最好是肠内营养支持（通过术中放置的空肠造口术或细孔鼻腔肠管），广谱抗生素和抗真菌治疗等可使保守治疗成功率提高。必须仔细监测患者是否有败血症或漏进展的迹象，以便在必要时进行更积极的治疗（经皮引流、内窥镜检查）。在我们的临床实践中，我们不再进行常规的对比剂吞咽造影检查，因此在进食之前，我们无法发现临床上无症状的漏。尽管有这一变化，我们并没有体验到临床漏的增加。因此，我们得出结论，在大多数情况下，临床上无症状的漏无须任何特殊治疗即可痊愈。

②临床上明显的漏：a. 临床上通常可以在术后 10 天内发现颈部漏，表现为颈部红肿，伴随明显的皮下空腔及积液。发热和化验提示败血症表明有持续感染。主要的治疗方法是切开引流。当空腔清除后，局部加压及禁食、鼻胃管减压、营养支持和抗生素治疗可以帮助愈合。在某些情况下，低位食管胃颈部吻合处可能会在上纵隔里下降；在这些情况下，吻合口漏需要按胸腔漏来处理。b. 临床胸腔漏通常出现在术后第 7 ~ 第10 天，伴有发热、白细胞增多、C 反应蛋白（CRP）升高，病情可以迅速恶化，转为纵隔感染。如果引流管位置合适，则会出现引流液量增加、引流液有气味和颜色变浑浊的情况。上消化道造影可以确认诊断，但 CT 是必需的，用来评估胸腔 - 纵隔里的积液情况。内窥镜检查可以直接观察吻合口漏并进行腔内治疗，但必须由专业的胃肠

道内窥镜医生完成，以避免对吻合口的进一步损害。

对于病情稳定的患者，可以尝试通过充分引流感染的积液（在 CT 扫描或超声引导下）进行保守治疗。全身治疗方案与颈部漏章节中描述的相同。

吻合口漏的内窥镜治疗技术包括放置夹子、支架置入和负压治疗。我们认为放置夹子可以堵住＞ 30% 的漏。在初步的内窥镜检查中，必须对缺损进行准确的分析：没有缺血和能看到漏口边缘是尝试放夹子必需的。普通夹子（通过镜夹）可以用于小的吻合缺损，而新开发的镜夹（OVESCO™）已被提议用于闭合较大的裂口，报告成功率为 70%[56-57]。

对于吻合口裂开程度＞ 30% 的患者，建议放置覆膜支架[58]。沿吻合口放置可拔出式支架，以覆盖缺损并隔离纵隔间隙，促进漏愈合，使患者更早恢复进食。成功率为 70% ~ 80%，支架相关并发症的发生率为 30% ~ 70%，包括移位、出血、穿孔和内向生长[59-61]。支架移位是多达 30% 的病例中最常见的并发症。管腔差异假说得到了最近数据的支持，这些数据表明，与食管–胃吻合术相比，食管–空肠吻合术中支架移位的发生率更低，这可能是因为食管与肠管的直径更接近[61]。部分覆膜的自膨式金属支架似乎比其他类型的支架有更好的效果，移位率为 12%[62]。

负压冲洗疗法可促进吻合口愈合，有以下优点：保持吻合口周围清洁，持续清除伤口分泌物，改善组织微循环。关于这方面的研究有限，成功率很高（83% ~ 100%），无明显并发症[59, 63]。这些数据必须仔细归纳，因为它们来自小样本量的研究。目前，内窥镜治疗应该只考虑在有经验的中心进行，作为纵隔或胸膜轻度感染患者的一种选择。

手术适用于病情不稳定的脓毒症患者或保守治疗失败后。如果完全吻合口破裂或漏合并管道坏死，则必须切除管型胃。主要的手术步骤是开胸清理胸膜和纵隔腔，并放置引流管，切除管胃，开腹行空肠造口术、食管近端切除转移术。

只有早期漏（术后 48 小时内）才能直接修复缺损。正如后面讨论的，早期漏是由初次手术中的技术问题引起的，一旦发现就必须立即手术，以修复缺损或重做吻合。

如果是晚期漏（＞ 48 小时），直接修复不会更有效。如果漏是有限的，并且没有缺血迹象，可以尝试内窥镜和外科手术相结合的方法。在再次手术中，在胸腔清理干净后，内窥镜医生放置支架以覆盖缺损，同时外科医生用延迟可吸收线缝合数针将支架固定在食管壁上，以减少支架移位的可能性。通过这种治疗，吻合口被覆盖，并将通过二次干预愈合。我们对 3 例因胸腔漏（漏缺损 80%）导致脓毒症休克的患者进行了这种治疗，在所有病例中，漏口都愈合了，支架很容易被内窥镜医生取出，在取出支架之前剪断缝线。

③早期临床吻合口漏（48 小时内）：被认为是技术失误，通常需要再次手术治疗，如果技术可行，还可以重新吻合。如果还伴有弥漫性管道坏死，则必须切除管道同时行近端和远端分流。

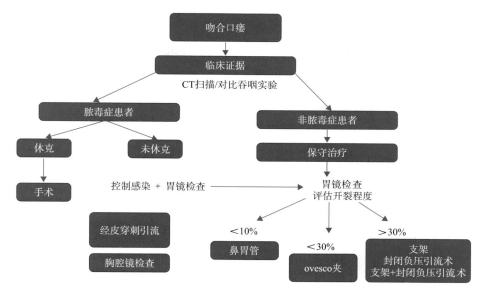

图 18.1 提出的流程图，用于治疗经线性食管切除术中的吻合泄漏

18.4.3 替代管道坏死

替代管道坏死是胃 / 空肠吻合处由于动脉供血不足或静脉回流不畅而引起的血管病变。它可能是由全身或局部问题引起的，如低血压、血管加压素的使用、管道扩张、血管蒂扭转或绞窄。在关于这一问题的不同研究中，其发病率为 0 ~ 3%[64]。以往，管道坏死只有在严重且有症状的情况下才能被诊断出来。当今术后内窥镜的使用越来越多，即使在术后早期也被认为是安全的[55]，对管道血管病变有了更详细的描述。据推测，尽早发现局限性管道缺血可以预测吻合口漏的发生，因此有可能采取预防措施来阻止吻合口漏的发展。但是，必须指出的是，术后早期内窥镜检查仍仅用于对照研究，因为其临床实用性正在研究中。CT 已被提出用于管道坏死的诊断，因为它比内窥镜侵入性小，但其准确性较低[65]。

根据内窥镜检查和治疗，管道坏死的分类如下：

经内窥镜确诊的无症状灶性坏死，需要非手术治疗；

与广泛吻合口或漏无关的灶性坏死，不需要手术治疗，不涉及食管分流；

广泛的管道坏死需要切除管道并食管分流[9]。

不涉及吻合口的无症状局限性坏死的治疗是禁食、胃肠减压和营养支持。需要仔细监测患者的病情并尽快行内镜检查来重新评估管道的活力。

如果发现靠近吻合口的管道有灶性坏死，治疗方法取决于患者的临床情况。这些患者必须根据吻合口漏的部位进行治疗。

广泛的管道坏死通常出现在 48 小时内，伴有脓毒血症和脓性引流。临床可疑有漏时，必须尽早行内窥镜诊断和再次手术。再次探查，切除坏死的管道，必要时行颈部吻合术和空肠吻合术，以确保患者的生存。

微创食管切除术后管道坏死率明显增加，达到 3% ~ 10%；这与技术因素有关 [66-67]。主要的原因是在吻合过程中做管胃时无法拉伸器官，从而使管道变短，以及 Kocher 操作不足。为了克服这个问题，已经提出了替代技术，如缺血预处理和管胃成型的体外准备 [68-69]。由于在减少管道坏死方面没有显示出明显的优势，因此管道的缺血预处理并没有得到广泛的应用，目前还没有使用。管胃的体外准备需要一个小的剖腹手术，但理论上有一个优点，即在缝合过程中对胃进行充分的拉伸，从而获得更长的管道。

18.5 乳糜胸

乳糜胸是食管切除术后的重要并发症，根据不同的报道，其发生率为 0.5% ~ 4%。过去，死亡率为 50%；在早期发现和积极治疗的大的临床中心，其发生率已降至 10% 以下 [70-71]。乳糜胸的定义是胸膜腔内出现乳糜液，是由于胸导管或其靠近食管的分支之一受损所致，该分支位于主动脉和奇静脉之间。尽管外科医生有丰富的经验，但胸导管在解剖学上有很大的变异性，这可能是导致乳糜胸发生的部分原因。术后 2 ~ 7 天恢复口服或肠内摄入时，乳糜液丢失通常在临床上变得明显。它表现为严重的胸腔积液，压迫肺部，可能导致血流动力学障碍，或者，如果引流位于胸腔内，引流量明显增大，通常呈乳白色。液体中含有高浓度的乳糜粒、甘油三酯和白细胞，由这些可确诊。

乳糜胸的后果是呼吸系统、免疫系统和营养系统的问题。胸腔积液导致肺不张继而发生肺损伤。长期的乳糜消耗会导致淋巴细胞和免疫球蛋白的减少，从而导致免疫抑制。此外，乳糜丢失会导致电解质紊乱，从长远来看还会导致脂肪酸和蛋白质的消耗，导致严重的营养不良状态 [72]。

乳糜胸的最佳治疗方案仍然存在争议，文献仅限于大的临床中心的小型研究。两种主要选择是保守治疗和胸导管结扎术。人们普遍认为，手术之前必须进行保守的尝试，但当面临继续保守还是手术治疗的决策时，没有绝对的指征。

保守治疗包括禁止进食及肠内营养以减少漏出量，并建立充足的全肠外营养以重新平衡乳糜液丢失（电解质和液体平衡）。预防性抗生素治疗没有指征，但必须仔细监测这些患者，因为他们有很高的感染风险。关于使用奥曲肽（一种生长抑素类似物）减少乳糜液产量的证据有限，但可以考虑使用奥曲肽 [72-73]。必须完成胸腔的有效引流。如果没有胸腔引流，则必须放置引流管，并避免抽吸，以避免瘘管持续存在。每天对出量进行精确的监测是保守治疗成功的主要预测因素。

保守治疗 5 天后流出量低于 10 mL/（kg·d）就有望保守治疗成功，在此基础上提出了不同的流程图 [70-72，74]。我们认为尝试保守治疗 5 天是合适的，如果病情恶化或乳糜量没有明显改善，或 5 天后乳糜漏仍＞ 1000 mL/d，应仔细监测患者的病情，并考虑手术。

保守治疗乳糜漏在 4 周内成功率为 70% ~ 80%[5]。持续高乳糜量的长期治疗会使患者面临严重感染和高风险的代谢并发症。因此，如果乳糜量没有明显减少，我们建议不要延长治疗超过 2 周 [75-76]。

外科治疗的目的是关闭胸导管。即使一些研究建议腹部入路闭合胸导管，我们还是建议采用胸部入路，因为腹部淋巴管的变异很大。手术可以经右侧开胸或胸腔镜进行 [77-78]。

在保守治疗 5 天后，我们用胸腔镜手术成功地结扎了三野食管切除患者的胸导管，没有遇到太多粘连，这可能是由于乳糜液在胸腔内的持续"冲洗"所致。

在手术前一小时，将一种高脂肪液体（如黄油或奶油）注入患者的肠道，以刺激乳糜液的产生，并便于在手术过程中观察到渗漏。

胸导管应能被发现，并结扎在横膈肌的正上方。如果看不到胸导管，一些外科医生建议对奇静脉和主动脉之间的椎前组织进行"大束结扎"，胸导管及其侧支应在其中 [72]。

在不同的研究中，胸导管血管内闭合的淋巴管造影术被认为是手术的替代方法，成功率各不相同，但是这种方法很复杂，应该只被认为是第二选择，应在有经验的中心进行 [4，79]。

最后，由于患者的一般状况和技术上的困难，EAC 手术的并发症率和死亡率都很高。因此，它需要经验丰富的中心和技术高超的专业人员，其能够优化围手术期患者的条件（营养师、理疗师、物理治疗师和心理学家），并充分诊断和治疗术后并发症（麻醉师、外科医生和放射科医生）。

参考文献

[1] Lerut T，Moons J，Coosemans W et al（2009）Postoperative complications after transthoracic esophagectomy for cancer of the esophagus and gastro-esophageal junction are correlated with early cancer recurrence：role of systematic grading of complications using the modified clavien classification. Ann Surg 250：798–807. doi：10.1097/SLA.0b013e3181bdd5a8

[2] Luc G，Durand M，Chiche L，Collet D（2014）Major post-operative complications predict long-term survival after esophagectomy in patients with adenocarcinoma of the esophagus. World J Surg 39：216–222. doi：10.1007/s00268-014-2754-1

[3] Balkwill F，Mantovani A（2001）Inflammation and cancer：back to Virchow？ Lancet 357：539–545. doi：10.1016/S0140-6736（00）04046-0

[4] Low DE，Bodnar A（2013）Update on clinical impact，documentation，and management of complications associated with esophagectomy. Thorac Surg Clin 23：535–550. doi：10.1016/j.thorsurg.2013.07.003

[5] Paul S，Altorki N（2014）Outcomes in the management of esophageal cancer. J Surg Oncol 110：599–610. doi：10.1002/jso.23759

[6] Blencowe NS，Strong S，McNair AGK et al（2012）Reporting of short-term clinical outcomes after esophagectomy. Ann Surg 255：658–666. doi：10.1097/SLA.0b013e3182480a6a

[7] Strasberg SM，Linehan DC，Hawkins WG（2009）The accordion severity grading system of surgical complications. Ann Surg 250：177–186. doi：10.1097/SLA.0b013e3181afde41

[8] Dindo D，Demartines N，Clavien P-A（2004）Classification of surgical complications：a new proposal with evaluation in a cohort of 6336 patients and results of a survey. Ann Surg 240：205–213. doi：10.1097/01.sla.0000133083.54934.ae

[9] Low DE，Alderson D，Cecconello I et al（2015）International Consensus on Standardization of Data Collection for Complications Associated With Esophagectomy. Ann Surg 00：1. doi：10.1097/ SLA.0000000000001098

[10] Sauvanet A，Mariette C，Thomas P et al（2005）Mortality and morbidity after resection for adenocarcinoma of the gastroesophageal junction：predictive factors. J Am Coll Surg 201：253–262. doi：10.1016/j. jamcollsurg.2005.02.002

[11] Ott K，Bader FG，Lordick F et al（2009）Surgical factors influence the outcome after Ivor-Lewis esophagectomy with intrathoracic anastomosis for adenocarcinoma of the esophagogastric junction：a consecutive series of 240 patients at an experienced center. Ann Surg Oncol 16：1017–1025. doi：10.1245/ s10434-009-0336-5

[12] Bailey SH，Bull DA，Harpole DH et al（2003）Outcomes after esophagectomy：a ten-year prospective cohort. Ann Thorac Surg 75：217–222. doi：10.1016/S0003-4975（02）04368-0

[13] Dhungel B，Diggs BS，Hunter JG et al（2010）Patient and peri-operative predictors of morbidity and mortality after esophagectomy：American College of Surgeons National Surgical Quality Improvement Program（ACS-NSQIP），2005–2008. J Gastrointest Surg 14：1492–1501. doi：10.1007/s11605-010-1328-2

[14] Zingg U，Smithers BM，Gotley DC et al（2011）Factors associated with postoperative pulmonary morbidity after esophagectomy for cancer. Ann Surg Oncol 18：1460–1468. doi：10.1245/s10434-010-1474-5

[15] Wright CD，Kucharczuk JC，O'Brien SM et al（2009）Predictors of major morbidity and mortality after esophagectomy for esophageal cancer：a Society of Thoracic Surgeons General Thoracic Surgery Database risk adjustment model. J Thorac Cardiovasc Surg 137：587–596. doi：10.1016/j.jtcvs.2008.11.042

[16] Atkins BZ，Shah AS，Hutcheson KA et al（2004）Reducing hospital morbidity and mortality following esophagectomy. Ann Thorac Surg 78：1170–1176. doi：10.1016/j.athoracsur.2004.02.034

[17] Markar SR，Karthikesalingam A，Thrumurthy S et al（2013）Systematic review and pooled analysis assessing the association between elderly age and outcome following surgical resection of esophageal malignancy. Dis Esophagus 26：250–262. doi：10.1111/j.1442-2050.2012.01353.x

[18] Markar SR，Low DE（2013）Physiology，not chronology，dictates outcomes after esophagectomy for esophageal cancer：outcomes in patients 80 years and older. Ann Surg Oncol 20：1020–1026. doi：10.1245/ s10434-012-2703-x

[19] Morita M，Egashira A，Yoshida R et al（2008）Esophagectomy in patients 80 years of age and older with carcinoma of the thoracic esophagus. J Gastroenterol 43：345–351. doi：10.1007/s00535-008-2171-z

[20] Bartels H，Stein HJ，Siewert JR（1998）Preoperative risk analysis and postoperative mortality of oesophagectomy for resectable oesophageal cancer. Br J Surg 85：840–844. doi：10.1046/j.1365-2168.1998.00663.x

[21] Gronnier C，Tréchot B，Duhamel A et al（2014）Impact of neoadjuvant chemoradiotherapy on postoperative outcomes after esophageal cancer resection. Ann Surg 260：764–771. doi：10.1097/SLA.0000000000000955

[22] Van Hagen P，Hulshof MCCM，van Lanschot JJB et al（2012）Preoperative chemoradiotherapy for esophageal or junctional cancer. N Engl J Med 366：2074–2084. doi：10.1056/NEJMoa1112088

[23] Schröder W，Bollschweiler E，Kossow C，Hölscher AH（2006）Preoperative risk analysis - a reliable predictor of postoperative outcome after transthoracic esophagectomy？ Langenbecks Arch Surg 391：455–460. doi：10.1007/s00423-006-0067-z

[24] Force S（2004）The "innocent bystander" complications following esophagectomy：atrial fibrillation，recurrent laryngeal nerve injury，chylothorax，and pulmonary complications. Semin Thorac Cardiovasc Surg 16：117–123. doi：10.1053/j.semtcvs.2004.03.009

[25] Murthy SC，Law S，Whooley BP et al（2003）Atrial fibrillation after esophagectomy is a marker for postoperative morbidity and mortality. J Thorac Cardiovasc Surg 126：1162–1167. doi：10.1016/ S0022-5223（03）00974-7

[26] Mc Cormack O，Zaborowski A，King S et al（2014）New-onset atrial fibrillation post-surgery for esophageal and junctional cancer. Ann Surg 260：772–778. doi：10.1097/ SLA.0000000000000960

[27] De Decker K，Jorens PG，Van Schil P（2003）Cardiac complications after noncardiac thoracic surgery：an evidence-based current review. Ann Thorac Surg 75：1340–1348. doi：10.1016/S0003-4975（02）04824-5

[28] Tisdale JE，Wroblewski HA，Wall DS et al（2010）A randomized，controlled study of amiodarone for prevention of atrial fibrillation after transthoracic esophagectomy. J Thorac Cardiovasc Surg 140：45–51. doi：10.1016/j.jtcvs.2010.01.026

[29] Boshier PR，Marczin N，Hanna GB（2015）Pathophysiology of acute lung injury following esophagectomy. Dis Esophagus 28（8）：797–804. doi：10.1111/dote.12295. Review. PubMed PMID：25327623

[30] Tandon S，Batchelor A，Bullock R et al（2001）Peri-operative risk factors for acute lung injury after elective oesophagectomy. Br J Anaesth 86：633–638

[31] Cunha A（2014）Nosocomial and healthcareassociated pneumonia. Medscape. http：// emedicine. medscape.com/article/234753-overview. December 2

[32] American Thoracic，Society H（2005）Guidelines for the management of adults with hospital-acquired. Am J Respir Crit Care Med 171：388. doi：10.1164/ rccm.200405-644ST

[33] Atkins BZ，D'Amico TA（2006）Respiratory complications after esophagectomy. Thorac Surg Clin 16：35–48. doi：10.1016/j.thorsurg.2006.01.007

[34] Wong J，Lam DP，Abrishami A et al（2012）Shortterm preoperative smoking cessation and postoperative complications：a systematic review and meta-analysis. Can J Anaesth 59：268–279. doi：10.1007/s12630-011-9652-x

[35] Jung KH，Kim SM，Choi MG et al（2014）Preoperative smoking cessation can reduce postoperative complications in gastric cancer surgery. Gastric Cancer. doi：10.1007/ s10120-014-0415-6

[36] Myers K，Hajek P，Hinds C，McRobbie H（2011）Stopping smoking shortly before surgery and postoperative complications：a systematic review and metaanalysis. Arch Intern Med 171：983–989. doi：10.1001/ archinternmed.2011.97

[37] Van Adrichem EJ，Meulenbroek RL，Plukker JTM et al（2014）Comparison of Two

preoperative inspiratory muscle training programs to prevent pulmonary complications in patients undergoing esophagectomy: a randomized controlled pilot study. Ann Surg Oncol 21（7）: 2353–2360. doi: 10.1245/s10434-014-3612-y

[38] Inoue J, Ono R, Makiura D et al（2013）Prevention of postoperative pulmonary complications through intensive preoperative respiratory rehabilitation in patients with esophageal cancer. Dis Esophagus 26: 68–74. doi: 10.1111/j.1442-2050.2012.01336.x

[39] Valkenet K, Trappenburg JC, Gosselink R et al（2014）Preoperative inspiratory muscle training to prevent postoperative pulmonary complications in patients undergoing esophageal resection（PREPARE study）: study protocol for a randomized controlled trial. Trials 15: 144. doi: 10.1186/1745-6215-15-144

[40] Madani K, Zhao R, Lim HJ et al（2010）Obesity is not associated with adverse outcome following surgical resection of oesophageal adenocarcinoma. Eur J Cardiothorac Surg 38: 604–608. doi: 10.1016/j. ejcts.2010.03.054

[41] Healy LA, Ryan AM, Gopinath B et al（2007）Impact of obesity on outcomes in the management of localized adenocarcinoma of the esophagus and esophagogastric junction. J Thorac Cardiovasc Surg 134: 1284–1291. doi: 10.1016/j.jtcvs.2007.06.037

[42] Kilic A, Schuchert MJ, Pennathur A et al（2009）Impact of obesity on perioperative outcomes of minimally invasive esophagectomy. Ann Thorac Surg 87: 412–415. doi: 10.1016/j.athoracsur.2008.10.072

[43] Michelet P, D'Journo XB, Roch A et al（2006）Protective ventilation influences systemic inflammation after esophagectomy: a randomized controlled study. Anesthesiology 105: 911–919. doi: 10.1097/00000542-200611000-00011

[44] Boshier PR, Anderson O, Hanna GB（2011）Transthoracic versus transhiatal esophagectomy for the treatment of esophagogastric cancer. Ann Surg 254: 894–906. doi: 10.1097/SLA.0b013e3182263781

[45] Wei MT, Zhang YC, Deng XB et al（2014）Transthoracic vs transhiatal surgery for cancer of the esophagogastric junction: a meta-analysis. World J Gastroenterol 20: 10183–10192. doi: 10.3748/wjg. v20.i29.10183

[46] Urschel JD（1995）Esophagogastrostomy anastomotic leaks complicating esophagectomy: a review. Am J Surg 169（6）: 634–640. Review. PubMed PMID: 7771633

[47] Schuchert MJ, Abbas G, Nason KS et al（2010）Impact of anastomotic leak on

outcomes after transhiatal esophagectomy. Surgery 148：831–840. doi：10.1016/j. surg.2010.07.034

[48] Markar SR，Arya S，Karthikesalingam A，Hanna GB（2013）Technical factors that affect anastomotic integrity following esophagectomy：systematic review and meta-analysis. Ann Surg Oncol 20：4274–4281. doi：10.1245/s10434-013-3189-x

[49] Laterza E，De'Manzoni G，Veraldi GF et al（1999）Manual compared with mechanical cervical oesophagogastric anastomosis：a randomised trial. Eur J Surg 165：1051–1054. doi：10.1080/110241599750007883

[50] Markar SR，Karthikesalingam A，Vyas S et al（2011）Hand-sewn versus stapled oesophago-gastric anastomosis：systematic review and meta-analysis. J Gastrointest Surg 15：876–884. doi：10.1007/ s11605-011-1426-9

[51] Schaible A，Sauer P，Hartwig W et al（2014）Radiologic versus endoscopic evaluation of the conduit after esophageal resection：a prospective，blinded，intraindividually controlled diagnostic study. Surg Endosc 28：2078–2085. doi：10.1007/s00464-014-3435-8

[52] Strauss C，Mal F，Perniceni T et al（2010）Computed tomography versus water-soluble contrast swallow in the detection of intrathoracic anastomotic leak complicating esophagogastrectomy（Ivor Lewis）：a prospective study in 97 patients. Ann Surg 251：647–651. doi：10.1097/SLA.0b013e3181c1aeb8

[53] Jones CM，Heah R，Clarke B，Griffiths EA（2015）Should routine radiological assessment of anastomotic integrity be performed after oesophagectomy with cervical anastomosis？ Best evidence topic（BET）. Int J Surg 15：90–94. doi：10.1016/j.ijsu.2015.01.034

[54] Cools-Lartigue J，Andalib A，Abo-Alsaud A et al（2014）Routine contrast esophagram has minimal impact on the postoperative management of patients undergoing esophagectomy for esophageal cancer. Ann Surg Oncol 21：2573–2579. doi：10.1245/ s10434-014-3654-1

[55] Page RD，Asmat A，McShane J et al（2013）Routine endoscopy to detect anastomotic leakage after esophagectomy. Ann Thorac Surg 95：292–298. doi：10.1016/j.athoracsur.2012.09.048

[56] Mönkemüller K，Peter S，Toshniwal J et al（2014）Multipurpose use of the "bear claw"（over-the-scope-clip system）to treat endoluminal gastrointestinal disorders. Dig Endosc 26：350–357. doi：10.1111/ den.12145

[57] Mennigen R，Colombo-Benkmann M，Senninger N，Laukoetter M（2013）

Endoscopic closure of postoperative gastrointestinal leakages and fistulas with the Over-the-Scope Clip（OTSC）. J Gastrointest Surg 17：1058–1065. doi：10.1007/s11605-013-2156-y

[58] Girard E，Messager M，Sauvanet A et al（2014）Anastomotic leakage after gastrointestinal surgery：diagnosis and management. J Visc Surg 151：441–450. doi：10.1016/j.jviscsurg.2014.10.004

[59] Schaheen L，Blackmon SH，Nason KS（2014）Optimal approach to the management of intrathoracic esophageal leak following esophagectomy：a systematic review. Am J Surg 208：536–543. doi：10.1016/j. amjsurg.2014.05.011

[60] Dasari BVM，Neely D，Kennedy A et al（2014）The role of esophageal stents in the management of esophageal anastomotic leaks and benign esophageal perforations. Ann Surg 259：852–860. doi：10.1097/ SLA.0000000000000564

[61] Hoeppner J，Kulemann B，Seifert G et al（2014）Covered self-expanding stent treatment for anas-tomotic leakage：outcomes in esophagogastric and esophagojejunal anastomoses. Surg Endosc 28：1703–1711. doi：10.1007/s00464-013-3379-4

[62] Van Boeckel PG，Sijbring A，Vleggaar FP，Siersema PD（2011）Systematic review：Temporary stent placement for benign rupture or anastomotic leak of the oesophagus. Aliment Pharmacol Ther 33：1292–1301. doi：10.1111/j.1365-2036.2011.04663.x

[63] Bludau M，Hölscher AH，Herbold T et al（2014）Management of upper intestinal leaks using an endoscopic vacuum-assisted closure system（E-VAC）. Surg Endosc 28：896–901. doi：10.1007/ s00464-013-3244-5

[64] Meyerson SL，Mehta CK（2014）Managing complications Ⅱ：conduit failure and conduit airway fistulas. J Thorac Dis 6：364–371. doi：10.3978/j. issn.2072-1439.2014.03.32

[65] Oezcelik A，Banki F，Ayazi S et al（2010）Detection of gastric conduit ischemia or anastomotic breakdown after cervical esophagogastrostomy：the use of computed tomography scan versus early endoscopy. Surg Endosc 24：1948–1951. doi：10.1007/ s00464-010-0884-6

[66] Safranek PM，Cubitt J，Booth MI，Dehn TCB（2010）Review of open and minimal access approaches to oesophagectomy for cancer. Br J Surg 97：1845–1853. doi：10.1002/bjs.7231

[67] Veeramootoo D，Parameswaran R，Krishnadas R et al（2009）Classification and early recognition of gastric conduit failure after minimally invasive esophagectomy. Surg Endosc 23：2110–2116. doi：10.1007/ s00464-008-0233-1

[68] Berrisford RG，Veeramootoo D，Parameswaran R et al（2009）Laparoscopic ischaemic conditioning of the stomach may reduce gastric-conduit morbidity following total minimally invasive oesophagectomy. Eur J Cardiothoracic Surg 36：888–893. doi：10.1016/j. ejcts.2009.01.055

[69] Palanivelu C，Prakash A，Senthilkumar R et al（2006）Minimally invasive esophagectomy：thoracoscopic mobilization of the esophagus and mediastinal lymphadenectomy in prone position-experience of 130 patients. J Am Coll Surg 203：7–16. doi：10.1016/j. jamcollsurg.2006.03.016

[70] Lagarde SM，Omloo JMT，De Jong K et al（2005）Incidence and management of chyle leakage after esophagectomy. Ann Thorac Surg 80：449–454. doi：10.1016/j.athoracsur.2005.02.076

[71] Kranzfelder M，Gertler R，Hapfelmeier A et al（2013）Chylothorax after esophagectomy for cancer：impact of the surgical approach and neoadjuvant treatment：systematic review and institutional analysis. Surg Endosc 27：3530–3538. doi：10.1007/ s00464-013-2991-7

[72] Smati B，Sadok Boudaya M，Marghli A et al（2006）Management of postoperative chylothorax. Rev Mal Respir 23：152–156. doi：10.1016/j.jviscsurg. 2011.09.006

[73] Fujita T，Daiko H（2014）Efficacy and predictor of octreotide treatment for postoperative chylothorax after thoracic esophagectomy. World J Surg 38：2039– 2045. doi：10.1007/s00268-014-2501-7

[74] Dugue L，Sauvanet A，Farges O et al（1998）Output of chyle as an indicator of treatment for chylothorax complicating oesophagectomy. Br J Surg 85：1147– 1149. doi：10.1046/j.1365-2168.1998.00819.x

[75] Li W，Dan G，Jiang J et al（2013）A 2-wk conservative treatment regimen preceding thoracic duct ligation is effective and safe for treating post-esophagectomy chylothorax. J Surg Res 185：784–789. doi：10.1016/j. jss.2013.07.012

[76] Wemyss-Holden SA，Launois B，Maddern GJ（2001）Management of thoracic duct injuries after oesophagectomy. Br J Surg 88：1442–1448. doi：10.1046/j.0007-1323.2001.01896.x

[77] Mishra PK，Saluja SS，Ramaswamy D et al（2013）Thoracic duct injury following esophagectomy in carcinoma of the esophagus：ligation by the abdominal approach. World J Surg 37：141–146. doi：10.1007/ s00268-012-1811-x

[78] Schumacher G，Weidemann H，Langrehr JM et al（2007）Transabdominal ligation of the thoracic duct as treatment of choice for postoperative chylothorax after

2

2

esophagectomy. Dis Esophagus 20：19–23. doi：10.1111/j.1442-2050.2007.00636.x

[79] Marthaller KJ，Johnson SP，Pride RM et al（2015）Percutaneous embolization of thoracic duct injury post-esophagectomy should be considered initial treatment for chylothorax before proceeding with open re-exploration. Am J Surg 209：235–239. doi：10.1016/j.amjsurg.2014.05.031

第19章

单纯手术与多模式治疗的远期疗效比较 ①

19.1 引言

得益于多模式治疗的广泛开展，近年来食管胃结合部腺癌的生存率有所提高。对于局部进展期或淋巴结阳性的患者，单纯手术无法取得良好的预后，肿瘤复发（尤其在术后 24 个月内）依然是死亡的主要原因。本章我们将讨论食管胃结合部腺癌单纯手术与多模式治疗的远期疗效，以及肿瘤复发的特点与类型。

19.2 单纯手术的远期疗效

对于局部进展期或淋巴结阳性的食管胃结合部腺癌患者，无论何种 Siewert 分型，单纯手术均无法取得良好的预后。相对而言，Siewert Ⅰ 型预后最佳，Siewert Ⅱ 型次之，而 Siewert Ⅲ 型预后最差。根据 Siewert 等（2000）[1] 与 Reynolds 等（2010）[2] 的对比性研究结果，Siewert Ⅰ 型 5 年生存率为 35% ~ 40%，Siewert Ⅱ 型为 25% ~ 35%，Siewert Ⅲ 型为 20% ~ 25%。

R0 切除（完整切除 - 所有切缘阴性）是最为关键的预后因素。Siewert 等（2000）[1] 报道，R+ 切除（R1 或 R2）预后不良，5 年生存率为 0 ~ 13%。Mariette 等（2011）[3] 报道，非完整切除（R1 或 R2）将导致高复发率与高死亡率，与姑息性治疗相比患者未获益。该研究数据表明，R0 切除患者 5 年生存率可达到 43% ~ 49%，与之相比，R1 切除（显微镜下可见肿瘤残留的不完整切除）的 5 年生存率降至 0 ~ 11%，而 R2 切除（肉眼下可见肿瘤残留的不完整切除）的 5 年生存率仅为 0 ~ 4%。

对于实现 R0 切除的患者，淋巴结是否转移是最主要的预后因素。淋巴结阳性患者预后不佳，在以下研究中 [4-8]，淋巴结（+）患者 5 年生存率最多达到 40%，而淋巴

---

① Andrea Zanoni，Simone Giacopuzzi，Giovanni de Manzoni，Upper Gastrointestinal and General Surgery，University of Verona，Italy
Elio Treppiedi，Jacopo Weindelmayer，Upper Gastrointestinal and General Surgery，University of Verona，Italy

结（-）患者至少可达到 50%。

　　肿瘤浸润深度同样是重要的预后因素。T1（m）期腺癌（指浸润至黏膜肌层）患者预后极佳，5 年生存率可达 80% ~ 100%[9-10]，T1（sm）腺癌（指浸润至黏膜下层）患者预后稍差，但 5 年生存率也能达到 70% 左右[6, 8]。随着 T 分期的提高，pT2、pT3、pT4 患者 5 年生存率渐次下降明显（表 19.1[4-8]）。

表 19.1　不同文献记录食管胃结合部腺癌单纯手术 5 年生存率与 TNM 分期

	Mariette et al.[4]	Talsma et al.[5]	Gertler et al.[6]	de Manzoni et al.[7]	Barbour et al.[8]
pT1	74%	69%	pT1a 83% pT1b 69%	55%	pT1a 97% pT1b 65%
pT2	50%	51%	37%	20%	—
pT3	50%	23%	19%	20%	—
pT4	—	—	pT4a 10% pT4b 0%	0%	—
pN0	68%	66%	63%	50%	82%
pN1	28%	33%	25%	38%	
pN2	—	17%	20%	0%	
pN3	—	3%	8%	0%	
pN+	27%	—	—	—	—
Stage Ⅰa	—	88%	78%	—	—
Stage Ⅰb	—	73%	53%	—	—
Stage Ⅱa	—	55%	42%	—	—
Stage Ⅱb	—	40%	52%	—	—
Stage Ⅲa	—	24%	25%	—	—
Stage Ⅲb	—	12%	20%	—	—
Stage Ⅲc	—	3%	11%	—	—
Stage Ⅳ	—	0%	6%	—	—

　　由表 19.1 可见，T1（sm）期与 T2 期患者 5 年生存率差异尤其显著，pN0 患者预后良好而 pN+ 患者预后不佳[11]。目前，针对食管胃结合部腺癌不同 TNM 分期的最佳治疗方式仍为争议热点。

19.3　多模式治疗的远期疗效

　　随着多模式治疗的逐步引入，局部进展期食管胃结合部腺癌患者的预后得到切实的改善，对于此类患者多模式治疗优于单纯手术已得到 Meta 分析证实。尽管目前针对患病个体的治疗选择与最优流程仍存在争议，但大多数专科中心与主流国际指南均认可多模式治疗应作为进展期患者的标准方案。

　　本章编者所在的维罗纳大学，诱导放化疗（CRT）后手术切除已成为针对局部进展期或淋巴结阳性 Siewert Ⅰ型与Ⅱ型患者的标准方案，而对于 Siewert Ⅲ型患者，三药联合诱导或围手术期化疗+手术切除成为优选方案。我们认为相对术后化疗，Siewert Ⅲ型患者行诱导化疗更为合适，因为此类患者在手术后完成全周期辅助化疗往往比较困难。

针对 Siewert Ⅰ 型与 Ⅱ 型患者，我们的诱导放化疗方案包含两个阶段[12]：第一阶段为单纯化疗——持续静脉输注 5- 氟尿嘧啶（5-FU）及每周输注顺铂与多西他赛；第二阶段则在单纯化疗基础上同时进行 50 Gy 剂量放疗。手术则被安排在完成诱导放化疗 6 ~ 8 周后进行。

术前化疗或放化疗常使食管胃结合部原发癌灶及转移淋巴结的发生病理改变，从而影响术后临床与病理分期。如先行手术治疗，其术后病理 TNM 分期判断食管胃结合部腺癌预后相当准确（尤其对于 Siewert Ⅰ 型与 Ⅱ 型患者，对于 Siewert Ⅲ 型患者则存在争议）。但如在诱导治疗后使用同样的分期方法判断预后则会有很大的出入。目前，许多医疗单位已意识到这一问题并提出了不同的解决方案，通过病理反应分类方法可以更加准确地描述经诱导治疗后患者的生存预期。有关该主题的完整论述详见本书第 11 章。简而言之，对诱导治疗反应显著的患者其生存率高于治疗后肿瘤性状无明显改变患者，而部分反应患者则显示出中等预后。对治疗的最佳反应是癌症在原发灶与引流区域淋巴结内完全消失。这类患者被称为病理完全缓解（pCR），与 ypT0N0 相对应。我们创建了一种对治疗反应的分类，称为基于肿瘤大小改变的病理反应分级（SPR），其中 pCR 对应于 SPR1 级，其 3 年疾病相关生存率最佳，高达 85%[13]（图 19.1）。

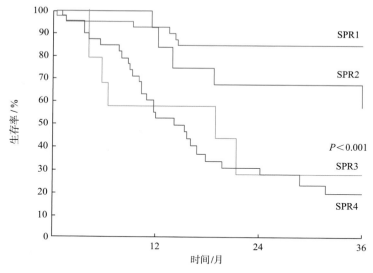

图 19.1　基于 SPR 分级的 3 年疾病特异性生存率（DSS）曲线（经 Verlato 等人许可转载[13]）

SPR3 级（无反应者）指经诱导治疗后患者肿瘤大小无明显退缩（T 分级未降级）且无淋巴结转移者（N0），此级别患者生存率与 SPR4 级（已有淋巴结转移患者）相当，预后较差。而 SPR2 级（部分反应者），我们将其定义为经诱导治疗后肿瘤原发灶符合最小残留病灶（MRD）标准（≤ 10 mm）且无淋巴结转移的患者，其预后尚可——3 年疾病相关生存率可达 60%。基于现有数据，我们认为 SPR 分级法与患者预后相关性较强，值得参考及进一步探索。

　　我们认为 SPR 分级法阐明了以下两个关键问题：①将影响患者预后的因素归结于淋巴结是否转移及诱导治疗后肿瘤原发灶是否退缩这两方面；②将 pCR 定义为无任何肿瘤残留。对比其他研究文献，Mandard 等[14] 在初步研究中仅考虑肿瘤 T 分期可能会影响分类的精确度；另一些研究[15-19] 则综合考虑了肿瘤与淋巴结的状态，但其中部分研究[16-17，19] 将 pCR 定义为经诱导治疗后肿瘤原发灶残余小于治疗前的 10%，如遵循此种定义，即使定义为 pCR 仍存在淋巴结或远隔脏器发生转移的可能性，且当肿瘤原发灶退缩至极其微小时，生存差异可能将难以测定，因此我们认为，将无肿瘤残留患者与少量肿瘤残留（小于 10%）患者同称为 pCR 并认为他们有相似的预后显然是不合适的。

　　考虑到目前对于诱导治疗后肿瘤反应的一些定义暂无共识，甚至一些研究中还包括鳞状细胞癌的病例，我们试图用表 19.2 总结关于诱导治疗后食管胃结合部恶性肿瘤病理反应的临床试验[13，15-18，20]。为了使表 19.2 更易于理解并协调数据，结果以病理反应类型表示：完全缓解（pCR），部分缓解（pPR）或无缓解（pNR）。由于各个文献对肿瘤退缩和淋巴结转移的定义不同，部分数据很难直接比较。该表旨在强调，尽管定义不同，但诱导治疗后病理反应类型与患者预后密切相关。

表 19.2　诱导治疗 + 手术后基于病理反应分类患者的 5 年生存率

	Verlato et al.a[13]	Holscher et al.[17]	Meredith et al.[18]	Swisher et al.a[15]	Schneider et al.[16]	Reim et al.[20]
pCR	85%	64%b	52%	69%	92%b	79%b
pPR	58%	42%	36%	45%	65%	—
pNR	28%	18%	22%	18%	20%	45%

注：pCR 为病理完全缓解；pPR 为病理部分缓解；pNR 为病理无缓解。

a 为 3 年生存率；b 为病理完全缓解或接近完全缓解（存活肿瘤细胞小于 10%）。

　　在各种病理反应类型中，病理无缓解（pNR）的患者预后最差，病理部分缓解（pPR）尽管各文献定义不尽相同，但其患者预后均介于病理无缓解（pNR）与病理完全缓解（pCR）之间。

　　由于目前多模式治疗已成为局部进展期食管胃结合部腺癌患者的标准治疗方案，因此对于病理反应类型的标准化定义显得尤为重要。

　　诱导治疗后，淋巴结状态仍是最重要的预后因素之一，淋巴结阳性预后较差，此外我们发现即使同为 N0 患者——诱导治疗前未发现淋巴结转移者与经诱导治疗后 N 分期降期至术后未发现淋巴结转移者，两者的预后并不相同。

　　目前，我们团队正在进行一项临床试验（该试验摘要 2014 年在温哥华举行的第 14 届 ISDE 大会上提出），该试验拟证实我们的假设，即新辅助化疗前未发现淋巴结转移者（cN0）其预后优于经新辅助治疗后 N 分期降期至术后未发现淋巴结转移者

（ypN0），目前已获得的临床试验数据证明确实如此，但后者预后仍好于经新辅助治疗后仍存在淋巴结转移的 ypN+ 患者。该试验目前的结果与其他一些关于食管癌预后的报道是一致的 [21-22]。

综上所述，我们认为，对于食管胃结合部腺癌诱导治疗最合适的病理反应分类方法是考虑淋巴结状态及肿瘤原发灶的退缩情况，而且应当区分诱导治疗前淋巴结未转移患者及经诱导治疗后肿瘤降期淋巴结未转移患者。为建立更符合患者预后的病理反应类型标准，仍需进行大量的临床研究。

19.4　肿瘤复发

肿瘤复发既可因出现相关症状发现，也可由术后随访通过辅助检查发现，通常经影像学检查及胃镜检查后即可确诊。胸部与腹部的 CT 扫描能够发现大多数肿瘤复发，对于出现特殊症状的可疑颅脑病变患者，需行头颅 CT 扫描以排除肿瘤颅脑转移，超声检查是检测颈部可疑淋巴结的最佳方式。诊断不明确时可考虑使用二线影像学检查技术，如 PET-CT，但目前文献中没有关于 PET-CT 用于确诊食管胃结合部腺癌复发标准的数据。

术后随访时间及随访间隔目前尚存争议。不过原则上由于随访复查的目的在于及早发现肿瘤复发使患者获得治疗的机会，随访应相对频繁为宜。一般认为大多数肿瘤复发出现在术后 2 ~ 3 年，Abate 等 [23] 报道，对于先行手术治疗的患者，90% 肿瘤复发出现在术后 3 年内，而对于新辅助治疗患者，90% 肿瘤复发出现在术后 2 年内。因此，至少在术后 2 年内，复查应当足够频繁。

由于肿瘤复发一般都会在术后 5 年内出现，因此我们建议术后 5 年内至少每半年复查一次。

最近一项来自日本的研究 [24] 比较了不同 Siewert 分型食管胃结合部腺癌患者术后的复发特点，这些患者仅行手术治疗，均达到 R0 切除，且均未接受新辅助治疗或辅助治疗。尽管入组病例包含了所有的 Siewert 分型，但其中仅有 5% 为 Siewert Ⅰ型（该比例与其他来自东亚地区的研究大致相当）。所有患者中有 44% 复发，大多数集中于术后 24 个月内。在此研究中，不同 Siewert 分型之间的肿瘤复发率无差异，但复发类型有所不同：Siewert Ⅰ型最常出现淋巴结复发，Siewert Ⅱ型最常出现血行性复发，而 Siewert Ⅲ型最常出现腹膜播散复发。占该研究人群绝大多数的 Siewert Ⅱ型患者除血行性复发外也常见淋巴性复发，其复发类型相对而言与 Siewert Ⅰ型相似，而与 Siewert Ⅲ型差异较大，这一特点与欧洲的实践经验相似。同时，Siewert Ⅱ型患者的纵隔复发率与 Siewert Ⅰ型基本相同，因此该研究认为，由于复发类型的相似性，Siewert Ⅱ型应当像 Siewert Ⅰ型一样进行食管全切除术及纵隔淋巴结清扫术。此外，该研究还发现主动脉旁淋巴结为 Siewert Ⅱ型和Ⅲ型最常见的淋巴结复发部位，作者认为这可能是由于从左心包旁淋巴结（第 2 组）到主动脉旁淋巴结（第 16 组）出现的直接淋巴引流所致，该淋巴引流途径相比胃癌更容易导致食管胃结合部腺癌出现淋巴结复发。另一篇来自日本的文献也持相同观点，Sasako 等 [25] 认为尽管胃癌无须行主动脉旁预防性淋巴结清扫，但对于食管胃结合部腺癌，主动脉旁预防性淋巴结清扫术是值得考虑的。

　　本章编者团队也曾进行关于食管胃结合部腺癌单纯手术后肿瘤复发类型的临床试验 [26]，在我们的研究中 Siewert Ⅰ 型患者占总病例的 24%，该比例比来自东亚地区的文献要高得多。在所有患者中有 60% 出现了肿瘤复发，其中 60% 在 24 个月内复发。不同 Siewert 分型的复发时间没有差异。在所有复发类型中以血行性复发最常见，占总病例的 50% 以上，局部复发也很常见，约有 30% 患者发生。腹膜播散复发最常见于 Siewert Ⅲ 型，该复发类型在 Siewert Ⅰ 型中从未出现。肝、肺是血行性复发最常见的部位，占所有病例的 80% 以上，其次是骨骼和其他的远处转移。尽管食管胃结合部腺癌在东西方不同人群中的发病特点可能存在差异，但我们关于其术后复发类型的研究结果与来自日本的报道类似。

　　一项来自英国的关于 Siewert Ⅰ 型和 Ⅱ 型食管胃结合部腺癌的研究 [27] 也报告了类似的结果。两相比较 Siewert Ⅱ 型更易出现腹膜播散复发，而总体上最易发生远处转移的器官是肝和骨，其次是脑、肺、皮肤和肾上腺。

　　来自荷兰的一项关于早期食管胃结合部腺癌的研究 [28] 指出：T1 期肿瘤复发率为 15%，平均复发时间为 16 个月，肝、肺、骨为常见复发部位。根据肿瘤浸润深度将 T1 期患者细分时发现，T1（m）期（指浸润至黏膜肌层）的复发率为 4%，而 T1（m1）期（指仅浸润黏膜上皮）患者未出现复发，T1（sm）期（指浸润至黏膜下层）的复发率为 24%，仅一名 T1（sm1）期患者（指食管黏膜下 500 μm 内受累）出现复发。

　　术后肿瘤复发不仅能提供有关癌症生物学行为的信息，还能提供关于手术切除对肿瘤控制及治疗效果的信息。无疑外科医生手术水平的差异更可能影响局部复发而不是远处复发。而当我们引入诱导治疗方案时，由于治疗方案的改变，复发类型也应随之变化。理论上进行诱导治疗后，由于化疗对循环肿瘤细胞的杀灭作用及放疗对局部癌灶的辐射灭活，远处和癌灶原发区域的肿瘤复发率均应降低。

　　随机区组临床试验 CROSS[29] 也包含对复发类型的研究。其中，放化疗＋手术组（CRT+S）包含 phase Ⅱ、Ⅲ 两阶段食管胃结合部肿瘤患者共 213 例，单纯手术组（S）仅包含 phase Ⅲ 阶段患者 161 例。入组患者大多数病理类型为腺癌。单纯手术组（S）术后复发更为常见，为 57%，而放化疗＋手术组（CRT+S）术后复发率为 35%。各种复发部位（包括吻合口、纵隔、锁骨上、腹腔动脉、主动脉旁、腹膜、血行）放化疗＋手术组（CRT+S）的复发率均较低，其中差异最显著的为纵隔复发，单纯手术组（S）为 20%，放化疗＋手术组（CRT+S）仅为 7%（$P < 0.001$）。此外该研究还发现，

放疗照射区域内的肿瘤复发率仅为 5%，证实放化疗可有效降低局部复发率。

该临床试验中有 17% 的患者在术前放化疗后达到病理完全缓解（pCR），其中只有 1 例出现术后局部复发。而在编者所在团队关于食管胃结合部肿瘤（病例包括鳞癌与腺癌）诱导放化疗的两阶段临床试验[30] 中：所有经诱导放化疗后达到 pCR 的患者中术后复发率为 17%，如仅限腺癌患者，术后复发率为 11%，且均为全身性复发。

Meguid 等[31] 所进行的关于食管癌新辅助放化疗 + 手术后肿瘤复发的研究表明：新辅助放化疗后达到 pCR 的患者其术后肿瘤复发率为 22%，而部分或无缓解（pPR+pNR）患者的复发率为 35%（$P=0.055$）。不同病理反应类型的患者其复发类型无明显差异，且无论何种治疗的病理反应类型，其复发类型均以远处复发为主，但 pCR 患者的肿瘤复发时间要长于 pPR 或 pNR。

Shiozaki 等[32] 的研究包括食管癌及食管胃结合部癌患者，这些病例经放化疗 + 手术，复发率达到 40%，主要为全身性复发。大多数肿瘤复发在术后 2 年内出现，几乎所有复发在术后 3 年内出现。最常见的远处转移部位依次为肺、远膈淋巴结、肝脏、腹膜、骨骼及脑。

综上所述，肿瘤复发仍是经治疗后食管胃结合部腺癌的主要死亡原因，也是在治疗这种恶性肿瘤时应着重关注之处。远处复发是经手术及多模式治疗后食管胃结合部腺癌最常见的复发方式。化疗可杀灭循环肿瘤细胞和腹膜播散肿瘤细胞，从而降低了复发风险。放疗则在减少局部复发方面具有重要作用；当然这些多模式治疗方法应当与根治性手术切除相结合，遵循 R0 切除及规范淋巴结清扫原则的根治性手术仍是治疗的关键。

研究报告显示的复发率最多为 35%，大多数在术后 2 ~ 3 年内被发现。这就要求所有患者在术后必须进行严格的随访，且随访应至少持续 5 年，因为即使 3 年内无复发也无法确保远期的安全。及早发现肿瘤复发对于尝试治愈性治疗至关重要。

复发类型的研究对于改进食管胃结合部腺癌的治疗是必不可少的。肿瘤的局部与全身治疗缺一不可，因此多模式治疗应该应用于所有适合的患者。

参考文献

[1] Siewert RJ，Feith M，Werner M et al（2000）Adenocarcinoma of the esophagogastric junction：results of surgical therapy based on anatomical/topographic classification in 1002 consecutive patients. Ann Surg 232（3）：353–61

[2] Reynolds JV，Ravi N，Muldoon C et al（2010）Differential pathologic variables and outcomes across the spectrum of adenocarcinoma of the esophagogastric junction. World J Surg 34（12）：2821–9

[3] Mariette C，Piessen G，Briez N et al（2011）Oesophagogastric junction adenocarcinoma：which therapeutic approach？ Lancet Oncol 12（3）：296–305

[4] Mariette C，Piessen G，Balon JM et al（2004）Surgery alone in the curative treatment of localised oesophageal carcinoma. Eur J Surg Oncol 30（8）：869–76

[5] Talsma K，Hagen P，Grotenhuis B et al（2012）Comparison of the 6th and 7th editions of the UICCAJCC TNM classification for esophageal cancer. Ann Surg Oncol 19（7）：2142–8

[6] Gertler R，Stein HJ，Langer R et al（2011）Long-term outcome of 2920 patients with cancers of the esophagus and esophagogastric junction：evaluation of the New Union Internationale Contre le Cancer/American Joint Cancer Committee staging system. Ann Surg 253（4）：689–98

[7] De Manzoni G，Pedrazzani C，Pasini F et al（2002）Results of surgical treatment of adenocarcinoma of the gastric cardia. Ann Thorac Surg 73（4）：1035–40

[8] Barbour AP，Jones M，Brown I et al（2010）Risk stratification for early esophageal adenocarcinoma：analysis of lymphatic spread and prognostic factors. Ann Surg Oncol 17（9）：2494–502

[9] Prasad GA，Wu TT，Wigle DA et al（2009）Endoscopic and surgical treatment of mucosal（T1a）esophageal adenocarcinoma in Barrett's esophagus. Gastroenterology 137（3）：815–23

[10] Zehetner J，Demeester SR，Hagen J et al（2011）Endoscopic resection and ablation versus esophagectomy for high-grade dysplasia and intramucosal adenocarcinoma. J Thorac Cardiovasc Surg 141（1）：39–47

[11] Crabtree TD，Yacoub WN，Puri V et al（2011）Endoscopic ultrasound for early stage esophageal adenocarcinoma：implications for staging and survival. Ann Thorac Surg 91（5）：1509–16

[12] Pasini F，de Manzoni G，Pedrazzani C et al（2005）High pathological response rate in locally advanced esophageal cancer after neoadjuvant combined modality therapy：dose finding of a weekly chemotherapy schedule with protracted venous infusion of 5-fluorouracil and dose escalation of cisplatin，docetaxel. Ann Oncol 16（7）：1133–9

[13] Verlato G，Zanoni A，Tomezzoli A et al（2010）Response to induction therapy in oesophageal and cardia carcinoma using Mandard tumour regression grade or size of residual foci. Br J Surg 97（5）：719–25

[14] Mandard AM，Dalibard F，Mandard JC et al（1994）Pathologic assessment of tumor regression after preoperative chemoradiotherapy of esophageal carcinoma.

Clinicopathologic correlations. Cancer 73（11）：2680–6

[15] Swisher SG，Hofstetter W，Wu TT et al（2005）Proposed revision of the esophageal cancer staging system to accommodate pathologic response（pP）following preoperative chemoradiation（CRT）. Ann Surg 241（5）：810–7

[16] Schneider PM，Baldus SE，Metzger R et al（2005）Histomorphologic tumor regression and lymph node metastases determine prognosis following neoadjuvant radiochemotherapy for esophageal cancer：implications for response classification. Ann Surg 242（5）：684–92

[17] Hölscher AH，Drebber U，Schmidt H et al（2014）Prognostic classification of histopathologic response to neoadjuvant therapy in esophageal adenocarcinoma. Ann Surg 260（5）：779–85

[18] Meredith KL，Weber JM，Turaga KK et al（2010）Pathologic response after neoadjuvant therapy is the major determinant of survival in patients with esophageal cancer. Ann Surg Oncol 17（4）：1159–67

[19] Becker K，Langer R，Reim D et al（2011）Significance of histopathological tumor regression after neoadjuvant chemotherapy in gastric adenocarcinomas：a summary of 480 cases. Ann Surg 253（5）：934–9

[20] Reim D，Gertler R，Novotny A et al（2012）Adenocarcinomas of the esophagogastric junction are more likely to respond to preoperative chemotherapy than distal gastric cancer. Ann Surg Oncol 19（7）：2108–18

[21] Leers JM，DeMeester SR，Chan N et al（2009）Clinical characteristics，biologic behavior，and survival after esophagectomy are similar for adenocarcinoma of the gastroesophageal junction and the distal esophagus. J Thorac Cardiovasc Surg 138（3）：594–602

[22] Rice TW，Blackstone EH，Adelstein DJ et al（2001）N1 esophageal carcinoma：the importance of staging and downstaging. J Thorac Cardiovasc Surg 121（3）：454–64

[23] Abate E，DeMeester SR，Zehetner J et al（2010）Recurrence after esophagectomy for adenocarcinoma：defining optimal follow-up intervals and testing. J Am Coll Surg 210（4）：428–35

[24] Hosokawa Y，Kinoshita T，Konishi M et al（2014）Recurrence patterns of esophagogastric junction adenocarcinoma according to siewert's classification after radical resection. Anticancer Res 34（8）：4391–7

[25] Sasako M，Sano T，Yamamoto S et al（2008）D2 lymphadenectomy alone or with para-aortic nodal dissection for gastric cancer. N Engl J Med 359（5）：453–62

[26] de Manzoni G，Pedrazzani C，Pasini F et al（2003）Pattern of recurrence after surgery in adenocarcinoma of the gastro-oesophageal junction. Eur J Surg Oncol 29（6）：506–10

[27] Wayman J，Bennett MK，Raimes S et al（2002）The pattern of recurrence of adenocarcinoma of the oesophago-gastric junction. Br J Cancer 86（8）：1223–9

[28] Westerterp M，Koppert LB，Buskens CJ et al（2005）Outcome of surgical treatment for early adenocarcinoma of the esophagus or gastro-esophageal junction. Virchows Arch 446（5）：497–504

[29] Oppedijk V，Van Der Gaast A，Van Lanschot JJB et al（2014）Patterns of recurrence after surgery alone versus preoperative chemoradiotherapy and surgery in the CROSS trials. J Clin Oncol 32（5）：385–91

[30] Zanoni A，Verlato G，Giacopuzzi S et al（2013）Neoadjuvant concurrent chemoradiotherapy for locally advanced esophageal cancer in a single highvolume center. Ann Surg Oncol 20（6）：1993–9

[31] Meguid R，Hooker CM，Taylor JT et al（2009）Recurrence after neoadjuvant chemoradiation and surgery for esophageal cancer：does the pattern of recurrence differ for patients with complete response and those with partial or no response？J Thorac Cardiovasc Surg 138（6）：1309–17

[32] Shiozaki H，Sudo K，Xiao L et al（2014）Distribution and timing of distant metastasis after local therapy in a large cohort of patients with esophageal and esophagogastric junction cancer. Oncology 86（5–6）：336–9

第20章
开放手术 vs. 微创手术，近远期疗效比较 ①

20.1 引言

近年来，食管癌的全球发病率持续快速增长。西方社会中主要体现为食管腺癌的发病率增加，肥胖、胃食管反流病和 Barrett's 食管（食管腺癌发生的主要危险因素）发病率的增加是其主要的流行病学相关因素。新辅助化疗或放化疗及包含淋巴结清扫的根治性手术切除是目前食管癌多模式治疗的关键组成部分。食管切除术的复杂程度导致其死亡率在历史上一直居高不下 [1]，近年来随着拥有多学科团队的综合性医疗中心对于该病的集中收治，食管切除术的死亡率已大幅降低 [2]。尽管如此，食管切除术仍极易出现术后并发症。在过去的 30 年中，微创手术一直被认为是减少各种消化道肿瘤切除术后并发症的手段之一，对于食管癌人们同样寄希望于微创手术，希望其可降低术后并发症与死亡率。早在 20 世纪 90 年代初期，一些外科团队便开始发展与规范胸腔镜食管切除技术，最初该术式仅限于 T1 和 T2 食管癌 [3-4]，随着时间的推移与技术的发展，目前微创食管切除术的适用范围已扩大到更晚期的肿瘤，无论其是否已进行新辅助治疗。

微创食管切除术包含了众多术式，主要可分为全腔镜手术与混合手术，后者是指在手术的某些阶段通过胸腔镜或腹腔镜进行，而在其他阶段则通过常规开放手术进行。然而无论采用何种术式，微创食管切除术（MIE）仍然是一项非常复杂的手术，导致其未像其他一些微创手术一样在世界范围内得到广泛应用。对于进展期食管肿瘤 MIE 的手术"微创性"是否真正具有优势，仍有诸多问题尚待解答。术后死亡率、并发症率、肿瘤根治彻底性、微创技术的可重复性及手术费用是主要的争议点。近期的一些综述 [5-7] 认为，MIE 支持者所声称其相对开放手术的诸多优势仍值得商榷。多项比较

① William B. Robb，Department of Digestive and Oncological Surgery，University Hospital Claude Huriez，Regional University Hospital Center，France

Christophe Mariette，Department of Digestive and Oncological Surgery，University Hospital Claude Huriez，Regional University Hospital Center，France

MIE 和开放性食管切除术的回顾性和非随机对照研究结果表明，MIE 相较开放性食管切除术并无显著优势。在缺乏随机对照研究 Meta 分析的情况下，本章回顾了关于MIE 围手术期并发症和远期肿瘤学预后的相关文献，并将其与开放性食管切除术进行比较。

20.2　微创食管切除术

事实上，目前即使对于开放性食管切除手术，各类具体术式孰优孰劣尚无定论，而何种微创食管切除术式效果最佳更加难以判断。

全腔镜下食管切除术的手术步骤一般均借鉴于开放性食管切除术：一种微创术式是通过食管裂孔利用腔镜技术游离胃周并制作管胃，再经颈部开放切口完成食管-管胃吻合，切除食管标本可由此切口直接取出。此术式腔镜视野下的照明功能与放大效益有助于识别食管周围淋巴结（包括隆突下淋巴结），从而进行更精准的纵隔淋巴结清扫。另一些外科医师更倾向于将腔镜经膈肌裂口入路与小切口开腹相结合，方便管胃的制作与标本的取出，且最后无论是否切断迷走神经，均可通过内翻技术将食管从纵隔切除。同开放手术相似，多数外科医师习惯使患者置于俯卧位或侧卧位，从右胸入路进行胸腔镜手术。胸腔镜手术既可以作为三阶段 MIE 的一部分：手术由胸腔镜手术开始，接着是腹腔镜手术，最后以颈部吻合结束；也可作为两阶段 MIE（通常指腔镜 Ivor Luis 手术）的一部分，该术式吻合口位于胸腔内——通过胸部小切口将切除标本取出，并在胸腔顶部进行食管-胃吻合。

结合开放手术与微创手术的混合手术（如腹腔镜＋开胸手术和胸腔镜＋开腹手术）也得到了广泛的开展。混合手术的应用取决于多种因素，如肿瘤本身侵袭范围、患者既往曾行腹腔或胸腔手术、术者自身的经验及偏好等。

尽管 MIE 的原则是尽量完成与开放式手术相同的操作而不遗漏任何关键性的步骤，但一些被认为是开放食管切除术常规操作的方面已经失去了许多外科医生的青睐，如幽门成形术和空肠吻合术的放置。

20.3　近期疗效比较

开展 MIE 的主要目的是减少开放手术相关的外科并发症。目前仅有一项随机对照临床试验 [31] 对微创与开放食管切除术进行直接比较，另一项法国团队的类似研究 [32] ——MIRO 研究（oesophagectoMIe pour cancer paR voie conventionnelle ou coeliO-assistée）尚未发表最终结果。其他大量临床数据均来自回顾性的非随机系列研究。这些研究表明术后死亡率与术后并发症率直接相关，但由于 MIE 与开放式手术的并发症并无差异，导致MIE 可能具有的某些优势无法通过试验数据体现。理论上，如果避免这些并发症的发生，采用"微创"的方法给患者进行手术，理应使患者更快康复、恢复正常活动并减少长期疼痛，然而目前这些观点尚未得到临床试验数据的证实（表 20.1、表 20.2）。

表 20.1　微创对比开放食管切除术术后死亡率与并发症总发生率比较

作者（年）	病例数单位	途径	死亡率 / %	总体发病率 n（%）
Law et al.（1997）[10]	22	MIE（TSO）	0	18（81.8）
	63	Open	0	63（100）
Nguyen et al.（2000）[11]	18	MIE（TLSO）	0	7（38.9）
	36	Open	0	19（52.8）
Osugi et al.（2003）[12]	77	MIE（VATS）	0	31（40.3）
	72	Open	0	32（44.4）
Kunisaki et al.（2004）[13]	15	MIE（VATS+HALS）	0	NS
	30	Open	0	NS
Van den Broek et al.（2004）[14]	25	MIE（THO）	0	14（70）
	20	Open	0	18（72）
Bresadola et al.（2006）[15]	14	MIE（THO and TLSO）	0	8（57.1）
	14	Open	0	6（42.9）
Bernabe et al.（2005）[16]	17	MIE（THO）	0	NS
	14	Open	0	NS
Shiraishi et al.（2006）[17]	116	MIE（TLSO）	3（2.6）	NS
	37	Open	3（8.1）	NS
Braghetto et al.（2006）[18]	47	MIE（VATS/LSO）	3（6.3）	18（38.2）
	119	Open	13（10.9）	72（60.5）
Smithers et al.（2007）[19]	332	MIE（TLSO）	7（2.1）	207（62.3）
	114	Open	3（2.6）	76（66.7）
Fabian et al.（2008）[9]	22	MIE（TLSE）	1（4.5）	15（68.2）
	43	Open	4（9.8）	31（72.1）
Zingg et al.（2009）[20]	56	MIE（TLSO）	2（3.6）	19（34.5）
	98	Open	6（6.1）	20（23.5）
Perry et al.（2009）[21]	21	MIE（LIO）	0	13（62）
	21	Open	1（5）	17（81）
Parameswaran et al.（2009）[22]	50	MIE（TLSO）	1（2）	24（48）
	30	Open	1（3）	15（50）
Pham et al.（2010）[23]	44	MIE（TLSO）	3（6.8）	NS
	46	Open	2（4.3）	NS
Schoppman et al.（2010）[24]	31	MIE（TLSO）	0	11（35.5）
	31	Open	0	23（74.2）
Singh et al.（2010）[25]	33	MIE（TLSO）	Values NS	Values NS
	31	Open	P=0.34	P=0.06
Mamidanna et al.（2012）[26]	1155	MIE（TLSO，HMIO）	46（4.0）	NS
	6347	Open	274（4.3）	NS
Ben-David et al.（2012）[27]	100	MIE（TLSO）	1（1）	NS
	32	Open	2（5）	NS
Briez et al.（2012）[28]	140	MIE（HMIO）	2.1	35.7
	140	Open	12.9	59.3
Xie et al.（2014）[29]	106	MIE（TLSO）	2（1.9）	28（26.4）
	163	Open	4（2.5）	56（34.4）
Hsu et al.（2014）[30]	66	MIE（TLSO）	5（7.6）	NS
	63	Open	5（7.9）	NS

注：MIE 为微创食管切除术；VATS 为电视辅助胸腔镜食管切除术；HMIO 为混合微创食管切除术；HALS 为手辅助腹腔镜食管切除术；TSE 为胸腔镜辅助食管切除术；TLSE 为胸腹腔镜联合食管切除术；LIE 为腹腔镜食管逆行切除术；LSE 为腹腔镜食管切除术；NS 为未提及。

表 20.2　微创对比开放食管切除术术后各类并发症发生率比较

作者（年）	病例数	途径	肺炎 / %	心律失常 / %	吻合口瘘 / %	食管胃局部缺血 / %	乳糜胸 / %	住院天数 / 天	手术出血量 /mL	手术时间 / 分钟
Law et al. (1997)[10]	22	MIE（TSO）	3（13.6）	3（13.6）	0	NS	NS	NS	450（200 ~ 800）	240（160 ~ 350）
	63	Open	11（17.5）	14（22.2）	2（3.2）	NS	NS	NS	700（300 ~ 2500）	250（190 ~ 420）
Nguyen et al. (2000)[11]	18	MIE（TLSO）	2（11.1）	NS	2（11.1）	0	0	11.3 ± 14.2	297 ± 233	364 ± 73
	36	Open	6（16.7）	NS	4（11.1）	1（2.8）	1（2.8）	22.8 ± 18.0	1108 ± 790	411 ± 93
Osugi et al. (2003)[12]	77	MIE（VATS）	12（15.6）	1（1.3）	1（1.3）	0	3（3.9）	NS	284（330）	227（90）
	72	Open	14（19.4）	3（4.2）	2（2.8）	0	0	NS	310（170）	186（35）
Kunisaki et al. (2004)[13]	15	MIE（VATS + HALS）	0	NS	2（13.3）	NS	NS	29.6 ± 12.9	447.9（±214.8）	544.4（±64.5）
	30	Open	1（3.3）	NS	1（3.3）	NS	NS	32.7 ± 14.0	674.7（±445.6）	487.8
Van den Broek et al. (2004)[14]	25	MIE（THO）	2（8）	NS	2（8）	0	2（8）	16	NS	NS
	20	Open	2（10）	NS	3（15）	0	0	16	NS	NS
Bresadola et al. (2006)[15]	14	MIE（THO and TLSO）	1（7.1）	NS	1（7.1）	NS	0	16.4（±8.4）	NS	469.0（±42.6）
	14	Open	2（14.2）	NS	2（14.2）	NS	0	22.3（±10.6）	NS	370.8（±16.7）
Bernabe et al. (2005)[16]	17	MIE（THO）	NS	NS	NS	NS	NS	9.1（±3.2）	331（±220）	336（±53）
	14	Open	NS	NS	NS	NS	NS	11.6（±2.9）	542（±212）	388（±102）
Shiraishi et al. (2006)[17]	116	MIE（TLSO）	25（21.6）	3（2.6）	13（11.2）	NS	NS	NS	670.2（±561.1）	426.0（±87.1）
	37	Open	12（32.4）	4（10.8）	9（24.3）	NS	NS	NS	487.4（±110.5）	487.4（±110.5）

续表

作者（年）	病例数	途径	肺炎 /%	心律失常 /%	吻合口瘘 /%	食管胃局部缺血 /%	乳糜胸 /%	住院天数 /天	手术出血量 /mL	手术时间 /分钟
Braghetto et al. (2006)[18]	47	MIE（VATS/LSO）	7（14.8）	NS	3（6.4）	0	1（2.1）	NS	NS	NS
	119	Open	22（18.5）	NS	17（14.3）	1（0.8）	0	NS	NS	NS
Smithers et al. (2007)[19]	332	MIE（TLSO）	87（26.2）	55（16.6）	18（5.4）	5（1.5）	17（5.1）	11（7~49）	300（15~1000）	330（270~540）
	114	Open	35（27.8）	21（18.4）	10（8.7）	2（1.7）	7（6.1）	14（8~44）	600（0~3000）	300（150~480）
Fabian et al. (2008)[9]	22	MIE（TLSE）	1（4.5）	4（18.2）	3（13.6）	1（4.5）	0	9.5	178（±96）	333（±72）
	43	Open	10（23.3）	8（18.6）	3（7.0）	0	2（4.7）	11	356（±136）	270（±87）
Zingg et al. (2009)[20]	56	MIE（TLSO）	17（30.9）	NS	NS	NS	NS	19.7（±2.0）	320（±49）	250（±7.2）
	98	Open	33（38.8）	NS	NS	NS	NS	21.9（±2.0）	857（±82）	209（±7.8）
Perry et al. (2009)[21]	21	MIE（LIO）	1（5）	4（19）	4（19）	NS	NS	10（8~14）	168（149）	399（86）
	21	Open	2（10）	7（33）	6（29）	NS	NS	14（10~19）	526（289）	408（127）
Parameswaran et al. (2009)[22]	50	MIE（TLSO）	4（8）	NS	4（8）	5（16）	3（6）	12（8~86）	NS	442（305~580）
	30	Open	2（7）	NS	1（3）	2（10）	1（3）	10（6~56）	NS	266（219~390）
Pham et al.(2010)[23]	44	MIE（TLSO）	11（25）	NS	4（9）	1（2）	NS	15（12~20）	407（±267）	543（72.6）
	46	Open	7（15）	NS	5（11）	1（2）	NS	14（11~23）	780（±610）	437（97.0）
Schoppman et al. (2010)[24]	31	MIE（TLSO）	2（6.2）	NS	1（3.2）	0	2（6.4）	NS	NS	411（270~600）
	31	Open	11（35.5）	NS	8（25.8）	1（3.2）	1（3.2）	NS	NS	400（240~550）

续表

作者（年）	病例数	途径	肺炎/%	心律失常/%	吻合口瘘/%	食管胃局部缺血/%	乳糜胸/%	住院天数/天	手术出血量/mL	手术时间/分钟
Singh et al. (2010)[25]	33	MIE（TLSO）	NS	NS	NS	NS	NS	No difference (P=0.17)	Reduced after MIE (P<.01)	Longer for MIE (P<0.01)
	31	Open	NS	NS	NS	NS	NS			
Mamidanna et al. (2012)[26]	1155	MIE（TLSO, HMIO）	230（19.9）	102（8.8）	NS	NS	NS	15（12～23）	NS	NS
	6347	Open	1181（18.6）	611（9.6）	NS	NS	NS	15（12～22）	NS	NS
Ben-David et al. (2012)[27]	100	MIE（TLSO）	9（9）	8（8）	5（5）	NS	3（3）	7.5（6～49）	125（100～300）	330（270～480）
	32	Open	5（15.6）	NS	4（12.5）	NS	NS	14（10～98）	NS	NS
Briez et al.(2012)[28]	140	MIE（HMIO）	15.7	NS	5.7	0.7	NS	12（8～80）	NS	NS
	140	Open	42.9	NS	4.3	0.0	NS	16（8～180）	NS	NS
Xie et al. (2014)[29]	106	MIE（TLSO）	2（1.9）	NS	5（4.7）	NS	4（3.8）	11.8（±6.7）	187.2（±37.8）	249.6（±41.7）
	163	Open	8（4.9）	NS	6（3.7）	NS	5（3.1）	13.9（±7.3）	198.5（±46.5）	256.3（±41.7）
Hsu et al. (2014)[30]	66	MIE（TLSO）	7（10.6）	NS	18（27.3）	NS	4（6.1）	NS	462.4（±467.8）	510.9（±121.3）
	63	Open	16（25.4）	NS	19（30.2）	NS	3（4.8）	NS	615.5（±591.6）	460.5（±92.4）

MIE：微创食管切除术；VATS：电视辅助胸腔镜食管切除术；HMIO：混合微创食管切除术；HALS：手辅助腹腔镜食管切除术；TSE：胸腔镜辅助食管切除术；TLSE：胸腹腔镜联合食管切除术；LIE：腹腔镜食管逆行切除术；LSE：腹腔镜食管切除术；NS：未提及。

目前已发表的 3 项 Meta 分析均基于非随机化临床试验数据，其结果彼此矛盾，对于表中所列的主要手术并发症，其中 2 项[33-34]认为 MIE 与开放式手术间没有显著差异。而第 3 项研究[7]表明，接受 MIE 治疗的患者具有更好的短期预后，而通过淋巴结清扫数目评估的肿瘤远期预后两者无明显差异。具体而言：接受 MIE 治疗的患者失血量明显减少，术后 ICU 时间及住院总时间均缩短；与开放手术组相比，MIE 组的并发症率降低了 50%。对手术并发症的亚组分析表明：MIE 后呼吸系统并发症显著降低；而在其他方面，如吻合口漏、吻合口狭窄、管胃缺血、乳糜漏、声带麻痹和 30 天死亡率，两者无明显差异。值得注意的是，对于混合手术，包括腹腔镜 + 开胸手术和胸腔镜 + 开腹手术，即使只有一个阶段是微创的，失血量和呼吸并发症仍被发现较低，这与开放和完全 MIE 分析一致，并强调了将微创方法应用于食管切除术的所谓优势。

20.4　远期疗效比较

MIE 必须证明其在肿瘤根治方面不逊于传统开放术式。理论上腔镜所提供的视野与放大倍数，给精细解剖肿瘤及清扫淋巴结提供了有利条件，但由于目前尚未得到基于不同肿瘤分级的长期生存分析研究或大型临床随机试验结果的支持，MIE 对于肿瘤根治的彻底性是否优于开放式手术仍存在争议。表 20.3 表明：迄今为止，尚无确凿证据表明 MIE 有利于总生存期的改善。尽管其中几项研究显示 MIE 相较于开放式手术在淋巴结清扫数目方面具有优势，但由于许多研究并未获得指南所推荐的足够淋巴结数目以达到术后分期要求，导致这些研究存在切除质量的问题，影响肿瘤分期比较。在此方面，我们寄希望于将来的随机对照临床试验能够提供更多数据。

表 20.3　微创对比开放食管切除术远期肿瘤预后比较

作者（年）	病例数	途径	淋巴结切除数	R0 切除率 / %	3 年生存率
Law et al.（1997）[10]	22	MIE（TSO）	7（2 ~ 13）	10	62%（2 年）
	63	Open	13（5 ~ 34）	NS	63%（2 年）
Nguyen et al.（2000）[11]	18	MIE（TLSO）	10.8 ± 8.4	18	NS
	36	Open	6.6 ± 5.8	NS	NS
Osugi et al.（2003）[12]	77	MIE（VATS）	33.9 ± 12	NS	70%
	72	Open	32.8 ± 14	NS	60%
Kunisaki et al.（2004）[13]	15	MIE（VATS+HALS）	24.5 ± 10	NS	NS
	30	Open	26.6 ± 10.4	NS	NS
Van den Broek et al.（2004）[14]	25	MIE（THO）	7 ± 4.9	21（84）	60%（f/u 17 ± 11 个月）
	20	Open	6.5 ± 4.9	18（90）	50%（f/u 54 ± 16 个月）

续表

作者（年）	病例数	途径	淋巴结切除数	R0 切除率 /%	3 年生存率
Bresadola et al.（2005）[15]	14	MIE（THO/TLSO）	22.2 ± 12	NS	NS
	14	Open	18.6 ± 13.4	NS	NS
Bernabe et al.（2005）[16]	17	MIE（THO）	9.8（NS）	NS	NS
	14	Open	8.7（NS）	NS	NS
Shiraishi et al.（2006）[17]	116	MIE（TLSO）	31.8（NS）	NS	NS
	37	Open	30.1（NS）	NS	NS
Braghetto et al.（2006）[18]	47	MIE（VATS/LSO）	NS	NS	45.5%
	119	Open	NS	NS	32.5%
Smithers et al.（2007）[19]	332	MIE（TLSO）	17（9 ~ 33）	263	42%
	114	Open	16（1 ~ 44）	90	30%
Fabian et al.（2008）[9]	22	MIE（TLSE）	15 ± 6	22（100）	NS
	43	Open	8 ± 7	NS	NS
Zingg et al.（2009）[20]	56	MIE（TLSO）	5.7 ± 0.4	NS	中位生存期—MIE35 个月，开放手术 29 个月
	98	Open	6.7 ± 0.5	NS	
Perry et al.（2009）[21]	21	MIE（LIO）	10（4 ~ 12）	NS	NS
	21	Open	3（0 ~ 7）	NS	NS
Parameswaran et al.（2009）[22]	50	MIE（TLSO）	23（7 ~ 49）	NS	74%（2 年存活率）
	30	Open	10（2 ~ 23）	NS	58%（2 年存活率）
Pham et al.（2010）[23]	44	MIE（TLSO）	13（9 ~ 15）	NS	NS
	46	Open	8（3 ~ 14）	NS	NS
Schoppman et al.（2010）[24]	31	MIE（TLSO）	17.9 ± 7.7	29（93.5）	64%
	31	Open	20.5 ± 12.6	30（96.8）	46%
Singh et al.（2010）[25]	33	MIE（TLSO）	14（6 ~ 16）	30	55%（2 年存活率）
	31	Open	8（3 ~ 14）	30	32%（2 年存活率）
Mamidanna et al.（2012）[26]	1155	MIE（TLSO/HMIO）	NS	NS	NS
	6347	Open	NS	NS	NS
Ben-David et al.（2012）[27]	100	MIE（TLSO）	NS	99（99）	NS
	32	Open	NS	32（100）	NS
Briez et al.（2012）[28]	140	MIE（HMIO）	22（8 ~ 53）	85.7	58%（2 年存活率）
	140	Open	22（6 ~ 56）	87.9	57%（2 年存活率）

续表

作者（年）	病例数	途径	淋巴结切除数	RO 切除率 / %	3 年生存率
Xie et al.（2014）[29]	106	MIE（TLSO）	30.4（±5.4）	NS	NS
	163	Open	30.2（±5.0）	NS	NS
Hsu et al.（2014）[30]	66	MIE（TLSO）	28.3（±16.6）	64（97.0）	70.9%
	63	Open	25.9（±15.3）	61（96.8）	47.6%

注：f/u 为随访时间；Median survival 为中位生存期；open 为开放式手术。

MIE 为微创食管切除术；VATS 为电视辅助胸腔镜食管切除术；HMIO 为混合微创食管切除术；HALS 为手辅助腹腔镜食管切除术；TSE 为胸腔镜辅助食管切除术；TLSE 为胸腹腔镜联合食管切除术；LIE 为腹腔镜食管逆行切除术；LSE 为腹腔镜食管切除术；NS 为未提及。

20.5 随机对照临床试验结果分析

迄今为止，仅有一项多中心随机对照试验（TIME）见诸报道，其比较了微创和开放食管切除术的近期疗效[31]。该试验随机分组 56 名患者行开放食管切除术，59 名患者行微创食管切除术，所有患者均接受相同的新辅助化疗或放化疗方案。微创手术组和开放手术组均包含了胸-腹两阶段式式和胸-腹-颈三阶段术式，大多数病例行颈部吻合。该试验选取的主要结局指标为术后 2 周内是否发生肺部感染，诊断标准为患者出现临床症状并由影像学确诊或痰培养标本为阳性。开放手术组有 16 名患者（29%）在术后 2 周内出现肺炎，而微创手术组仅有 5 名（9%）（P=0.005）。从数据上看，微创手术组的术后呼吸系统并发症率明显低于开放手术组，深入考察其原因，可能与以下两点相关：①该研究仅在开放手术组中进行术中单肺通气；②开放组的喉返神经麻痹比例很高（14%），明显高于微创手术组（2%）。这两点均是造成开放手术组术后呼吸系统并发症风险增高的原因。此外，许多变量，如营养不良、吸烟史、肺部原发性疾病、活动能力和 TNM 分期等均可能影响该试验的主要终点，而这些因素在此研究中均未涉及，因此我们需要更多数据来证实微创手术组相较开放手术组的优越性。

另有两项多中心随机对照试验仍在进行中。法国的多中心 Ⅲ 期临床试验（MIRO）[32] 将患者随机分为"混合式"食管切除术（腹腔镜胃游离术 + 右侧开胸术）和开放式食管切除术。MIRO 试验研究了通过腹腔镜制作管胃对术后 30 天主要并发症（尤其是肺部并发症）的影响。该研究期待证实由于腔镜辅助 MIE 手术步骤易于重复，能够降低术后严重并发症，且不会影响根治效果。次要目标是评估总体 30 天并发症、30 天死亡率、无病和总体存活率、生活质量和医学经济学分析。其初步结果已发表[35]：104 名患者被随机分配至开放手术组，同时 103 名患者被分配至混合手术组。开放手术组中 67 名（64.4%）患者术后出现并发症，而混合手术组中仅有 37 名（35.9%）（OR=0.31，95%CI：0.18 ~ 0.55；P=0.0001）；开放手术组术后有 31 名（30.1%）患者出现严重的肺部并发症，而混合手术组中仅有 18 例（17.7%）（P=0.037）；但术后 30 天死亡率两组均为 5 人。MIRO 研究提供的证据表明，微创手术可以减少食管切除术的短期损伤，我们期待该研究数据进一步揭晓以证实微创手术在远期肿瘤学预后方面是否仍具有优势。英国 Avery 等目前正在招募患者进入 ROMIO 研究 II 期临床试验[36]，该研究旨在比较完全微创食管切除术、"混合式"食管切除术（腹腔镜胃游离术 + 右侧开胸术）和开放式食管切除术的短及远期预后。目前该研究 II 期的临床数据仍在积累，计划中的 III 期临床试验尚未开始招募病例。

20.6　结论

目前，MIE 越来越受到外科医生与患者的欢迎。然而同开放手术一样，MIE 术式是否优于其他术式并未达成共识。虽然已有一些大型比较研究表明 MIE 后的术后短期疗效占优势且不影响远期肿瘤学结局，但我们仍需要更多随机临床试验数据来证实这一点。然而由于微创技术的多样性、外科医生的操作偏好、病例相对不足、手术的复杂性及食管切除术后并发症的种类和定义不明，随机临床试验往往是困难的。TIME 试验和即将发表的 MIRO 试验结果无疑证实了许多外科医生的直觉——侵入性较小的手术方法可以减少食管切除术后并发症。随着综合性医院专科中心的建立，食管切除术后死亡率已明显下降，外科医生必须将工作重点转向最大限度地减少该手术相关并发症。

迄今为止，来自非随机研究的数据证实 MIE 是安全的，在术后并发症和远期肿瘤学预后方面均不逊于开放式手术。Meta 分析数据表明，MIE 在减少术中失血量、减少重症监护时间、减少肺部并发症和缩短住院时间方面具有优势，但尚未评估 MIE 对生活质量和恢复正常活动的影响，也未进行医疗经济学分析。我们需要进行更大的随机对照试验来比较两者的远近期疗效。目前，MIRO 试验的进一步结果即将发表，将为这一备受争议的论题提供更高水平的证据。

参考文献

[1] Birkmeyer JD，Siewers AE，Finlayson EV et al（2002）Hospital volume and surgical mortality in the United States. N Engl J Med 346：1128–1137

[2] Low DE，Kunz S，Schembre D et al（2007）Esophagectomy–it's not just about mortality anymore：standardized perioperative clinical pathways improve outcomes in patients with esophageal cancer. J Gastrointest Surg 11：1395–1402

[3] Akaishi T，Kaneda I，Higuchi N et al（1996）Thoracoscopic en bloc total esophagectomy with radical mediastinal lymphadenectomy. J Thorac Cardiovasc Surg

112：1533–1540

[4] Gossot D，Fourquier P，Celerier M（1993）Thoracoscopic esophagectomy：technique and initial results. Ann Thorac Surg 56：667–670

[5] Gemmill EH，McCulloch P（2007）Systematic review of minimally invasive resection for gastro-oesophageal cancer. Br J Surg 94：1461–1467

[6] Mariette C，Robb WB（2012）Open or minimally invasive resection for oesophageal cancer？Recent Results Cancer Res 196：155–167

[7] Nagpal K，Ahmed K，Vats A et al（2010）Is minimally invasive surgery beneficial in the management of esophageal cancer？A meta-analysis. Surg Endosc 24：1621–1629

[8] Dapri G，Himpens J，Cadiere GB（2008）Minimally invasive esophagectomy for cancer：laparoscopic transhiatal procedure or thoracoscopy in prone position followed by laparoscopy？Surg Endosc 22：1060–1069

[9] Fabian T，Martin JT，McKelvey AA et al（2008）Minimally invasive esophagectomy：a teaching hospital's first year experience. Dis Esophagus 21：220–225

[10] Law S，Fok M，Chu KM et al（1997）Thoracoscopic esophagectomy for esophageal cancer. Surgery 122：8–14

[11] Nguyen NT，Follette DM，Wolfe BM et al（2000）Comparison of minimally invasive esophagectomy with transthoracic and transhiatal esophagectomy. Arch Surg 135：920–925

[12] Osugi H，Takemura M，Higashino M et al（2003）A comparison of video-assisted thoracoscopic oesophagectomy and radical lymph node dissection for squamous cell cancer of the oesophagus with open operation. Br J Surg 90：108–113

[13] Kunisaki C，Hatori S，Imada T et al（2004）Videoassisted thoracoscopic esophagectomy with a voicecontrolled robot：the AESOP system. Surg Laparosc Endosc Percutan Tech 14：323–327

[14] Van den Broek WT，Makay O，Berends FJ et al（2004）Laparoscopically assisted transhiatal resection for malignancies of the distal esophagus. Surg Endosc 18：812–817

[15] Bresadola V，Terrosu G，Cojutti A et al（2006）Laparoscopic versus open gastroplasty in esophagectomy for esophageal cancer：a comparative study. Surg Laparosc Endosc Percutan Tech 16：63–67

[16] Bernabe KQ，Bolton JS，Richardson WS（2005）Laparoscopic hand-assisted versus open transhiatal esophagectomy：a case-control study. Surg Endosc 19：334–337

[17] Shiraishi T，Kawahara K，Shirakusa T et al（2006）Risk analysis in resection of thoracic esophageal cancer in the era of endoscopic surgery. Ann Thorac Surg 81：1083–1089

[18] Braghetto I，Csendes A，Cardemil G et al（2006）Open transthoracic or transhiatal esophagectomy versus minimally invasive esophagectomy in terms of morbidity, mortality and survival. Surg Endosc 20：1681–1686

[19] Smithers BM，Gotley DC，Martin I et al（2007）Comparison of the outcomes between open and minimally invasive esophagectomy. Ann Surg 245：232–240

[20] Zingg U，McQuinn A，DiValentino D et al（2009）Minimally invasive versus open esophagectomy for patients with esophageal cancer. Ann Thorac Surg 87：911–919

[21] Perry KA，Enestvedt CK，Pham T et al（2009）Comparison of laparoscopic inversion esophagectomy and open transhiatal esophagectomy for high-grade dysplasia and stage I esophageal adenocarcinoma. Arch Surg 144：679–684

[22] Parameswaran R，Veeramootoo D，Krishnadas R et al（2009）Comparative experience of open and minimally invasive esophagogastric resection. World J Surg 33：1868–1875

[23] Pham TH，Perry KA，Dolan JP et al（2010）Comparison of perioperative outcomes after combined thoraco-scopic-laparoscopic esophagectomy and open Ivor-Lewis esophagectomy. Am J Surg 199：594–598

[24] Schoppmann SF，Prager G，Langer FB et al（2010）Open versus minimally invasive esophagectomy：a single-center case controlled study. Surg Endosc 24：3044–3053

[25] Singh RK，Pham TH，Diggs BS et al（2010）Minimally invasive esophagectomy provides equivalent oncologic outcomes to open esophagectomy for locally advanced（stage Ⅱ or Ⅲ）esophageal carcinoma. Arch Surg 146：711–714

[26] Mamidanna R，Bottle A，Aylin P et al（2012）Short-term outcomes following open versus minimally invasive esophagectomy for cancer in England：a populationbased national study. Ann Surg 255：197–203

[27] Ben-David K，Sarosi GA，Cendan JC et al（2012）Decreasing morbidity and mortality in 100 consecutive minimally invasive esophagectomies. Surg Endosc 26：162–167

[28] Briez N，Piessen G，Torres F et al（2012）Effects of hybrid minimally invasive oesophagectomy on major postoperative pulmonary complications. Br J Surg 99：1547–1553

[29] Xie MR，Liu CQ，Guo MF et al（2014）Short-term outcomes of minimally invasive Ivor-Lewis esophagectomy for esophageal cancer. Ann Thorac Surg 97：1721–1727

[30] Hsu PK，Huang CS，Wu YC et al（2014）Open versus thoracoscopic esophagectomy in patients with esophageal squamous cell carcinoma. World J Surg 38：402–409

[31] Biere SS，van Berge Henegouwen MI，Maas KW et al（2012）Minimally invasive versus open oesophagectomy for patients with oesophageal cancer：a multi centre，open-label，randomised controlled trial. Lancet 379：1887–1892

[32] Briez N，Piessen G，Bonnetain F et al（2011）Open versus laparoscopically-assisted oesophagectomy for cancer：a multicentre randomised controlled phase Ⅲ trial – the MIRO trial. BMC Cancer 11：310

[33] Biere SS，Cuesta MA，van der Peet DL（2009）Minimally invasive versus open esophagectomy for cancer：a systematic review and meta-analysis. Minerva Chir 64：121–133

[34] Sgourakis G，Gockel I，Radtke A et al（2010）Minimally invasive versus open esophagectomy：meta-analysis of outcomes. Dig Dis Sci 55：3031–3040

[35] Mariette C，Meunier B，Pezet D et al（2014）Hybrid minimally invasive versus open oesophagectomy for patients with oesophageal cancer：a multicentre，open-label，randomised phase Ⅲ controlled trial，the MIRO trial. Paper presented at the American society of clinical oncology gastrointestinal cancers symposium，San Francisco，15–17 Jan 2015

[36] Avery KN，Metcalfe C，Berrisford R et al（2014）The feasibility of a randomized controlled trial of esophagectomy for esophageal cancer–the ROMIO（Randomized Oesophagectomy：Minimally Invasive or Open）study：protocol for a randomized controlled trial. Trials 15：200

第21章

加速康复外科（ERAS）和营养①

21.1 引言

加速康复外科（ERAS）是一种多模式的围手术期管理方式，旨在促进大手术患者的康复。加速康复外科的原则旨在减少手术应激，支持基本的人体生理功能，以改善手术效果，缩短住院时间，并降低与大手术相关的费用。ERAS原则导致了对传统实践的重新评估，并强调了多个领域合作，如果以最佳循证实践为目标，则可以在整个患者病程中改善结果。

直到最近，有关胃肠外科的加速康复外科的报道还大多来自结直肠外科。目前，越来越多的食管癌中心也在使用可重复的、循证的、对所有接受食管癌切除治疗的患者的ERAS治疗方案。其目的是优化手术的整体结果，同时最低限度地减少并发症和死亡率。管理中确定的步骤按时间或目标的实现顺序排列，干预措施取决于具体目标或结果。各中心组成方案的各具体组成部分可能会因为各自的优先事项和情况而有所不同，如迄今为止发表的文献[1-11]所示：一个成功涉及更广泛的多学科团队的所有成员，他们必须支持图21.1中概述的ERAS目标。包括适当的患者选择和手术准备，并在整个围手术期进行优化决策，以尽量减少手术的疼痛和应激反应。麻醉师在确保适当有效的镇痛和液体治疗方面起着关键作用。上消化道多学科团队（上消化道MDT）的各卫生专业人员也对患者的康复有重大影响：理疗师有助于早期活动，减少呼吸道并发症；营养师评估营养状况，优化营养供应；护士作为与患者最常接触的人，提供病房护理，并与职业治疗师合作，以减少可避免的出院延迟。在英国的实际工作中，相关专业人员和患者及家属之间的联系通过细心的临床护理专家（CNS）的积极参与而得到优化。

---

①　Christopher J.Grocock，Department of Surgery，University Hospital Coventry and Warwick，UK
Fiona M.S. Huddy，The Department of Nutrition and Dietetics，Royal Surrey County Hospital，UK
Shaun R. Preston，The Oesophago-Gastric Unit，Royal Surrey County Hospital，UK

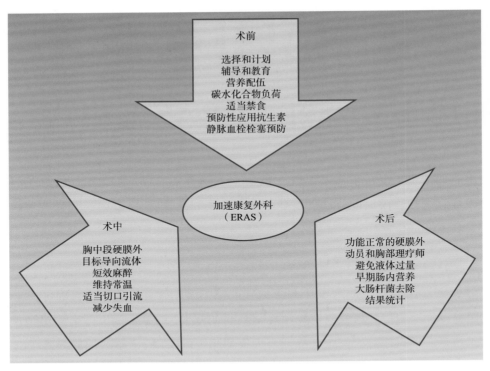

图 21.1　一个成功的 ERAS 临床路径（术前、术中和术后等方面）的示意性总结

如果这个结果是成功的，加速康复就是上消化道多学科团队所有成员的强烈需求。虽然每个独立因素产生的差异很难从统计学上加以证明，但这些因素共同作用可明显改善结果。

21.2　食管切除术后加速康复外科的发展

食管切除术后加速康复外科（ERAS）的起源与 Henrik Kehlet 教授在 20 世纪 90 年代早期[14]的开创性工作有着紧密的联系。在美国波士顿新英格兰医学中心工作的 Karen Zander 和 Kathleen Bower 按工业化标准原则将操作程序转化成病例管理计划和后来的临床医疗路径。1994 年，约翰霍普金斯医院胸外科团队首次将这些原则应用于食管切除术[1]。这一途径包括许多现在被认为是 ERAS 系统的组成要素（图 21.1），如尽早拔除管路、引流管和导尿管及早期进食。这个路径的实施显著减少了住院时间（LOS）和花费[1]，在 2003 年[17]和 2004 年[2]，另外两个来自美国的团队分别报道了临床路径对食管切除术后恢复的有益影响。第一个来自西雅图的 Mason 发表了一系列案例（1999—2000 年），其中标准化的多模式管理和术中液体的限制已经实施[17]。来自 Alabama 大学的第二个研究发表了一个为期 4 年的病例系列"Ivor Lewis 食管胃切除术后的快速康复"，利用一种算法来指导术后护理[2]。这两个综述再次证明他们是围绕着现在被认为是 ERAS 的一些原则。

与食管切除术相关的死亡率的稳步降低和生存率的提高，使人们相信临床路径和 ERAS 原则可以应用于此类大型手术。弗吉尼亚梅森的研究小组在 2007 年发表的《不再仅仅是死亡率：标准化围手术期临床路径改善食管癌患者的预后》报道了 1991—2006 年 340 名患者的临床数据，30 天死亡率为 0.3%，平均住院时间为 11.5 天。这似乎引发了人们对食管切除术中标准化路径潜在临床效益的极大兴趣，2009—2014 年发表了 9 篇完整的论文。这些论文几乎都是比较研究和病例对照研究，只有一个来自中国中心的小型随机对照试验[11]。最近的两篇系统综述对相关数据进行了详细评估[12-13]。Findlay 论文[12] 评估了整个过程及其组成部分的证据基础，并在当时的情况下发布了临床指南。Markar 系统评估[13] 显示 ERAS 途径在减少漏、肺并发症和缩短住院时间方面的益处，在死亡率和再入院[13]方面没有显著差异。这些评论支持这一过程，但缺乏关于 ERAS 途径和食管切除的随机试验。弗吉尼亚梅森医院最近更新并报告了 1991—2012 年 4 个连续时间段内 595 名患者的结果[18]。总体住院死亡率保持在 0.3%，最近 6 年的中位住院时间为 8 天（范围 5 ~ 115 天）。表 21.1 总结了 Markar 等[13] 和 / 或 Findlay 等[12] 综述所选的关于 ERAS 路径的论文。

21.3 食管切除术后 ERAS 的核心组成

已发表的食管切除术后 ERAS 通路在术前、术中和术后阶段具有共同的核心组成部分（表 21.1）。

表 21.1 关于食管切除术后 ERAS 的原始文献综述

作者	年份	设计	总数 n（ERAS 组）	主要结果：常规 vs. ERAS 组
Zehr[1]	1998	回顾性病例对照	152（96）	并发症：未报告 死亡率减少：0 ~ 3.6% 住院时间减少：9.5 ~ 13.6 天 再次入院：未报告 费用减少：18 000 ~ 22 000 美元
Cerfolio[2]	2004	回顾性观察	90	并发症：17.7% （主要）死亡率：4.4% 住院时间：7 天 再入院率：4.4% 依从性：76%
Low[3]	2007	回顾性观察	340	并发症：45% 死亡率：0.3% 住院时间：12 天 再入院次数：未报告
Jiang[4]	2009	回顾性观察	114	并发症：29.8% 死亡率：2.6% 住院时间：7 天 再入院率：4%

续表

作者	年份	设计	总数 n（ERAS 组）	主要结果：常规 vs. ERAS 组
Munitiz[5]	2010	回顾性病例对照	148（74）	并发症减少：31% ~ 38% 死亡率减少：1% ~ 5% 住院时间减少：9 ~ 13 天 再入院率：0 ~ 1.4% 依从性：69%
Tomaszek[19]	2010	回顾性病例对照	386（110）	并发症：42.8%（所有患者） 死亡率：3.6%（所有患者） 住院时间减少：7 ~ 9 天 再入院减少：25% ~ 27%
Li[6]	2012	回顾性病例对照	106（59）	并发症不变：32%（仅主要） 死亡率增加：0 ~ 2% 住院时间减少：8 ~ 10 天 再入院减少：5% ~ 6%
Preston[7]	2012	回顾性病例对照	36（12）	并发症减少：33% ~ 75%（12 名患者） 死亡率不变：0 住院时间减少：7 ~ 17 天 再次入院：未报道
Blom[8]	2013	回顾性病例对照	181（103）	并发症增加：68% ~ 71% 死亡率增加：1% ~ 4% 住院时间减少：14 ~ 15 天 再入院减少：9.7% ~ 10.3%
Cao[9]	2013	回顾性病例对照	112（55）	并发症增加：68% ~ 71% 死亡率增加：1% ~ 4% 住院时间减少：14 ~ 15 天 再入院减少：9.7% ~ 10.3%
Tang[10]	2013	回顾性病例对照	63（36）	并发症减少：16.7% ~ 25.9% 死亡率增加：3.7% ~ 5.6% 住院时间降低：11 ~ 14.5 天 再入院增加：14.8% ~ 19.4%
Zhao[11]	2014	随机对照试验	68（34）	并发症减少：5.9% ~ 11.7% 死亡率不变：0 住院时间减少：7.2 ~ 12.5 天 再入院增加：0 ~ 2.9% 成本降低：3.2 万 ~ 4 万元

这些论文具有足够的方法学质量，符合最近发表的两篇关于食管切除术后 ERAS 的系统综述的纳入标准[12-13]。虽然只进行了一次随机对照试验，但当这些结果被纳入系统评价时，显著的益处得到了证实。部分研究无对照组（观察组）；其他研究人员

几乎总是在同一研究所（病例对照），将引入 ERAS 途径后的结果与更早的前 ERAS 组进行比较。第 4 列括号里的数字是 ERAS 组。最后一栏中的所有结果数据是观察性研究中的 ERAS 组和病例对照研究中的两组（已发表）。

21.3.1　术前

21.3.1.1　术前谈话和心理准备

针对性的术前谈话已被证明是结肠直肠癌手术中 ERAS 成功途径的独立预测因子[20-21]。大多数外科医生利用门诊来交代诊疗计划和流程。这可以通过麻醉评估和与中枢神经管理的进一步讨论来补充。还应进一步提供每日目标的书面信息，作为参考和加强。应该培养和家庭成员的良好关系，并鼓励他们参与。家属早期参与支持患者实现每日目标，并在患者出院后作为主要支持角色是至关重要的。因此，此时应考虑出院计划，并与患者和家属讨论。可能需要职业治疗师进行术前家访，在切除空肠时进行空肠造口的患者，术前可以开始营养泵的操作训练，以减少术后出院延迟。一些患者发现，与已经经历过手术的"伙伴"合作或参加支持小组是有帮助的。至医院参观手术室、ICU 和病房也可能受益。

21.3.1.2　食管切除术的身体准备

身体更健康和基础疾病较少的患者可以更好地应对大手术给他们带来的应激。然而，大多数患者合并有显著的基础疾病，可能会影响手术。所有要进行食管切除术的患者术前都应该由对食管手术有经验的麻醉顾问进行评估，并讨论止痛方法及其相关的潜在并发症。评估大手术术前适合性的传统方法可以被风险分层工具（如 P-POSSUM[22] 和 O-POSSUM）所补充，或者通过心肺功能测试进行客观评估[24-25]。所有患者都可能从手术前的训练中获益，但也可以选择一部分患者进行标准的术前吸气肌训练（IMT）。高强度 IMT 改善呼吸肌肉功能，可能减少食管手术后的肺并发症[26]，目前正在作为一项多中心随机对照试验进行进一步评估（PREPARE 研究）[27]。贫血应在食管手术前纠正，因为它与输血、并发症和死亡率增加的风险有关。食管手术通常涉及的分期和新辅助治疗所需的时间间隔意味着口服或静脉补铁是治疗缺铁性贫血的合适方法。还应进行营养评估和听从专科营养师的指导，并在必要时通过口服或肠内营养补充改善营养状况。

21.3.2　术中

21.3.2.1　手术治疗

大部分手术决策是在术前根据疾病的分期做出的，但也会受到患者特定因素的影响，如生理、体重指数、手术史和消化道可用性。这些都影响了手术、切口和预期重建的选择。术前计划应以尽量减少手术应激反应为目标，同时仍应给予患者最好的长期治疗机会。然而，术中技术可能会影响出血，应尽量减少。放置引流管的数量通常由手术决定，但应尽量减少。鼻胃管的使用和进行胃引流手术的方法因地域而有所不同，文献仍然太混杂，以致不能给出确切的建议[12]。目前对微创食管切除术（MIO）仍有兴趣，其对技术要求高且耗时，对恢复时间有很小的影响[28]。许多中心已经尝试了完全微创和混合技术，试图减少手术应激反应。这些技术完全符合 ERAS 的原则，肿瘤的处理结果与开放手术相似[29]。迄今为止发表的一项 RCT 研究[30] 显示：相对于开放手术，微创技术在减少并发症、住院时间和出血量方面有优势，而在肿瘤预后[30] 方面两者没有显著差异。

21.3.2.2 麻醉管理

只要有可能，患者在食管切除术后应立即安全拔管。这需要一种有效的止痛模式（通常是胸中段硬膜外）、充分的温热和液体复苏。对于长而复杂的手术，如食管切除术，确保手术的迅速开始（和结束），可以促进这个过程。所有的这些措施有助于患者在手术当天开始恢复。

而外科医生的重点是提供最好的手术方案，尽可能减少术中失血，麻醉师必须关注术中其他大部分如图 21.1 所示的方面。镇痛方案对患者来说是最重要的，放置良好且功能良好的硬膜外镇痛可对患者疼痛、通气能力和呼吸道并发症产生重大影响[31]。使用椎管内阻滞和 / 或静脉导管可能产生相同水平的镇痛，但镇痛的程度而不是达到的方式是减少呼吸并发症和促进术后早期活动的关键。液体疗法是一门不断发展的科学。液体太多或者过少都有害。在手术中合理的液体复苏，而不是自由输液，即 1500 ~ 2500 毫升（mL）通常被认为是适当的。手术时目标导向的液体复苏可能是有益的，目的是在手术后实现液体平衡。

只要患者没有脱水，合理使用血管升压剂而不是过量的液体复苏对吻合口是有益的，而不是有风险的。术中平均动脉压应不低于 70 毫米汞柱。目标导向液体疗法是否比简单的保持患者的体液平衡的中性方法更好，还没有被证实。另外，各医疗中心之间的实践也不一样。其他目标，如维护体温、预防性应用抗生素、减少血栓栓塞等是没有争议的。有很好的证据表明，机械和药理学相结合来进行血栓预防时，肝素应从手术第一天起持续 30 天应用[32]。

21.3.3 术后

大多数食管切除术患者将在术后立即在重症监护或下一级的监护环境中接受管理。在这里，与医学相关的专业起着主导作用，如果要成功，上消化道 MDT 的所有成员都必须支持这一过程。理疗和护理团队是关键。在术后方面，ERAS 路径的中心原则是早期活动。配置床的使用确保了患者的体位从他们第一次到达加护病房时就可以控制。手术当天让患者坐直，并始终保持头高姿势，便于患者坐起来和下床、术后（有时在手术当天）步行，步行的频率和距离每天都在逐渐增加。泵和引流管应该在一个治疗架上，以帮助保持移动性。最佳的镇痛和定期肺部理疗有助于减少呼吸并发症。

目前的文献表明，ERAS 原则的落实，可显著减少呼吸并发症（图 21.2）[13]。

　　各中心的实践各不相同，文献也不太统一，无法对引流管引流和何时可以安全地拔除给出准确的建议。一般来说，ERAS 的原则为尽早拔除是安全正确的。在编者的中心，胃管如果前 24 h 引流少于 300 mL，则在术后第 2 天拔除胃管。胸腔引流管如果引流少于 250 mL，则在术后第 3 天拔除。靠近吻合口的胸腔引流，患者已发展到吃清流，则可拔除。许多单位采用留置空肠营养管来满足营养需求。出院时，ERAS 手术患者将经常只服用液体和清流饮食，而大多数人将努力做到不需要食物就能满足他们的营养需求。

　　药物治疗应该针对每个患者进行优化。患者的确切要求将因合并症而异，但所有患者都需要常规镇痛。除了硬膜外，编者中心从术后开始定期使用对乙酰氨基酚，第 3 天开始双氯芬酸，前提是肾功能不受影响。通常使用质子泵抑制剂或 H2- 受体拮抗剂来降低应激性溃疡和出血的风险。2013 年英国国家食管癌 - 胃癌统计显示，食管切除术整体 LOS 的中位数为 13 天 [28]。在系统综述使用的论文中，引入了 ERAS 路径，将 LOS 的中值缩短为 13 ~ 17 天。在弗吉尼亚吉尼 Mason，最近 6 年的中位住院时间是 8 天 [18]。ERAS 对患者有明显的临床益处，并为医院节省潜在的医疗费用。

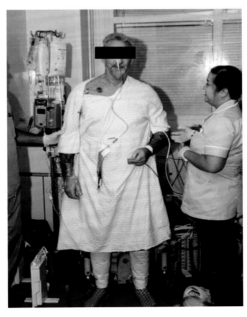

图 21.2　患者在开放式两期食管胃切除术及根治性双腋淋巴结清扫术后第一天活动。为了在手术当天晚上或术后第一天活动起来，患者需要有充分的镇痛，通常由功能正常的胸硬膜外麻醉提供。侧型床用于使患者在睡觉时保持头部向上，在清醒时处于椅位，以维持气压感受器的功能。所有的引流管和泵都要放在一个点滴架上，患者应该穿防滑袜。理疗和护理人员提供帮助，并针对患者需求量身定制

21.3.4　营养

　　从营养角度来看，接受食管切除术的患者是一个高风险群体，其营养不良的发生

率估计为 79%[33]。该病的性质意味着患者经常在数周或数月后出现进行性吞咽困难、吞咽疼痛、梗阻性反流及上腹痛或胸骨后痛。新辅助治疗的副作用也可能影响由此产生的摄入不足和相关的体重下降。传统上，有限的术前营养支持、长时间的术前禁食和延迟恢复营养的手术实践进一步加剧了这一点。随着各中心努力进一步改善结果，ERAS 重新强调了营养的重要性。营养状况的评估和营养不足的严格纠正是有效的强化恢复路径的一个组成部分。

21.3.4.1 术前评估和优化

优化营养的第一步是完成一项全面的营养评估。这应该由一个上消化道营养学家作为核心成员来完成。一旦评估了营养风险，术前目标就应该确定热量和氮的支持。目的是满足患者的特殊营养需求避免瘦体重的过度流失，减轻手术后的高代谢反应，并提供微量和大量的营养元素，以优化愈合和恢复。手术期维持正常血糖可以改善手术结果，可能是预防手术部位感染的最重要因素。与食管癌相关的症状可能会增加实现这一目标的难度。优化经口摄入的技术包括剂型调整、食物强化和经口营养补充（小口饲喂）。虽然自扩张金属支架（SEMS）的植入可以改善经口摄入量，但其在术前的作用仍存在争议。

一些试验表明，如果口服补充仍然不足，吞咽困难或严重厌食症患者可以通过术前经鼻空肠饲管或空肠造口获得肠内营养支持。欧洲指南建议有严重营养风险的患者接受营养支持，最好在大手术前 10 ～ 14 天采用肠内路径，即使手术不得不推迟[34]。许多中心现在分期腹腔镜检查期间放置空肠营养管，用于在新辅助治疗期间、食管切除术之前和之后补充营养[35]。这样做的好处是，在新辅助治疗期间，患者可以朝着营养目标努力，确保患者在手术前的营养得到优化，并在手术后的出院过程中进一步完善。术前维生素和矿物质的需要量还没有得到充分的研究，而且相对比较有争议。关于术前补充的资料很少，部分的做法是鼓励多样化的饮食，包括尽可能多的水果和蔬菜。营养完整的全液体口服剂可用于支持阻塞性吞咽障碍患者的限制摄入量。

21.3.4.2 手术期的营养护理

从历史上看，经口营养从手术前一晚的午夜开始就被停掉，以努力将麻醉时的误吸风险降到最低。禁食促进胰岛素抵抗、高血糖和肌肉衰竭。手术前，患者固体饮食的状态下而禁食不应超过 6 小时，因清流饮食状态下禁食不应超过 2 小时。碳水化合物负荷在增强恢复路径的发展中特别是在结直肠手术中得到了广泛研究，其术前给药旨在尽量减少与术后应激相关的代谢影响和胰岛素抵抗[37]，尽管最近的荟萃分析表明，院内并发症率没有降低[38]。食管切除术患者和糖尿病患者的碳水化合物摄入没有特定的数据。

围手术期营养的现状。肠外营养是食管切除术围手术期的传统选择路径。只要有可能，现在人们普遍认为肠内营养更安全、更有效，支持数据包括一些早期肠内营养

（空肠吻合术）的研究和上消化道切除术后[39-40]的研究。在大多数英国中心，空肠造瘘管在食管切除术时被常规放置。它们与较低但非显著的[41]并发症有关，而缜密的手术技术对减少这种并发症很重要，应使用为空肠放置设计的合适的喂养装置。部分的做法是在分期腹腔镜检查（那些预计需要术前喂养的患者）或食管切除术时，在空肠内放置经皮的可反复使用的营养管。

喂养方案可以从术后的第一天开始安全启动。全蛋白，低纤维，1 kcal/mL 是最常用的。这些通常通过泵以低速率给予，进给率在几天内逐渐增加。热量输送不是术后早期喂养的首要目标，而是以维持肠道黏膜屏障和刺激肠道功能为首要目的。当建立肠营养耐受性并开始口服时，患者可以过渡到夜间辅助进食周期。

免疫营养。免疫调节营养产品是以短肽为基础，包括鱼油的高蛋白配方，其中包括二十碳五烯酸（EPA）和二十二碳六碳化合物硝酸（DHA）、精氨酸、核酸和抗氧化剂。对非食管患者的研究已经证明，免疫营养可以减少感染和伤口并发症，但对食管癌和胃癌患者的随机对照试验并没有重现这些结果[42-44]。目前还没有足够的证据支持食管癌手术的常规用药。

口服摄入量的恢复。恢复饮食的计划差别很大。患者往往从喝水到清流，然后全流，最后逐渐形成少量但频繁的软性饮食模式。食管切除术需要对长期形成的饮食习惯和行为进行重大改变，术后营养相关的问题也很常见。在瑞典最近的一项研究中，患者经常报告早饱、餐后倾倒、由于高黏性食物和 / 或液体的回流而梗阻，以及无饥饿感[45]。一项研究表明，60% 的食管切除术后患者在出院时经口摄入量不足[46]。

21.3.4.3　术后营养支持

术后营养不良仍然是一个令人担忧的问题，64% 的患者在手术后的头 6 个月内体重减轻了 10%。大手术后，代谢亢进会持续数周或数月，导致显著的蛋白质损失和体重降低。大多数患者在出院后可以通过空肠造口获得持续的肠内营养支持。这确保了大多数患者的康复，而不是让大比例的患者无法获得足够的营养投入，并可能需要再入院。随着经口进食的改善，患者可以减少对管饲的依赖。谨慎的做法是将空肠造口留在原位，直到所有计划的辅助治疗完成。拔管的最佳时间因患者而异，是由外科和营养医生团队共同决定的。

21.3.5　讨论

食管切除术后使用 ERAS 路径具有显著的好处，相关风险非常小。来自弗吉尼亚梅森医疗中心的系列研究[18]是世界上最好的，其原则和流程似乎也适用于其他中心和不同的医疗系统[7]。建立食管切除术后的 ERAS 需要大量的时间投入，需要几乎所有癌症中心已经存在的资源，最大的挑战在于改变思维定式和实践理念。值得注意的是，ERAS 仍缺乏随机对照研究。然而，在一个观念和实践已经发生改变的机构中，将患者随机分配到非 ERAS 管理将是困难的。事实也会证明在一个旨在为提供康复服务的癌症中心，将患者随机分到一个"传统管理"组而获得伦理批准也是困难的。因为担心缺乏在患者管理中进行医疗决策所需的技能，协议和路径的使用经常遇到阻力。然而，正如哈佛大学的统计学教授 William Edwards Deming 在纽约大学和哥伦比亚大学商学院所言："不受控制的变化是质量的敌人。"ERAS 原则与标准化临床路径相结合，是一种以结构化、可重复的方式应用循证实践的方法，从而改善医疗质量。坚持一个方案或途径的愿望不应该阻止临床评估和反应性管理，而应该提供一个支撑，围绕个人的恢复建立起来。

21.4 结论

在食管切除术中，使用标准化临床路径和 ERAS 原则的结果是降低了 LOS 和并发症的发生率，并节省了相关的成本 [1, 11, 48]，且没有增加死亡率和再入院率 [13]。营养是任何途径的核心部分，专业的上消化道饮食输入在评估、实施和出院后监测中是必不可少的。上述原则和过程很可能将在上消化道肿瘤专业治疗中推广，并作为未来改善管理的基础。

参考文献

[1] Zehr KJ，Dawson PB，Yang SC，Heitmiller RF（1998）Standardized clinical care pathways for major thoracic cases reduce hospital costs. Ann Thorac Surg 66（3）：914–919. Epub 1998/10/13

[2] Cerfolio RJ，Bryant AS，Bass CS，Alexander JR，Bartolucci AA（2004）Fast tracking after Ivor Lewis esophagogas-trectomy. Chest 126（4）：1187–1194. Epub 2004/10/16

[3] Low DE，Kunz S，Schembre D，Otero H，Malpass T，Hsi A et al（2007）Esophagectomy–it's not just about mortality anymore：standardized perioperative clinical pathways improve outcomes in patients with esophageal cancer. J Gastrointest Surg 11（11）：1395–1402；discussion 402. Epub 2007/09/04

[4] Jiang K，Cheng L，Wang JJ，Li JS，Nie J（2009）Fast track clinical pathway implications in esophagogastrectomy. World J Gastroenterol WJG 15（4）：496–501. Epub 2009/01/20

[5] Munitiz V，Martinez-de-Haro LF，Ortiz A，Ruiz-de-Angulo D，Pastor P，Parrilla P（2010）Effectiveness of a written clinical pathway for enhanced recovery after transthoracic（Ivor Lewis）oesophagectomy. Br J Surg 97（5）：714–718. Epub 2010/02/27

[6] Li C，Ferri LE，Mulder DS，Ncuti A，Neville A，Lee L et al（2012）An enhanced recovery pathway decreases duration of stay after esophagectomy. Surgery 152（4）：606–614；discussion 14–6. Epub 2012/09/05

[7] Preston SR，Markar SR，Baker CR，Soon Y，Singh S，Low DE（2013）Impact of a multidisciplinary standardized clinical pathway on perioperative outcomes in patients with oesophageal cancer. Br J Surg 100（1）：105–112. Epub 2012/11/20

[8] Blom RL，van Heijl M，Bemelman WA，Hollmann MW，Klinkenbijl JH，Busch OR et al（2013）Initial experiences of an enhanced recovery protocol in esophageal surgery. World J Surg 37（10）：2372–2378. Epub 2013/06/29

[9] Cao S，Zhao G，Cui J，Dong Q，Qi S，Xin Y et al（2013）Fast-track rehabilitation program and conventional care after esophagectomy：a retrospective controlled cohort study. Suppor Care Cancer Off J Multinational Assoc Support Care Cancer 21（3）：707–714. Epub 2012/08/31

[10] Tang J，Humes DJ，Gemmil E，Welch NT，Parsons SL，Catton JA（2013）Reduction in length of stay for patients undergoing oesophageal and gastric resections with implementation of enhanced recovery packages. Ann R Coll Surg Engl 95（5）：323–328. Epub 2013/07/11

[11] Zhao G，Cao S，Cui J（2014）Fast-track surgery improves postoperative clinical recovery and reduces postoperative insulin resistance after esophagectomy for esophageal cancer. Suppor Care Cancer Off J Multinational Assoc Support Care Cancer 22（2）：351–358. Epub 2013/09/27

[12] Findlay JM，Gillies RS，Millo J，Sgromo B，Marshall RE，Maynard ND（2014）Enhanced recovery for esophagectomy：a systematic review and evidencebased guidelines. Ann Surg 259（3）：413–431. Epub 2013/11/21

[13] Markar SR，Karthikesalingam A，Low DE（2015）Enhanced recovery pathways lead to an improvement in postoperative outcomes following esophagectomy：systematic review and pooled analysis. Dis Esophagus Off J Int Soc Dis Esophagus ISDE 28（5）：468–475. Epub 2014/04/05

[14] Kehlet H（1997）Multimodal approach to control postoperative pathophysiology and rehabilitation. Br J Anaesth 78（5）：606–617. Epub 1997/05/01

[15] Zander K（1985）Second generation primary nursing. A new agenda. J Nurs Adm 15（3）：18–24. Epub 1985/03/01

[16] Zander K（1985）Revising the production process：when "more" is not the solution. Health Care Superv 3（3）：44–54. Epub 1985/03/11

[17] Neal JM，Wilcox RT，Allen HW，Low DE（2003）Near-total esophagectomy：the influence of standardized multimodal management and intraoperative fluid restriction. Reg Anesth Pain Med 28（4）：328–334. Epub 2003/08/29

[18] Markar SR，Schmidt H，Kunz S，Bodnar A，Hubka M，Low DE（2014）Evolution of standardized clinical pathways：refining multidisciplinary care and process to improve outcomes of the surgical treatment of esophageal cancer. J Gastrointest Surg 18（7）：1238–1246. Epub 2014/04/30

[19] Tomaszek SC，Cassivi SD，Allen MS，Shen KR，Nichols FC 3rd，Deschamps C et al（2010）An alternative postoperative pathway reduces length of hospitalisation following oesophagectomy. Eur J Cardiothorac Surg Off J Eur Assoc Cardiothorac Surg 37（4）：807–813. Epub 2009/11/11

[20] Aarts MA，Okrainec A，Glicksman A，Pearsall E，Victor JC，McLeod RS（2012）Adoption of enhanced recovery after surgery（ERAS）strategies for colorectal surgery at academic teaching hospitals and impact on total length of hospital stay. Surg Endosc 26（2）：442–450. Epub 2011/10/21

[21] Younis J，Salerno G，Fanto D，Hadjipavlou M，Chellar D，Trickett JP（2012）Focused preoperative patient stoma education，prior to ileostomy formation after anterior resection，contributes to a reduction in delayed discharge within the enhanced recovery programme. Int J Colorectal Dis 27（1）：43–47. Epub 2011/06/11

[22] Whiteley MS，Prytherch DR，Higgins B，Weaver PC，Prout WG（1996）An evaluation of the POSSUM surgical scoring system. Br J Surg 83（6）：812–815. Epub 1996/06/01

[23] Tekkis PP，McCulloch P，Poloniecki JD，Prytherch DR，Kessaris N，Steger AC（2004）Risk-adjusted prediction of operative mortality in oesophagogastric surgery with O-POSSUM. Br J Surg 91（3）：288–295. Epub 2004/03/03

[24] Nagamatsu Y，Shima I，Yamana H，Fujita H，Shirouzu K，Ishitake T（2001）Preoperative evaluation of cardiopulmonary reserve with the use of expired gas analysis during exercise testing in patients with squamous cell carcinoma of the thoracic esophagus. J Thorac Cardiovasc Surg 121（6）：1064–1068. Epub 2001/06/01

[25] Forshaw MJ，Strauss DC，Davies AR，Wilson D，Lams B，Pearce A et al（2008）Is cardiopulmonary exercise testing a useful test before esophagectomy？ Ann Thorac Surg 85（1）：294–299. Epub 2007/12/25

[26] van Adrichem EJ，Meulenbroek RL，Plukker JT，Groen H，van Weert E（2014）Comparison of two preoperative inspiratory muscle training programs to prevent

pulmonary complications in patients undergoing esophagectomy：a randomized controlled pilot study. Ann Surg Oncol 21（7）：2353–2360. Epub 2014/03/08

[27] Valkenet K，Trappenburg JC，Gosselink R，Sosef MN，Willms J，Rosman C et al （2014）Preoperative inspiratory muscle training to prevent postoperative pulmonary complications in patients undergoing esophageal resection（PREPARE study）：study protocol for a randomized controlled trial. Trials 15：144. Epub 2014/04/29

[28] National Oesophago-Gastric Cancer Audit（NOGCA）2013. http：//www.hscic.gov.uk/catalogue/PUB11093/clin-audi-supp-prog-oeso-gast-2013-rep.pdf

[29] Luketich JD，Pennathur A，Awais O，Levy RM，Keeley S，Shende M et al（2012）Outcomes after minimally invasive esophagectomy：review of over 1000 patients. Ann Surg 256（1）：95–103. Epub 2012/06/07

[30] Biere SS，van Berge Henegouwen MI，Maas KW，Bonavina L，Rosman C，Garcia JR et al（2012）Minimally invasive versus open oesophagectomy for patients with oesophageal cancer：a multicentre，open-label，randomised controlled trial. Lancet 379（9829）：1887–1892. Epub 2012/05/04

[31] Ong CK，Lirk P，Seymour RA，Jenkins BJ（2005）The efficacy of preemptive analgesia for acute postoperative pain management：a meta-analysis. Anesth Analg 100 （3）：757–773. Epub 2005/02/25

[32] Rasmussen MS，Jorgensen LN，Wille-Jorgensen P（2009）Prolonged thromboprophylaxis with low molecular weight heparin for abdominal or pelvic surgery. The Cochrane Database Syst Rev（1）：CD004318. Epub 2009/01/23

[33] Baker A，Wooten LA，Malloy M（2011）Nutritional considerations after gastrectomy and esophagectomy for malignancy. Curr Treat Options Oncol 12（1）：85–95. Epub 2011/01/26

[34] Weimann A，Braga M，Harsanyi L，Laviano A，Ljungqvist O，Soeters P et al（2006）ESPEN guidelines on enteral nutrition：surgery including organ transplantation. Clin Nutr 25（2）：224–244. Epub 2006/05/16

[35] Ben-David K，Kim T，Caban AM，Rossidis G，Rodriguez SS，Hochwald SN （2013）Pre-therapy laparoscopic feeding jejunostomy is safe and effective in patients undergoing minimally invasive esophagectomy for cancer. J Gastrointest Surg 17（8）：1352– 1358. Epub 2013/05/28

[36] Brady M，Kinn S，Stuart P（2003）Preoperative fasting for adults to prevent perioperative complications. Cochrane Database Syst Rev（4）：CD004423. Epub 2003/10/30

[37] Li L，Wang Z，Ying X，Tian J，Sun T，Yi K et al（2012）Preoperative carbohydrate loading for elective surgery：a systematic review and meta-analysis. Surg Today 42（7）：613–624. Epub 2012/05/15

[38] Awad S，Varadhan KK，Ljungqvist O，Lobo DN（2013）A meta-analysis of randomised controlled trials on preoperative oral carbohydrate treatment in elective surgery. Clin Nutr 32（1）：34–44. Epub 2012/12/04

[39] Lewis SJ，Egger M，Sylvester PA，Thomas S（2001）Early enteral feeding versus "nil by mouth" after gastrointestinal surgery：systematic review and metaanalysis of controlled trials. BMJ 323（7316）：773–776. Epub 2001/10/06

[40] Barlow R，Price P，Reid TD，Hunt S，Clark GW，Havard TJ et al（2011）Prospective multicentre randomised controlled trial of early enteral nutrition for patients undergoing major upper gastrointestinal surgical resection. Clin Nutr 30（5）：560–566. Epub 2011/05/24

[41] Fenton JR，Bergeron EJ，Coello M，Welsh RJ，Chmielewski GW（2011）Feeding jejunostomy tubes placed during esophagectomy：are they necessary？Ann Thorac Surg 92（2）：504–511；discussion 11–2. Epub 2011/06/28

[42] Lobo DN，Williams RN，Welch NT，Aloysius MM，Nunes QM，Padmanabhan J et al（2006）Early postoperative jejunostomy feeding with an immune modulating diet in patients undergoing resectional surgery for upper gastrointestinal cancer：a prospective，randomized，controlled，double-blind study. Clin Nutr 25（5）：716–726. Epub 2006/06/17

[43] Sultan J，Griffin SM，Di Franco F，Kirby JA，Shenton BK，Seal CJ et al（2012）Randomized clinical trial of omega-3 fatty acid-supplemented enteral nutrition versus standard enteral nutrition in patients undergoing oesophagogastric cancer surgery. Br J Surg 99（3）：346–355. Epub 2012/01/13

[44] Zhang Y，Gu Y，Guo T，Li Y，Cai H（2012）Perioperative immunonutrition for gastrointestinal cancer：a systematic review of randomized controlled trials. Surg Oncol 21（2）：e87–e95. Epub 2012/02/10

[45] Haverkort EB，Binnekade JM，Busch OR，van Berge Henegouwen MI，de Haan RJ，Gouma DJ（2010）Presence and persistence of nutrition-related symptoms during the first year following esophagectomy with gastric tube reconstruction in clinically diseasefree patients. World J Surg 34（12）：2844–2852. Epub 2010/09/16

[46] Ryan AM，Rowley SP，Healy LA，Flood PM，Ravi N，Reynolds JV（2006）Post-oesophagectomy early enteral nutrition via a needle catheter jejunostomy：8-year

experience at a specialist unit. Clin Nutr 25（3）：386–393. Epub 2006/05/16

[47] Martin L，Lagergren J，Lindblad M，Rouvelas I，Lagergren P（2007）Malnutrition after oesophageal cancer surgery in Sweden. Br J Surg 94（12）：1496– 1500. Epub 2007/08/03

[48] Lee L，Li C，Robert N，Latimer E，Carli F，Mulder DS et al（2013）Economic impact of an enhanced recovery pathway for oesophagectomy. Br J Surg 100（10）：1326–1334. Epub 2013/08/14

第22章

无法切除和转移的癌症①

22.1 转移性 / 不可切除的癌症的化疗

主流指南一致推荐：多学科团队在局部晚期不可切除的食管胃结合部腺癌（GEJ AD）决策过程中的重要性无可替代。

NCCN 指南（版本 3.2015）对不能手术切除的 GEJ AD 患者，同步放化疗、放疗或者化疗都是可能的治疗选项。然而，它没有详细说明最合适选项的选择标准。ESMO 2013 指导方针甚至没有考虑到将无法切除的肿瘤分出来。

在转移性肿瘤中，化疗长期以来被认为是最重要的治疗手段。在过去的几十年里，由于缺乏有效的化疗药物，生存期的改善总体上是有限的。5-FU 和顺铂是主要的传统化疗药物，其有效率为 25% ~ 35%。

紫杉醇（紫杉醇、多西紫杉醇）、新型氟 - 嘧啶类（亚洲患者的 S1、卡培他滨）、奥沙利铂被多种方式联合使用，并在 Ⅱ 期和 Ⅲ 期试验中进行了多次试验。据报道 RR 约为 40%（范围为 26% ~ 57%），但是中位 OS 仍然是 9 个月（范围为 6.4 ~ 18）。在一般情况良好的腺癌（AD）患者中，三药联合方案，如 ECF、ECX（表柔比星 / 顺铂 /5-FU/ 卡培他滨）、EOF、EOX（表柔比星 / 铂 / 多西铂类 / 卡培他滨）或者 DCF / DCX（多烯紫杉醇 / 顺铂 / 卡培他滨）效率更高，但是毒性增加了。

此外，食管癌患者高峰年龄在 65 ~ 70 岁，这是一个同时存在临床合并症的年龄[1]。

目前，致力于 GEJ AD 的 Ⅲ 期随机试验缺乏，而且从历史上看，GEJ AD 已被纳入胃癌试验；然而这些研究并没有在统计学意义上分开审查这两个病的实质。GEJ 报道占研究人群的 13% ~ 29%，术后 2 年生存率均未超过 20%[2]。

最近，德国一家数据库报道了 2006—2009 年 GEJ AD 和胃癌的数据；与其他报

① Felice Pasini，Yasmina Modena，Unità Operativa Complessa di Oncologia，Ospedale S. Maria della Misericordia，Rovigo，Italy

Anna Paola Fraccon，Servizio di Oncologia，Casa di Cura Pederzoli，Peschiera del Garda（Verona），Italy

告一致的是，中位年龄为 67 岁，男性居多（64%）。年龄较大或不太健康的患者接受的治疗最好是单药或双药，而在较年轻的患者中，使用三药的频率与双药的频率分别为 21% 和 40%。这个有趣的分析反映了研究数据转换到临床实践，但是，因为数据库缺乏结果数据，对生存的实际影响还不能肯定[3]。

鉴于传统疗法的生存率令人失望，在过去的 10 年里，人们付出了很大的努力来测试创新的治疗方法。

22.2　靶向治疗的抗表皮生长因子家族

表皮生长因子受体（epidermal growth factor receptor，EGFR）是 ErbB 家族受体的一员，由 4 种密切相关的受体酪氨酸组成激酶（TK）：EGFR（EGFR/ErbB-1），HER-2（HER-2/c-neu、ErbB-2），HER 3（ErbB-3）和 HER 4（ErbB-4）。表皮生长因子受体是位于细胞膜上的受体 TK 蛋白；生理功能是转导信号，促进细胞增殖和存活。生长因子受体（GFR）信号在癌症中可通过多种机制解除调控，包括受体表达异常升高、自分泌或旁分泌配体和体细胞突变。一些针对胃肠道肿瘤 GFR 的药理学策略已经被开发出来：

①结合 EGFR 细胞外区域表位的单克隆抗体（moAbs）；

②干扰受体 TK 的细胞内酶促功能或细胞内信号分子即抑制异常信号转导的小分子。

22.2.1　表皮生长因子受体胞外区域的 moAbs 结合表位

免疫组织化学（IHC）证明在 30% ~ 70% 的食管 AD 中近似表达 EGFR，可能与低存活率有关[4]。尝试使用 moAbs 抑制 EGFR 西妥昔单抗、帕尼妥昔单抗、马妥珠单抗、Ⅰ期和Ⅱ期的研究结果分别有了报告[5-11]。在西妥昔单抗或马妥珠单抗和化疗后的治疗第一阶段，*RR* 为 31% ~ 62%，*PFS* 为 5 ~ 9 个月，*OS* 为 7.6 ~ 12 个月。在第二阶段，单独使用西妥昔单抗，*RR* 约为 3%，中位 *OS* 为 3 ~ 4 个月。CEJAN 型占18% ~ 60%。因此，即使有生存受益，西妥昔单抗和马妥珠单抗无论作为单一药物还是与标准治疗联合使用也是有限的。西妥昔单抗和帕尼妥昔单抗也在两个大型的Ⅲ期随机试验中进行了评估：REAL-3 研究中的帕尼妥昔单抗[12]和扩大试验中的西妥昔单抗[13]。两项试验均未能达到其主要终点（表 22.1）。帕尼妥昔单抗在 OS 方面甚至是有害的；然而，在一项探索性分析中，帕尼妥昔单抗引起的皮疹的发展与升高的 OS（10.3∶4.3 个月）和 PFS（6.8∶3.7 个月）显著相关。HER-2 受体是表皮生长因子受体家族成员；激活在细胞中起着增殖和生存的关键作用。HER-2 在食管胃肿瘤的超表达不同于与乳腺肿瘤的表达；因此，利用 HER-2 免疫组织化学（HIC）表达去解读新疾病标准是很重要的。现在普遍认为，通过荧光原位杂交（FISH）基因扩增鉴定 GEJ AD 患者是表现出强的 HER-2 表达（IHC 3+），还是弱至中等的 HER-2 基因表达（IHC 2+），是治疗包括 moAb 曲妥珠单抗的候选疗法（FISH）。

TOGA 国际Ⅲ期试验已经评估了 HER-2 过表达的临床作用 [14]。这项研究比较了顺铂 / 氟嘧啶单独化疗或联合曲妥珠单抗并以 OS 作为主要终点。所有患者均有 HER-2 免疫组化过表达或 FISH 扩增基因。在筛查的肿瘤中，HER-2 过表达在 21% 的胃癌和 33% 的 GEJ AD 中呈阳性。接受曲妥珠单抗治疗的队列在 OS、PFS 和应答率方面有显著改善。一项探索性分析显示，强 HER-2 阳性肿瘤患者在加入曲妥珠单抗后总生存率获益最大（16.0 : 11.8 个月）。根据这些数据，曲妥珠单抗被批准与顺铂和氟嘧啶结合使用，用于 HER-2 过表达的转移性胃癌或食管胃结合部腺癌（表 22.2）的一线治疗。拉帕替尼是一种双重的表皮生长因子受体抗体和 anti-Her 2 TK。这种口服药物被研究在 LOGIC Ⅲ期随机试验 [15]。主要疗效人群（PEP）由中心确认荧光原位杂交扩增的受试者组成。患者随机接受拉帕替尼或不接受拉帕替尼化疗。这项研究没有达到它的原初设想目标（如疗效人群的生存率）。预先指定的亚组分析显示，亚洲患者和 60 岁以下患者的总生存率有显著改善。IHC 与总生存率之间无相关性。毒性分析显示，拉帕替尼增加了腹泻和皮肤毒性。

鉴于这些阴性结果，不建议在临床试验之外使用拉帕替尼。

表 22.1　anti-EGFR 的 moAbs Ⅲ期研究

研究（年）	患者 / 例	设置	主要终点	人群	治疗	结果
REAL3（2013）[12]	553	转移一线	总生存	胃和 GEJ AD（34%）	帕尼妥昔单抗 + mEOX vs. 标准 EOX	RR=42vs.46% mPFS=6vs.7.4 个月，P=0.068 mOS=8.8vs.11 个月，P=0.01
EXPAND（2010）[13]	904	转移一线	无进展生存	Gastric and GEJ AD（16%）	西妥昔单抗 ± 卡培他滨 / 顺铂	RR=30vs.29% mPFS=4.4vs.5.9 个月，mOS=9.4vs.10.7 个月

注：mOS 为中位总生存，mPFS 为中位无进展生存，GEJ 为食管胃结合部，AD 为腺癌，RR 为反应罕见，mEOX 为改良表柔比星、奥沙利铂、卡培他滨。

表 22.2　针对 HER-2 的Ⅲ期随机试验

研究（年）	患者 / 例	设置	主要终点	人群	治疗	结果
ToGA（2010）[14]	594	转移性一线	总生存	胃和 GEJ AD（18%）	曲妥珠单抗 ± 氟嘧啶 / 顺铂	RR=47vs.35% mPFS=6.7vs.5.5 个月，mOS=13.8vs.11.1 个月

续表

研究（年）	患者 / 例	设置	主要终点	人群	治疗	结果
LOGIC（2013）[15]	545	转移性一线	总生存	胃和 GEJ AD（9%）	拉帕替尼 ± 卡培他滨 / 奥沙利铂	RR=53vs.40% mPFS=6vs. 5.4 个月，mOS=12.2vs. 10.5 个月

22.2.2　小分子：酪氨酸激酶抑制剂

酪氨酸激酶抑制剂（TKI）厄洛替尼（Erlotinib）和吉非替尼（Gefitinib）也作为单药或联合化疗进行了试验[16-20]。有效率和稳定疾病在 10% 的量级；总生存率（PFS）和生存期（OS）仅在几个月的范围内。一项试验表明，GEJ AD 对厄洛替尼的反应比胃癌[19] 更明显。

一种可能的解释是 KRAS 和 EGFR 突变并不常见，因此不能预测食管癌对 TKI 的反应。总之，在转移情况下，这些药物的效果是非常有限的。

22.3　靶向治疗：抗血管生成

肿瘤畸变血管生成已被认为是肿瘤治疗的潜在靶点。调节血管生成信号传导的策略已被开发：

①促血管生成因子的消耗（也就是抗血管内皮生长因子的 MoAb 贝伐珠单抗）；

②与抗体（MoAbs）有关的靶向血管生成受体（也就是雷莫芦单抗）；

③与酪氨酸激酶抑制剂（TKI）有关的靶向血管生成受体（也就是舒尼替、索拉非尼）。

22.3.1　单抗靶向促血管生成因子的研究

贝伐珠单抗是一种抗内皮生长因子（avegf - a）抗体，是一种在血管生成中发挥重要作用的蛋白质。AVAGAST Ⅲ 期试验[21] 对 774 名患者（14% 的 GEJ AD）进行了抗肿瘤作用的测试，并比较了一线治疗中顺铂卡培他滨（或氟尿嘧啶）与贝伐珠单抗的联合应用。试验未能满足预期目标（OS）；GEJ AD 的亚组分析也与本研究的总体结果一致。

对照组和贝伐珠单抗组的中位生存期（OS）分别为 10.1 个月和 12.1 个月；另外，生存率（PFS）（5.3：6.7 个月）和整体反应率（ORR）（37%：46%）均有显著改善。贝伐珠单抗的安全性与预期一致，高血压（6.2%：0.5%）和胃肠道穿孔（2.3%：0.3%）的发生率增加。

22.3.2　用 moAbs 靶向血管生成受体

Ramucirumab 是一种抗 VEGF 受体 -2 的单抗。REGARD[22] 和 RAINBOW[23] 随机Ⅲ 期临床试验检测了雷莫芦单抗对 EcoG PS ≤ 1 的进展期 / 转移性胃部或 GEJAD 患者的疗效。两项研究都达到了预期疗效（OS）。

在 REGARD 试验中，355 名预先治疗的患者（25% 的 GEJ AD）被随机（2∶1）接受了雷莫芦单抗或安慰剂。在雷莫芦单抗组，中位生存期（mOS）分别为 5.2 个月和 3.8 个月（$P=0.047$），中位生存率（mPFS）分别为 2.1 个月和 1.3 个月（$P < 0.0001$），疾病控制率分别为 49% 和 23%（$P < 0.0001$）。

在 GEJ AD 的亚组分析中，只有生存率（$HR=0.39$）保持显著性，而生存期没有。与大多数抗血管生成治疗相关的不良事件——高血压，在雷莫芦单抗组增加了一倍（16%∶8%）。

雷莫芦单抗已被 FDA 批准作为治疗晚期或转移性胃肿瘤或 GEJ 腺癌患者的单一药物，这些患者在接受或接受过含氟嘧啶或铂的化疗后有疾病进展。

在 RAINBOW 研究中，665 名患者被随机（1∶1）分为紫杉醇组和非紫杉醇组。在雷莫芦单抗组中，中位生存期（mOS）分别为 9.6 个月和 7.4 个月（$P=0.017$），中位生存率（mPFS）分别为 4.4 个月和 2.9 个月（$P < 0.0001$），整体反应率（ORR）分别为 28% 和 16%（$P=0.0001$）（表 22.3）。

表 22.3 针对血管生成的 Ⅲ 期随机试验

研究（年）	患者 / 例	设置	主要终点	人群	治疗	结果
AVAGAST（2011）[21]	774	转移性一线	总生存	胃和 GEJ AD（14%）	氟嘧啶 / 顺铂 ± 贝伐珠单抗	RR=37vs.46% mPFS=5.3vs.6.7 个月，mOS=10.1 vs.12.1 个月
RAINBOW（2014）[22]	665	转移前治疗	总生存	胃和 GEJ AD	拉帕替尼 ± 卡培他滨 / 奥沙利铂	RR=28vs.16% mPFS=4.4vs.2.9 个月，mOS=9.6vs.7.4 个月
REGARD（2014）[23]	355	转移前治疗	总生存	胃和 GEJ AD（25%）	雷莫芦单抗 vs. 安慰剂	RR=49vs.23% mPFS=2.1vs.1.3 个月，mOS=5.2vs.3.8 个月

22.3.3 TKI 靶向血管生成受体

索拉非尼和舒尼替尼是多靶点的酪氨酸激酶抑制剂（TKI），通过靶向不同的信号通路抑制血管生成。第二阶段的研究大多是在二线进行的，但目前只显示出适度的活动，进一步的发展是不一样的。生存期约 7 个月，生存率（mPFS）在 1.3 ~ 3.6 个月 [24-28]。

22.4 靶向治疗：抗 MET（肝细胞生长因子受体）

MET 通路的过表达和扩增可诱导细胞增殖和抗凋亡信号。约 10% 的胃癌表现出

MET 扩增和 20% ~ 30% MET 过表达；扩增和过表达均与不良预后相关。然而，由于编者使用的评价标准不同，MET 过表达的量化存在缺陷：病理学家培训和实验室质量控制是产生标准化结果的必要条件。

一项 Ⅱ 期随机研究评估了 121 名未接受 MET 治疗或没有接受化疗的初治患者的肝细胞生长因子抗体（hgf moAb rilotumumab）。利奥图单抗改善 MET 高表达肿瘤[30]的生存期（11.1 : 5.7 个月，P=0.01）。

Onartuzumab 和 rilotumumab 目前正在进行 Ⅲ 期临床评估。TKi crizotinib、tivantinib 和 foretinib 没有表现出显著的抗肿瘤活性。

22.5　靶向治疗：西罗莫司（mTOR）复合物的哺乳动物靶点

mTOR 是一种细胞内丝氨酸 / 苏氨酸激酶，作用于两个蛋白复合物 TORC1 和 TORC2，这是西罗莫司复合物的哺乳动物靶点。mTOR 参与调节细胞存活、运动性、代谢和蛋白质合成的多种途径，在癌症中经常被激活释放。依维莫司是一种抑制 mTOR 通路的口服药物。

一项化疗前治疗患者的 Ⅱ 期研究报告指出，服用依维莫司，疾病控制率为 56%，中位生存期（mOS）为 10 个月，中位生存率（mPFS）为 2.7 个月。在 15% 的[31]患者中观察到与依维莫司相关的轻度肺炎（G1-2）。

基于这些数据，我们在 GRANITE-1 中评估了依维莫司，这是一项安慰剂对照Ⅲ期试验。干预组和疾病组的中位生存率和中位生存期分别为 1.7 个月和 5.4 个月，控制率为 43%；主要终点目标（例如生存期）没有被满足，患者中有 3% 发生肺炎[32]。依维莫司增强二线紫杉醇治疗活性的能力目前正在另一项随机Ⅲ期试验中进行研究。

22.6　结论

在不可切除和转移性 GEJ AD 中，化疗对总生存率有一定的影响。

新药物的提供，如靶向制剂，给患者带来了新的希望；然而，到目前为止，存活率的改善总体上并不令人满意。尽管如此，在临床试验中测试的各种靶向药物似乎很有前途，并为治疗这种侵袭性肿瘤的艰难险路带来了新的曙光。

另外，两大要点必须被考虑：临床结果必须与这些治疗的高成本相平衡；治疗方案的选择应该首先考虑到患者的生活质量和质量调整后的生存期。

参考文献

[1] Wiedmann MW，Mössner J（2013）New and emerging combination therapies for esophageal cancer. Cancer Manag Res 5：133–146

[2] Pasini F，Fraccon AP，de Manzoni G（2011）The role of chemotherapy in metastatic

gastric cancer. Anticancer Res 31（10）：3543–3554

[3] Hofheinz RD，Al-Batran SE，Ridwelski K et al（2010）Population-based patterns of care in the first-line treatment of patients with advanced esophagogastric adenocarcinoma in Germany. Onkologie 33（10）：512–518

[4] Wang KL，Wu TT，Choi IS et al（2007）Expression of epidermal growth factor receptor in esophageal and esophagogastric junction adenocarcinomas：association with poor outcome. Cancer 109（4）：658–667

[5] Pinto C，Di Fabio F，Barone C et al（2009）Phase II study of cetuximab in combination with cisplatin and docetaxel in patients with untreated advanced gastric or gastro-oesophageal junction adenocarcinoma（DOCETUX study）. Br J Cancer 101：1261–1268

[6] Lordick F，Luber B，Lorenzen S et al（2010）Cetuximab plus oxaliplatin/ leucovorin/5-fluorouracil in first-line metastatic gastric cancer：a phase II study of the Arbeitsgemeinschaft Internistische Onkologie（AIO）. Br J Cancer 102：500–505

[7] Moehler M，Mueller A，Trarbach T et al（2011）Cetuximab with irinotecan，folinic acid and 5-fluorouracil as first-line treatment in advanced gastroesophageal cancer：a prospective multi-center biomarker-oriented phase II study. Ann Oncol 22：1358–1366

[8] Rao S，Starling N，Cunningham D et al（2010）Matuzumab plus epirubicin，cisplatin and capecitabine（ECX）compared with epirubicin，cisplatin and capecitabine alone as first-line treatment in patients with advanced oesophago-gastric cancer：a randomised，multicentre open-label phase II study. Ann Oncol 21：2213–2219

[9] Gold PJ，Goldman B，Iqbal S et al（2010）Cetuximab as second-line therapy in patients with metastatic esophageal adenocarcinoma：a phase II Southwest Oncology Group Study（S0415）. J Thorac Oncol 5（9）：1472–1476

[10] Trarbach T，Przyborek M，Schleucher N et al（2013）Phase I study of matuzumab in combination with 5-fluorouracil，leucovorin and cisplatin（PLF）in patients with advanced gastric and esophagogastric adenocarcinomas. Invest New Drugs 31：642–652

[11] Okines AF，Ashley SE，Cunningham D et al（2010）Epirubicin，oxaliplatin，and capecitabine with or without panitumumab for advanced esophagogastric cancer：dose-finding study for the prospective multicenter，randomized，phase II / III REAL-3 trial. J Clin Oncol 28（25）：3945–3950

[12] Waddell T，Chau I，Cunningham D et al（2013）Epirubicin，oxaliplatin，and capecitabine with or without panitumumab for patients with previously untreated advanced oesophagogastric cancer（REAL3）：a randomised，open-label phase 3 trial. Lancet Oncol 14：481–489

[13] Lordick F，Kang YK，Chung HC et al（2013）Capecitabine and cisplatin with or without cetuximab for patients with previously untreated advanced gastric cancer（EXPAND）：a randomised，open-label phase 3 trial. Lancet Oncol 14：490–499

[14] Bang YJ，Van Cutsem E，Feyereislova A et al（2010）Trastuzumab in combination with chemotherapy versus chemotherapy alone for treatment of HER2-positive advanced gastric or gastro-oesophageal junction cancer（ToGA）：a phase 3，open-label，randomized controlled trial. Lancet 376：687–697

[15] Hecht JR，Bang YJ，Qin S et al（2013）Lapatinib in combination with capecitabine plus oxaliplatin（CapeOx）in HER2-positive advanced or metastatic gastric，esophageal，or gastroesophageal adenocarcinoma（AC）：the TRIO-013/LOGiC Trial. J Clin Oncol 31（Suppl LBA 4001）

[16] Ferry DR，Anderson M，Beddard K et al（2007）A phase Ⅱ study of gefitinib monotherapy in advanced esophageal adenocarcinoma：evidence of gene expression，cellular，and clinical response. Clin Cancer Res 13：5869–5875

[17] Adelstein DJ，Rodriguez CP，Rybicki LA et al（2012）A phase Ⅱ trial of gefitinib for recurrent or metastatic cancer of the esophagus or gastroesophageal junction. Invest New Drugs 30（4）：1684–1689

[18] Wainberg ZA，Lin LS，Di Carlo B et al（2011）Phase Ⅱ trial of modified FOLFOX6 and erlotinib in patients with metastatic or advanced adenocarcinoma of the oesophagus and gastro-oesophageal junction. Br J Cancer 105（6）：760–765

[19] Dragovich T，McCoy S，Fenoglio-Preiser CM et al（2006）Phase Ⅱ trial of erlotinib in gastroesophageal junction and gastric adenocarcinomas：SWOG 0127. J Clin Oncol 24（30）：4922–4927

[20] Ilson DH，Kelsen D，Shah M et al（2011）A phase 2 trial of erlotinib in patients with previously treated squamous cell and adenocarcinoma of the esophagus. Cancer 117（7）：1409–1414

[21] Ohtsu A，Shah MA，Van Cutsem E et al（2011）Bevacizumab in combination with chemotherapy as first-line therapy in advanced gastric cancer：a randomized，double-blind，placebo-controlled phase Ⅲ study. J Clin Oncol 29：3968–3976

[22] Fuchs CS，Tomasek J，Yong CJ et al（2014）Ramucirumab monotherapy for previously treated advanced gastric or gastro-oesophageal junction adenocarcinoma（REGARD）：an international，randomised，multicentre，placebo-controlled，phase 3 trial. Lancet 383（9911）：31–39

[23] Wilke H，Van Cutsem E，Oh SC et al（2014）RAINBOW：a global，phase Ⅲ，

randomized, double-blind study of ramucirumab plus paclitaxel versus placebo plus paclitaxel in the treatment of metastatic gastroesophageal junction (GEJ) and gastric adenocarcinoma following disease progression on first-line platinum- and fluoropyrimidine-containing combination therapy rainbow IMCL CP12-0922 (I4TIEJVBE). J Clin Oncol 32 (Suppl 3 abstr LBA7)

[24] Martin-Richard M, Gallego R, Pericay C et al (2013) Multicenter phase Ⅱ study of oxaliplatin and sorafenib in advanced gastric adenocarcinoma after failure of cisplatin and fluoropyrimidine treatment. A GEMCAD study. Invest New Drugs 31: 1573–1579

[25] Sun W, Powell M, O'Dwyer PJ et al (2010) Phase Ⅱ study of sorafenib in combination with docetaxel and cisplatin in the treatment of metastatic or advanced gastric and gastroesophageal junction adenocarcinoma: ECOG 5203. J Clin Oncol 28: 2947–2951

[26] Moehler MH, Thuss-Patience PC, Schmoll HJ et al (2013) FOLFIRI plus sunitinib versus FOLFIRI alone in advanced chemorefractory esophagogastric cancer patients: a randomized placebo-controlled multicentric AIO phase Ⅱ trial. J Clin Oncol 31 (Suppl abstr 4086)

[27] Bang YJ, Kang YK, Kang WK et al (2011) Phase Ⅱ study of sunitinib as second-line treatment for advanced gastric cancer. Invest New Drugs 29: 1449–1458

[28] Moehler M, Mueller A, Hartmann JT et al (2011) An open-label, multicentre biomarker-oriented AIO phase Ⅱ trial of sunitinib for patients with chemo-refractory advanced gastric cancer. Eur J Cancer 47: 1511–1520

[29] Morishita A, Gong J, Masaki T (2014) Targeting receptor tyrosine kinases in gastric cancer. World J Gastroenterol 20 (16): 4536–4545

[30] Oliner KS, Tang R, Anderson A et al (2012) Evaluation of MET pathway biomarkers in a phase Ⅱ study of rilotumumab (R, AMG 102) or placebo (P) in combination with epirubicin, cisplatin, and capecitabine (ECX) in patients (pts) with locally advanced or metastatic gastric (G) or esophagogastric junction (EGJ) cancer. J Clin Oncol 30 (Suppl abstr 4005)

[31] Doi T, Muro K, Boku N et al (2010) Multicenter phase Ⅱ study of everolimus in patients with previously treated metastatic gastric cancer. J Clin Oncol 28 (11): 1904–1910

[32] Ohtsu A, Ajani JA, Bai YX et al (2013) Everolimus for previously treated advanced gastric cancer: results of the randomized, double-blind, phase Ⅲ GRANITE-1 study. J Clin Oncol 31 (31): 3935–3943

第 23 章
复发：治疗还是姑息①

23.1　复发的时间和类型

即便进行积极的治疗，食管胃结合部腺癌的预后也很差。癌症复发是手术患者死亡的主要原因之一。复发的类型是由该区域复杂的解剖特征决定的。事实上，肿瘤的直接转移可以解释为局部复发，而通过丰富的黏膜下淋巴或血管结构的转移可以解释远处淋巴结的转移和复发；最后，经种植性转移可导致腹膜复发。只有少数的报道分析了食管胃结合部癌患者复发的时间和位置。此外，从文献中获取的可用数据往往无法根据 Siewert 分型、组织学和术前放化疗在切除的根治性、肿瘤位置等方面进行比较（表 23.1）。

表 23.1　食管胃结合部癌复发类型

作者	年份	切缘	队列大小	复发比例/%	中位随访时间/月	肿瘤位置	复发类型
Blomjous[1]	1991	R0+R1	53/93	57	24	贲门	远处（血行、腹膜）64%，局部 36%
Mattioli[2]	2000	R0+R1	59/116	48.28	33	贲门	远处（血行、锁骨上淋巴结）74%，局部 26%
Stassen[3]	2000	R0+R1+R2	102/184	55.43	26	贲门	未知
Waymann[4]	2002	R0+R1	103/169	60.95	75.3	Siewert Ⅰ型、Siewert Ⅱ型	Ⅰ型和Ⅱ型相似，血行 54.5%vs.54.2%，局部 32.7%vs.29.2%，淋巴结 18.2%vs.25%，腹膜 7.3%vs.14.6%

① Daniele Marrelli，Alessandro Neri，Costantino Voglino，Franco Roviello，Department of Medicine，Surgery and Neurosciences – Unit of General Surgery and Surgical Oncology，University of Siena，Italy

续表

作者	年份	切缘	队列大小	复发比例 / %	中位随访时间 / 月	肿瘤位置	复发类型
De Manzoni[5]	2003	R0	55/92	55.78	58.5	Siewert Ⅰ型、Siewert Ⅱ型、Siewert Ⅲ型	Ⅰ型、Ⅱ型、Ⅲ型复发类型不同：局部 27.3%vs.36.8%vs.32%，血行 45.5%vs.47.4%vs.32%，血行 + 淋巴结 27.3%vs.5.3%vs.4%，腹膜 0%vs.10.5%vs.32%
Wang[6]	2013	R0	147/299	49.16	25	GEJ	腹膜 35.4%，血行 32.7%，局部 28.6%，腹外 3.4%
Hosakawa[7]	2014	R0	56/127	44.1	44.1	Siewert Ⅰ型、Siewert Ⅱ型、Siewert Ⅲ型	Ⅰ型、Ⅱ型、Ⅲ型复发类型不同：血行 0%vs.50%vs.31.3%，淋巴结 50%vs.33.3%vs.25%，腹膜 + 胸膜 25%vs.30.6%vs.43.8%，局部 25%vs.5.6%vs.0%

　　20 世纪 90 年代初，Blomjous 等研究了 93 例贲门腺癌切除手术患者（12 例切缘阳性）[1] 的复发率和复发部位。在平均 24 个月的随访中，57% 的患者 5 年的累积复发率为 69%。切缘阳性与局部复发有显著相关性。局部和远处的 5 年复发率分别为 36% 和 64%。远处转移多发生于肝、腹膜和肺。Mattioli 等人在对 126 例[2] 贲门腺癌手术治疗的回顾性分析中也报道了类似的结果。在 33 个月的中位随访中，他们报告了 48.28% 的复发率，其中局部复发 15 例（26%），远处复发 44 例（74%）。局部和远处复发的平均无病生存时间分别为 26 个月和 19 个月。Stassen 通过单中心 10 年的回顾性研究[3] 对贲门腺癌切除术后的复发进行了另一项有趣的分析，在平均 26 个月的随访中，184 名贲门腺癌手术患者有 102 例复发（55.43%）。多因素分析表明，转移性淋巴结与复发有显著相关性。Wayman 和同事比较了食管胃结合部 Siewert Ⅰ 型和 Siewert Ⅱ 型腺癌患者的扩散和复发类型[4]。患者平均随访时间为 75.3 个月。在 169 例接受手术的患者中，103 例（60.95%）出现复发（Siewert Ⅰ 型患者 58.51%，Siewert Ⅱ 型患者 64%）。Ⅰ 型和Ⅱ型癌症的复发时间相似（分别为 23.3 个月和 20.5 个月）。复发类型相似，最常见的复发类型是血行性，其次是局部和淋巴结复发，最后是腹膜扩散。血行、淋巴、局部和腹膜的中位复发时间分别为 12 个月、18.2 个月、

12 个月和 5 个月。在多变量分析中，淋巴结状态和淋巴浸润的组织学证据与无病生存相关。在最近的一份报告中，招募了 147 名有复发迹象的患者，Wang 等人试图确定与早期复发（1 年内）相关的危险因素。平均随访时间为 25 个月。多因素分析显示，分化程度和血管内癌栓是早期复发的独立危险因素。平均复发时间为 16.3 个月，1 年内复发率为 48.3%。

目前，只有两项根据 Siewert 分型对接受 R0 手术和未接受新辅助治疗的患者的复发类型和时间进行的研究 [6-7]。有趣的是，不同类型的癌症显示出不同的复发类型。Ⅲ型肿瘤的腹膜播散类型与胃癌相似，而腹膜播散在Ⅱ型则不常见，在Ⅰ型中更是少见。Siewert Ⅰ型和 Siewert Ⅱ型腺癌最常见的播散类型为血行播散。在这两项研究中，不同 Siewert 亚型的中位复发时间没有差异。据其他作者发表的论文报道，复发的唯一危险因素是转移淋巴结的数量 [1, 3]。

在意大利胃癌研究组（GIRCG）数据库中连续 326 例 Siewert Ⅱ型和Ⅲ型癌症患者中，10 年累计复发风险（±标准误差，SE）为 64±3%（图 23.1）。大多数复发（84%）发生在术后的前 2 年。图 23.2 报告了根据复发类型（局部与远处）统计的 GIRCG 系列的累积复发风险。远端复发的累积 10 年复发风险（42±4%）高于局部复发（28±4%），而中位复发时间则略短（术后中位 11 个月 vs.12 个月）。在 GIRCG 数据库中也评估了复发后的生存率（图 23.3）。局部复发组的中位生存率高于远处复发组（6 个月 vs.3 个月）。然而，值得注意的是，两组患者在诊断复发后没有观察到 30 个月的生存率。因此，这些数据表明，对食管胃结合部癌复发的治疗应考虑姑息治疗。

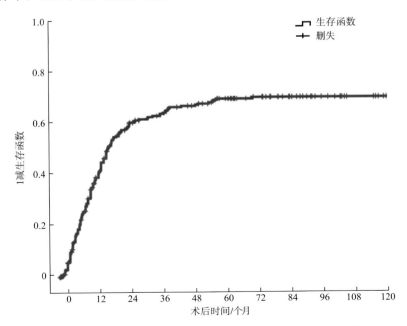

图 23.1　来自意大利胃癌研究组（GIRCG）数据库的 326 例连续
Siewert Ⅱ型和Ⅲ型患者的累积复发风险

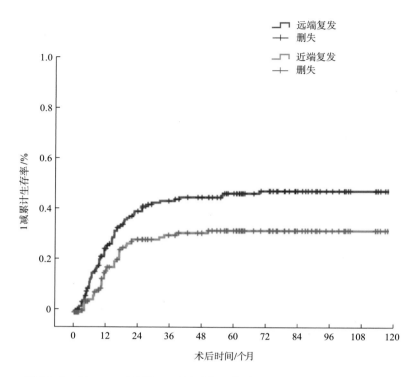

图 23.2　Siewert Ⅱ型和Ⅲ型肿瘤复发模式的累积风险（局部和远处）
（数据来源：GIRCG 数据库）

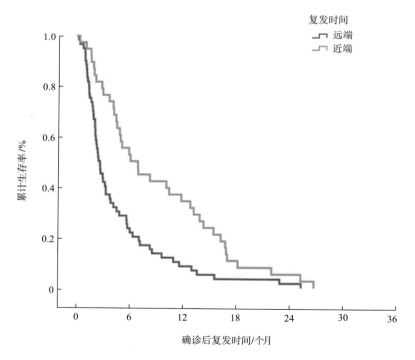

图 23.3　Siewert Ⅱ型和Ⅲ型肿瘤根据复发部位（局部和远处）诊断复发后的生存率
（数据来源：GIRCG 数据库）

新辅助化疗和 / 或放疗对复发方式的影响是什么？即使在总生存率上不同的随机试验显示了明显差异的结果，新辅助治疗在局部控制中的作用是明确的[8-14]。对这些试验中的复发方式进行的分析显示局部复发明显减少。Smit 等人在一项非随机研究中显示，在放化疗 + 手术（CRS）组中，由于食管旁淋巴结复发的显著减少，局部控制有了显著改善，而远端复发率则没有差异[15]。然而，亚组分析显示，在骨骼复发率上有统计学显著差异，其中单独手术组的发生率为 12%，而 CRS 组为 1%（$P = 0.009$）。

CROSS 试验报道称，大部分局部复发发生在随访的 2 年之内[15]。有趣的是，在这项研究中，CRS 组在吻合口和纵隔淋巴结、腹膜表面和腹膜分离部位的复发率均较对照组低。在锁骨上淋巴结、腹主动脉旁淋巴结和腹腔干淋巴结的复发率方面，两臂之间没有报告差异。只有 5% 的复发发生在辐照范围内。

Fields 等研究了术前治疗后病理完全缓解（pCR）的胃或食管胃结合部（Siewert Ⅱ型和 Siewert Ⅲ型）腺癌患者的复发情况[16]。他们表明，术前治疗（化疗 ± 放疗）后达到 pCR 的患者仍然有显著的复发风险。非 pCR 患者和 pCR 患者的 5 年复发率分别为 51% 和 27%。pCR 臂和非 pCR 臂中局部 / 区域复发和远处复发的分布相似。但是，有症状的中枢神经系统首次复发的发生率在 pCR 患者中显著增高。

23.2 治疗还是姑息？

在复发的患者中，有 3% ~ 5% 只发生了局部复发而没有远处转移。这种情况的治疗选择是有限的，常用的管理策略通常包括缓解吞咽困难的姑息方法。文献报道了不同的以缓解症状、保证营养和提高患者生活质量为目标的姑息治疗方式。缓解腔内梗阻可采用不同的策略：旁路手术、放置支架、外照射、近距离放射治疗、化疗、瘤内注射无水酒精、球囊扩张、激光消融（热 Nd：Y AG 或光动力）或经皮内镜胃造瘘术。

23.2.1 手术

只有局部复发（吻合口、残余食管或胃）的患者才有可能再次切除肿瘤，并有可能改善这些患者的生存。关于这个问题的文献相当少，事实上，只有病例数较少的报告或病例报告。这些研究的另一个重要缺陷是缺乏关于根据 Siewert 分型的原发癌症部位的信息。此外，患者的入选标准是不规范的，因为这些队列研究既包括原发性食管癌（鳞状细胞癌或腺癌），也包括原发性食管胃结合部腺癌或胃癌。

Schipper 等人发表了一项针对食管癌复发后再切除的迄今为止纳入病例数最多的研究，这是一项单中心回顾性分析研究，时间跨度达 30 年[17]。他们发现 27 例复发性食管或食管胃结合部腺癌（24 例腺癌和 16 例食管胃结合部腺癌）；19 名患者进行了再次切除（15 名为 R0，4 名为 R1），8 名患者在术中发现无法切除而仅进行了活检。R0 患者的 1 年、3 年和 5 年生存率分别为 62%、44% 和 35%。不完全切除的 1 年生存率为 27%、2 年生存率为 18%、3 年生存率为 0。作者报道称这些手术方式与高并发症发生率有关，其中有 16 名患者（59%）出现并发症，10 名（37%）患者需要再次手术治疗并发症。

Badgwell 等人的另一项有趣的研究报道了 60 名因复发性胃或胃食管腺癌[18] 而尝试切除的患者。仅有 29 名患者（包括 10 例食管胃结合部腺癌）进行了完全再切除术（23 例为局部复发），31 名（52%）患者在剖腹探查时被归类为不可切除。对于再次切除的患者，1 年、3 年、5 年的 OS 分别为 72%、38%、28%，对于无法切除的患者，OS 分别为 36%、6% 和 0。第二次手术的并发症发生率很高，52% 的患者出现并发症（图 23.4）。

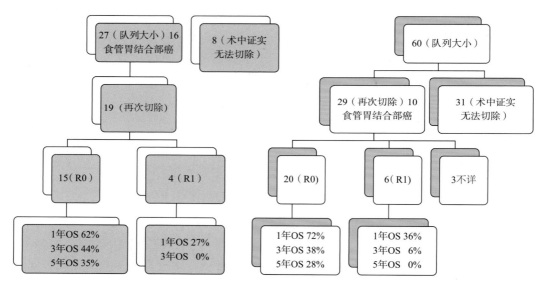

图 23.4　食管胃结合部腺癌复发后手术切除的结果 [17-18]

综上所述，对于精心挑选出来的无扩散证据的患者，应考虑再次切除。与手术方式相关的高发病率和死亡率，可能因生存期被延长而有所调整。

23.2.2　支架

目前，内镜下放置自膨支架是世界上最常用的缓解吞咽困难的方法，因为这种方法不仅微创，而且在技术层面操作简单（图 23.5、图 23.6）。

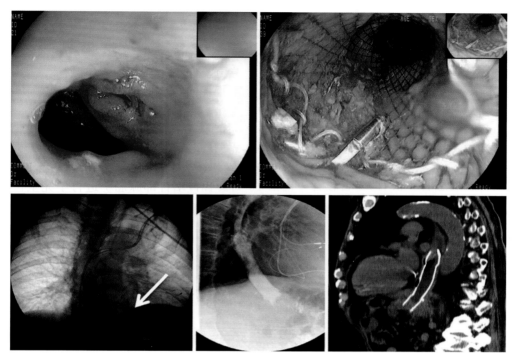

图 23.5　Siewert Ⅲ 型肿瘤全胃切除术后局部复发。X 线片提示支架放置成功（白色箭头）

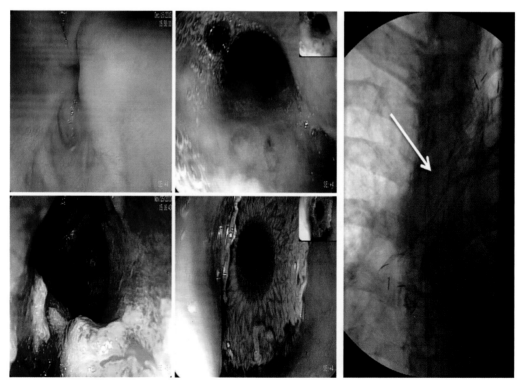

图 23.6　食管远端和近端胃切除治疗 Siewert Ⅰ 型肿瘤后的局部复发。
X 线片提示支架放置成功（白色箭头）

在 1990 年以前，腔内梗阻是用刚性塑料装置治疗的。这些支架的特点是直径固定，不易放置。此外，它们与不可接受的高并发症发生率有关。随着自膨金属支架（SEMSs）的引入，刚性支架已经消失。20 世纪 90 年代初发展起来的 SEMS 的主要优点是因支架具有灵活性而便于放置和吞咽困难的快速改善。但是，存在费用高、胸痛、支架移位风险、内脏穿孔、出血、跨越食管胃结合部腺癌的远端支架顽固性反流等缺点。

具有抗反流机制的新型支架在理论上应该可以减少这种并发症。然而，最近的荟萃分析显示，传统的自膨支架和抗反流支架在缓解反流方面同样有效[19]。

吞咽障碍的复发率为 6.4% ~ 52%[20-21]，这可能是由肿瘤向内生长、组织过度生长、支架移位、有影响的食物或支架自发断裂伴塌陷等引起的。为了解决肿瘤向内生长的问题，一些公司用塑料膜覆盖支架。自膨金属支架可以部分或全部覆盖半透膜；组织在未覆盖半透膜的末端过度生长可以使之更好地锚定，但也会使其难以取出。完全覆膜的支架可以被移除，但是该操作会增加转移的风险[22]。最新的支架是自膨塑料支架（SEPSs）。SEPS 比 SEMS 更大，但灵活性更差，因此，在置入的技术上更加困难。Verschuur 等[23] 曾报道过支架置入失败的高风险（17%）。另外，Conio 等[21] 在一项随机研究中发现，并发症和吞咽障碍复发的发生率明显更高。

目前，不同支架在恶性肿瘤梗阻的姑息治疗的疗效和安全性方面没有差异，每种支架都有各自的优缺点。

23.2.3　光动力治疗

光动力治疗（PDT）是一种非热效应的肿瘤消融治疗方法。在肿瘤学中使用 PDT 的基本原理是基于光刺激后光敏剂对恶性细胞的毒性作用。血卟啉衍生物通常用于临床实践，在静脉注射后，光敏剂优先在恶性组织中积累，并吸附光源发射的光子，从而转化为激发态电子，并将能量转移到周围的氧，产生活性氧。活性氧的种类决定了微血管的损伤和随后的肿瘤缺血，这种反应导致腔内浅表肿瘤坏死[24]。

一个 PDT 过程被定义为注射光敏剂后进行两次激光曝光。注射 24 ~ 48 小时后，患者接受单色激光内镜治疗（红色染料激光波长 630 nm）。给予额外激光治疗的第二疗程可以在 24 ~ 48 小时后重复。

在食管癌的姑息治疗中，PDT 是一种技术上比较简单的缓解恶性吞咽困难的方法。根据 Little 等人的研究，85% 的患者吞咽困难明显缓解，平均有 9 周无吞咽困难[25]。Lightdale 在一项涉及 236 名患者的多中心随机试验中，将 PDT 和 Nd-Y AG 激光消融进行了比较，在缓解吞咽困难方面，PDT 和 Nd-Y AG 激光治疗的整体疗效相似，7% 的 Nd-Y AG 患者发生穿孔，而采用 PDT[26] 治疗的患者只有 1% 发生穿孔。

Yano 等人报告了他们采用解救性 PDT 治疗完成 CRT 后局部复发的食管癌患者的经验[27]。该研究包括无病理性淋巴结或远处转移证据的 uT1 或 uT2 癌症。62% 的患者达到完全缓解。该手术的缺点主要包括胸痛、治疗后食管炎和治疗后持续 4 ~ 6 周的皮肤光敏性。总的来说，解救性 PDT 是一种潜在的新的和有前景的治疗方案。

23.2.4　Nd-Y AG 激光治疗

恶性吞咽困难的另一种内镜治疗方法是钕钇铝石榴石（Nd-Y AG）激光，该激光通过发射强激光束使肿瘤组织升温并蒸发。这种烧伤的深度足以使食管腔恢复通畅，从而使患者的吞咽能力得以迅速改善。这种激光疗法的凝固深度可达 6 mm，并可以闭合直径达 4 mm 的血管。内镜下 Nd-Y AG 激光治疗适用于外生性肿瘤，而浸润性肿瘤不应采用这种方法治疗，因为它增加了穿孔的风险。

23.2.5　放射治疗和近距离放射治疗

放疗（RT）在治疗术后复发性食管胃结合部腺癌方面的可行性和有效性尚不清楚。在文献中，关于 RT 缓解复发性食管癌症状的有效性的资料很少。此外，这些研究中的大多数患者都被证实为原发性鳞状细胞癌。

Fakhrian 等人在最近的一份回顾性报告中分析了 54 例局部复发的食管癌患者（37 例鳞状细胞癌和 17 例腺癌）。

他们报道称生存率很低，只有 19% 的患者存活超过 3 年；67% 的患者症状有所改善，但都有尚可接受的急性和迟发性毒性反应[28]。

2009 年，Baxi 等回顾性评估了 14 例首次手术后接受解救性放化疗的患者，其中食管腺癌 10 例，食管鳞状细胞癌 4 例。这些患者的中位总生存期为 16 个月，只有一位患者存活超过 2 年。作者报道了可接受的解救性治疗的毒性[29]。

一些作者建议，对于预期寿命超过 3 个月的患者，可以采用联合 RT 和食管支架置入的多模式方法来缓解吞咽困难[30]。近距离放射治疗是缓解吞咽困难的另一种治疗方法，吞咽障碍的改善率为 26.5% ~ 73%，而复发性吞咽障碍也经常发生（7% ~ 43%）[31-32]。在文献中，有一些比较近距离放射治疗和放置金属支架缓解吞咽困难的随机试验[33-34]。其中，SIREC 试验涉及 209 名患者，平均年龄 69 岁，来自荷兰的 9 家医院。根据这项研究，支架置入后吞咽困难比单剂量近距离放射治疗后改善得更快，但近距离放射治疗后吞咽困难的长期缓解效果更好。支架置入组并发症发生率较高。他们的结论是，对于不能手术的吞咽困难的食管癌患者，放置支架并不比单剂量近距离放射治疗更好。

23.2.6　化疗

一项 Ⅱ 期试验研究了吉非替尼在食管、食管胃结合部腺癌复发或转移癌患者中的可行性和安全性（临床试验注册中心码：NCT00268346）。主要结果是队列中 58 名患者的反应率，次要终点是药物相关毒性。作者报道称有效率为 6.9%。8/58 名患者（13.8%）发生严重不良事件，其中既往未接受系统治疗的患者与既往接受系统治疗的患者（22.2% vs. 10%）存在差异。

23.3 结论

即使在潜在的根治性 R0 切除术后，食管胃结合部腺癌的复发仍然比较常见。大多数复发发生在手术后的前 2 年。食管胃结合部癌复发的治疗方法达到治愈的可能性非常低，应该考虑姑息治疗。应在临床实践中实施预防复发的策略。

参考文献

[1] Blomjous JG，Hop WC，Langenhorst BL et al（1992）Adenocarcinoma of the gastric cardia. Recurrence and survival after resection. Cancer 70（3）：569–574

[2] Mattioli S，Di Simone MP，Ferruzzi L et al（2001）Surgical therapy for adenocarcinoma of the cardia：modalities of recurrence and extension of resection. Dis Esophagus 14（2）：104–109

[3] Stassen LP，Bosman FT，Siersema PD et al（2000）Recurrence and survival after resection of adenocarcinoma of the gastric cardia. Dis Esophagus 13（1）：32–38

[4] Wayman J，Bennett MK，Raimes SA et al（2002）The pattern of recurrence of adenocarcinoma of the oesophago-gastric junction. Br J Cancer 86（8）：1223–1229

[5] Wang G，Wu A，Cheng X et al（2013）Risk factors associated with early recurrence of adenocarcinoma of gastroesophageal junction after curative resection. Chin J Cancer Res 25（3）：334

[6] De Manzoni G，Pedrazzani C，Pasini F et al（2003）Pattern of recurrence after surgery in adenocarcinoma of the gastro-oesophageal junction. Eur J Surg Oncol 29（6）：506–510

[7] Hosokawa Y，Kinoshita T，Konishi M et al（2014）Recurrence patterns of esophagogastric junction adenocarcinoma according to Siewert's classification after radical resection. Anticancer Res 34（8）：4391–4397

[8] Urba SG，Orringer MB，Turrisi A et al（2001）Randomized trial of preoperative chemoradiation versus surgery alone in patients with locoregional esophageal carcinoma. J Clin Oncol 19（2）：305–313

[9] Walsh TN，Noonan N，Hollywood D et al（1996）A comparison of multimodal therapy and surgery for esophageal adenocarcinoma. N Engl J Med 335（7）：462–467

[10] Burmeister BH，Smithers BM，Gebski V et al（2005）Surgery alone versus chemoradiotherapy followed by surgery for resectable cancer of the oesophagus：a randomised controlled phase Ⅲ trial. Lancet Oncol 6（9）：659–668

[11] Tepper J，Krasna MJ，Niedzwiecki D et al（2008）Phase Ⅲ trial of trimodality therapy with cisplatin，fluorouracil，radiotherapy，and surgery compared with surgery alone for esophageal cancer：CALGB 9781. J Clin Oncol 26（7）：1086–1092

[12] van Hagen P，Hulshof MC，van Lanschot JJ et al（2012）Preoperative chemoradiotherapy for esophageal or junctional cancer. N Engl J Med 366（22）：2074–2084

[13] Mariette C，Dahan L，Mornex F et al（2014）Surgery alone versus chemoradiotherapy followed by surgery for stage I and Ⅱ esophageal cancer：final analysis of randomized controlled phase Ⅲ trial FFCD 9901. J Clin Oncol 32（23）：2416–2422

[14] Smit JK，Güler S，Beukema JC et al（2013）Different recurrence pattern after neoadjuvant chemoradiotherapy compared to surgery alone in esophageal cancer patients. Ann Surg Oncol 20（12）：4008–4015

[15] Oppedijk V，van der Gaast A，van Lanschot JJ et al（2014）Patterns of recurrence after surgery alone versus preoperative chemoradiotherapy and surgery in the CROSS trials. J Clin Oncol 32（5）：385–391

[16] Fields RC，Strong VE，Gonen M et al（2011）Recurrence and survival after pathologic complete response to preoperative therapy followed by surgery for gastric or gastrooesophageal adenocarcinoma. Br J Cancer 104（12）：1840–1847

[17] Schipper PH，Cassivi SD，Deschamps C et al（2005）Locally recurrent esophageal carcinoma：when is reresection indicated？ Ann Thorac Surg 80（3）：1001–1006

[18] Badgwell B，Cormier JN，Xing Y et al（2009）Attempted salvage resection for recurrent gastric or gastroesophageal cancer. Ann Surg Oncol 16（1）：42–50

[19] Sgourakis G，Gockel I，Radtke A et al（2010）The use of self-expanding stents in esophageal and gastroesophageal junction cancer palliation：a meta-analysis and meta-regression analysis of outcomes. Dig Dis Sci 55（11）：3018–3030

[20] Siersema PD，Hop WC，van Blankenstein M et al（2001）A comparison of 3 types of covered meta lstents for the palliation of patients with dysphagia caused by esophagogastric carcinoma：a prospective，randomized study. Gastrointest Endosc 54（2）：145–153

[21] Conio M，Repici A，Battaglia G et al（2007）A randomized prospective comparison of self-expandable plastic stents and partially covered self-expandable metal stents in the

palliation of malignant esophageal dysphagia. Am J Gastroenterol 102（12）：2667–2677

[22] Uitdehaag MJ，van Hooft JE，Verschuur EM et al（2009）A fully-covered stent（Alimaxx-E）for the palliation of malignant dysphagia：a prospective followup study. Gastrointest Endosc 70（6）：1082–1089

[23] Verschuur EM，Repici A，Kuipers EJ et al（2008）New design esophageal stents for the palliation of dysphagia from esophageal or gastric cardia cancer：a randomized trial. Am J Gastroenterol 103（2）：304–312

[24] Hayata Y，Kato H，Okitsu H et al（1985）Photodynamic therapy with hematoporphyrin derivative in cancer of the upper gastrointestinal tract. Semin Surg Oncol 1（1）：1–11

[25] Litle VR，Luketich JD，Christie NA et al（2003）Photodynamic therapy as palliation for esophageal cancer：experience in 215 patients. Ann Thorac Surg 76（5）：1687–1692

[26] Lightdale CJ，Heier SK，Marcon NE et al（1995）Photodynamic therapy with porfimer sodium versus thermal ablation therapy with Nd：YAG laser for palliation of esophageal cancer：a multicenter randomized trial. Gastrointest Endosc 42（6）：507–512

[27] Yano T，Muto M，Minashi K et al（2005）Photodynamic therapy as salvage treatment for local failures after definitive chemoradiotherapy for esophageal cancer. Gastrointest Endosc 62（1）：31–36

[28] Fakhrian K，Gamisch N，Schuster T et al（2012）Salvage radiotherapy in patients with recurrent esophageal carcinoma. Strahlenther Onkol 188（2）：136–142

[29] Baxi SH，Burmeister B，Harvey JA et al（2008）Salvage definitive chemo-radiotherapy for locally recurrent oesophageal carcinoma after primary surgery：retrospective review. J Med Imaging Radiat Oncol 52（6）：583–587

[30] Rueth NM，Shaw D，D'Cunha J et al（2012）Esophageal stenting and radiotherapy：a multimodal approach for the palliation of symptomatic malignant dysphagia. Ann Surg Oncol 19（13）：4223–4228

[31] Bhatt L，Tirmazy S，Sothi S（2013）Intraluminal highdose-rate brachytherapy for palliation of dysphagia in cancer of the esophagus：initial experience at a single UK center. Dis Esophagus 26（1）：57–60

[32] Sharma V，Mahantshetty U，Dinshaw KA et al（2002）Palliation of advanced/recurrent esophageal carcinoma with high-dose-rate brachytherapy. Int J Radiat Oncol Biol Phys 52（2）：310–315

[33] Homs MYV，Steyerberg EW，Eijenboom WMH et al（2004）Single-dose brachytherapy versus metal stent placement for the palliation of dysphagia from

oesophageal cancer: a multicentre randomised trial. Lancet 364（9444）：1497–1504

[34] Bergquist H，Wenger U，Johnsson E et al（2005）Stent insertion or endoluminal brachytherapy as palliation of patients with advanced cancer of the esophagus and gastroesophageal junction. Results of a randomized，controlled clinical trial. Dis Esophagus 18（3）：131–139

第 24 章

随访和生活质量①

24.1 上消化道肿瘤的随访

胃癌、食管胃结合部腺癌患者临床路径的主要争论点之一是根治性手术后的随访实践。目前，对于常规控制的意义还没有确切的证据，尽管有很多来自东方[1-3]和西方[4-6]中心的系列性回顾性分析研究和一项系统性综述[7]已经清楚地表明，无症状阶段肿瘤复发的诊断与出现症状后的延迟诊断相比并没有明显改善患者生存。许多收治量大的中心的临床实践指南建议：患者要按计划接受临床和仪器检查，目的是尽量减少胃切除术后的营养后遗症、及时诊断肿瘤复发。

一方面，提出了一些不利于随访的因素。在无症状阶段发现复发并不能提高生存率，而且在某些情况下从心理角度来看，预期数月后就会死亡还会恶化患者的生活质量。一些作者指出，通过对有症状和无症状复发的患者进行比较，有症状的患者具有固有的侵袭性，且总体存活率较低，因此，在无症状阶段识别出此类患者并不能导致更好的预后，尽管这可能与治疗决策有关[5]。其他作者虽然承认无症状期复发的诊断延长了确诊后的生存期，但同时阐明有症状复发组的延迟诊断对总生存期没有影响[2]。最后，随访的成本是明确的。根据东京癌症中心进行的一项评估，一个胃癌手术量中等的外科——每年约 50 例胃癌根治术，在第 5 年必须承担每年 150 例患者的随访任务，在第 10 年达到 200 例；在手术量更多和早期胃癌比例较高的东部地区[7]，这些数字甚至更高。

另一方面，在缺乏科学数据为这一话题提供循证依据的情况下，重新回到依靠外科医生的个人感觉和经验做出判断可能是有价值的，因此，胃癌患者数量大、护理质量高的中心的做法可能是值得注意的。根据最近一项对韩国的全国性调查[8]和意大利

<hr />

① Gian Luca Baiocchi，Guido A.M. Tiberio，Nazario Portolani，Stefano M. Giulini，Department of Clinical and Experimental Sciences，Surgical Clinic，University of Brescia，Italy
Alfredo Berruti，Medical Oncology，Department of Medical and Surgical Specialties，Radiological Sciences and Public Health，University of Brescia，Italy

官方胃癌研究小组 [9] 的研究，胃切除术后患者需要定期随访的依据有些只是理论层面的：首先，希望生物医学研究在未来能为转移和 / 或复发的患者提供治疗武器，从而使其治疗结果与现在的结直肠癌患者类似 [10]。此外，在肿瘤外科提高质量标准的过程离不开对治疗结果的每日评估，即通过对不同外科学院和不同模式的补充疗法的治疗结果进行比较来进行评估，而且，这些评估只能基于可靠的复发和生存数据来完成。最后，它已经被证明（我们有明显的感觉），接受连续的定期检查对大多数患者来说并不代表着压力来源，反而可能会缓解压力 [11]。

因此，随访计划当然需要一个更确凿的证据，通过可靠性和敏感度最好的检验和检查，将随访限制在可能复发的时间段内，从而将临床努力和费用集中在那些可能会显著影响生存和生活质量的复发上 [12]。随机对照试验（RCT）被认为是确定干预措施与其结果之间是否存在因果关系的最严格工具；然而，RCT 在这一特殊领域不太可能获得回报，因为要清楚地证明随访的有效性，需要大的样本量和大量的金钱、时间。处理相互矛盾或不足的科学证据的另一种方法是采用共识。共识的焦点在于由于缺乏科学证据或在某一问题上存在相互矛盾的证据而意见不一致，共识的方法克服了通常在团体或委员会的决策中发现的一些缺点，即这些决策通常由一个人或 [13] 联盟控制。

2012 年 1 月，在第十届国际胃癌大会召开前一年多，推出了一个名为"胃癌切除术后肿瘤随访的理论基础和局限性"的网络表格。首先，提出了 5 个问题（图 24.1），并为参与者提供了进一步"开放式讨论"的工具。具有特定专业知识的作者被邀请对他们以前发表的文章进行评论，并在网上展开公开辩论。在为期 3 个月的讨论中，来自 12 个国家的 32 名作者参与了讨论；截至 2013 年 1 月，共发布了 107 条评论，有 2299 人访问了该网页（2013 年 10 月 24 日为 4732 人）。参与者之间出现了实质性的差异：来自日本、韩国、意大利、巴西、德国和法国的作者目前参与了仪器随访，而来自东欧、秘鲁和印度的作者从未参与，英国和美国的外科医生则以相当有限的方式（如仅通过临床评估）或在实验研究的背景下进行。虽然所有作者都认识到增强 CT 是检测复发的首选方法，但许多作者将随访局限于临床和生化检查，大多数作者认为内窥镜检查仍然有用。

术后随访如何改善胃切除术患者的营养状况？

从心理学的角度来看，随访对患者更有益或更有害？

随访可以提高总生存率？

什么样的随访方法更容易发现复发？

最常见的复发部位是哪里？最常见的复发时间是什么时候？

图 24.1　"胃癌切除术后肿瘤随访的理论基础和局限性"网络圆桌会议的初步问题

由于这次网络圆桌会议取得了巨大的成功，在接下来的几个月里，一个更加雄心勃勃的国际共识会议项目启动了，其建设过程始于 2012 年 12 月，成立了一个受限工作组（RWG）：RWG 通过回顾文献提出了 7 个未解决的问题（图 24.2），为每个问题共享了一份提案声明，并向第十届 IGCC 科学委员会提交了一份国际专家名单，其中包括外科医生、肿瘤学家、放射肿瘤学家、胃肠病学专家、统计学家和方法学专家，这些专家来自"新兴"的和高度发达的国家，其地理分布可反映世界各地不同的健康文化。这些专家中的 48 位已经同意参加一个扩大工作组（EWG），根据德尔菲法的规定，该工作组盲目地在网上就 7 项声明达成初步共识。2013 年 6 月 22 日，在意大利维罗纳，在由意大利胃癌研究小组组织的国际胃癌协会（IGCA）第十届国际胃癌大会（IGCC）期间，举行了一次题为"胃癌切除术后肿瘤随访的基本原理"的共识会议，最终目的是制定一份章程。《斯卡利杰罗胃癌宪章》的目的是为阐明全球共同愿景奠定基础，在对抗胃癌影响的斗争中贯彻效力和效率的全球标准，并在多方面改善受该疾病影响的患者的生活质量。在这种背景下，随访被选为该宪章的主要和唯一的临床要点，其目标是在经验共享的基础上，提出胃癌切除术后随访的理想标准，同时考虑到使诊断过程合理化和不失去在早期发现复发的机会的需求。其他需要考虑的因素包括对手术结果的可靠数据的需要、患者不被放弃的愿望、控制无效引起的心理压力、仪器检查的成本效益比、侵入性诊断操作的副作用及导致过早"死亡诊断"的可能性。因此，《斯卡利杰罗胃癌宪章》的 15 篇文章中有一篇专门讨论"胃癌切除术后肿瘤学随访的基本原理和局限性"，内容如下。

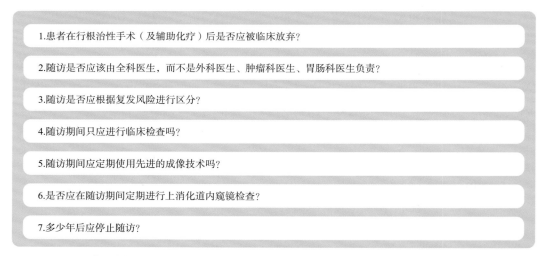

1.患者在行根治性手术（及辅助化疗）后是否应被临床放弃？

2.随访是否应该由全科医生，而不是外科医生、肿瘤科医生、胃肠科医生负责？

3.随访是否应根据复发风险进行区分？

4.随访期间只应进行临床检查吗？

5.随访期间应定期使用先进的成像技术吗？

6.是否应在随访期间定期进行上消化道内窥镜检查？

7.多少年后应停止随访？

图 24.2 "胃癌切除术后肿瘤随访的基本原理"国际网络共识会议开始时需要回答的问题

第 13 条　胃癌管理中"随访"的作用

对胃癌的适当管理不仅对提高患者的生活质量至关重要，而且对降低卫生系统不必要的成本也很重要。参加第十届 IGCC 会议的一个专家小组阐述了一个愿景，并就一些声明达成了共识，这些声明旨在作为原则指南，有助于更好地管理术后随访。认可本宪章和"关于随访声明"的机构和专业人士承诺将在未来的大会上以证据为基础，对共同方法进行审查。这些声明附在本宪章之后，供所有科学界查阅。

批准和签署的声明发表在《斯卡利杰罗胃癌宪章》附件 1 中。

声明 1：

没有证据表明胃癌根治性治疗（R0 切除术伴或不伴辅助治疗）后的常规随访与长期生存率的提高有关。然而，由于以下原因，应当对所有患者进行常规随访：肿瘤学（癌症复发的检测和管理）、胃肠病学（胃切除术后症状的内镜监测和管理）、研究（收集关于治疗毒性、复发时间和部位、生存率和成本效益分析的数据）和牧师（心理和情绪支持）。随访应包括胃切除术后营养后遗症的终生监测，包括但不限于足够的维生素 B12、铁和钙替代治疗。

声明 2：

管理初始诊断、分期和治疗的多学科团队成员应提供随访，包括胃肠病学家、外科医生、内科和放射肿瘤学家及全科医生。

声明 3：

胃癌根治性治疗后对患者的随访应针对个体患者、肿瘤分期及在发现复发后可用的治疗方案进行定制。

声明 4：

体检很少发现无症状的复发胃癌。旨在检测无症状复发的随访计划应基于横断面成像。没有证据表明对胃癌患者进行增强横断面成像监测与改善长期生存率相关。然而，作为胃癌根治性治疗后的临床治疗问题，合理的做法是以与复发风险一致的频率开出定期影像检查处方。除横断面成像外，对升高的生化标志物进行筛查的增量价值仍未确定。

声明 5：

上消化道内镜检查可用于检测胃大部切除术后患者的局部复发或异时性原发性胃癌。真正的局部复发是不常见的，但如果存在，可以考虑切除治疗，特别是在最初为早期肿瘤的患者中。吻合口和 / 或残胃的内镜监测的成本效益比仍不明确。

声明 6：

对胃癌无症状复发的筛查可能会在 5 年后停止，因为超过这一间隔的复发非常罕见。

专家委员会认为随访是一种很好的临床实践，出于上述原因，应当向所有患者提供随访。随访应个体化，并适合患者和医疗保健机构。GIRCG 基于有效的预后评分提出了一个个体化定制的随访计划（图 24.3）。高危患者可能会在手术后几个月内复发，在此期间应严格随访这些患者，尽管我们不能预期任何显著的生存益处。低风险患者的随访应是轻度的，但应延长（晚期复发更常见于局部），并考虑第二次原发的风险

（尤其是在 EGC）。在中危组，我们认为根据非常规因素（生物学因素？）进一步选择患者和随访计划可能是有必要的。在为数不多的接受治疗的患者中，大多数可能不属于这一组。相反，很难确定什么样的诊断工具具有更好的成本效益比。指南实际上只提供"完整的病史和体检（建议根据临床症状进行调查）"（NCCN）和"症状驱动的就诊（仅针对需要进一步治疗进行定向调查）"（ESMO）[16]；另外，在目前世界各地诸多中心的临床实践中，随访模式非常复杂。根据《斯卡利杰罗胃癌宪章》建议的结果，随访应包括临床审查和横断面成像和 / 或上消化道内镜检查，并应在 5 年后停止。但最重要的讨论点是被诊断为无症状复发的胃癌患者的命运。事实上，很少有论文证明复发仍然需要某种治疗。Kodera 报道了一个系列研究，称对复发的早期诊断使得更大比例的患者接受化疗；一种可能的解释是，这一亚组患者的临床表现更明显[2]。此外，Villarreal Garza 最近发表了一个小规模系列研究，其中在无症状期发现复发的患者中，治愈性再切除和化疗的百分比明显高于未接受定期随访的患者（分别为 14.3%vs.1.3% 和 70.5%vs.42.9%）。然而，这个系列的实际数字真的很低[17]。我们还应提及另一个简短的系列研究，26 名患者因疑似复发接受了剖腹探查术，50% 的病例可进行根治性切除术[18]，以及 2009 年 GIRCG 发表的 11 例异时性肝转移肝切除的系列研究。

低危

月份	3	6	9	12	15	18	21	24	27	30	33	36	42	48	54	60
肿瘤标志物*		X		X	X			X		X		X	X	X	X	X
腹部超声		X		X	X			X		X		X	X	X	X	X
胸片				X				X					X			
胸腹部CT																
内窥镜				X				X				X				X

*CEA，CA 19-9，CA 72-4
CT：肿瘤标志物升高，临床或影像学怀疑复发

中危

月份	3	6	9	12	15	18	21	24	27	30	33	36	42	48	54	60
肿瘤标志物*	X	X	X	X	X	X	X	X		X		X	X	X	X	X
腹部超声		X				X				X			X		X	X
胸片																
胸腹部CT				X				X				X		X		
内窥镜				X				X				X				X

*CEA，CA 19-9，CA 72-4

高危

月份	3	6	9	12	15	18	21	24	27	30	33	36	42	48	54	60
肿瘤标志物*	X	X	X	X	X	X	X	X	X	X	X	X	X	X	X	X
腹部超声													X		X	
胸片																
胸腹部CT		X		X		X						X			X	
内窥镜				X				X				X				X

*CEA，CA 19-9，CA 72-4

图 24.3　IRGGC 根据复发风险和患者依从性提出的随访方案

注：计算 IRGGC 预后评分的模型可以从以下网站下载：www.gircg.it（经 Marrelli 等人许可后转载）。

24.2　生活质量

虽然常规随访可能无法延长生存期，但它肯定可以改善切除术后与健康相关的生活质量（HRQL）。在这一点上，上述网络圆桌会议和共识会议的绝大多数参与者一致表示，随着时间的推移，对接受上消化道癌症手术的患者进行随访最重要的原因之一就是准确诊断和纠正任何营养缺乏。切除手术的效果既是可预测的（如体重减轻），也是不可预测的（如倾倒综合征）。因此，手术后定期观察患者以提供支持和建议，尤其是营养方面的支持和建议是有益的。手术后的前几个月需要密切监测饮食；经口摄入通常很慢，需要改变患者的习惯。中期情况也是如此：在瑞典 87 例接受了食管癌切除术的患者中，存活 3 年的患者报告称其社会角色和功能明显较差，疲劳、腹泻、食欲不振、恶心和呕吐的问题明显多于对照人群 [20]。

一般来说，仔细评估体重及血红蛋白、铁和电解质是有用的；在某些情况下，应该给予维生素 B12、铁和叶酸等营养补充剂。很明显，在年龄、全胃切除术对比食管切除术及重建方法等方面，不同的患者之间存在差异；对老年患者来说，全胃切除术是营养不良风险最大的临床方案。胰酶理论上可以帮助手术后存活超过 6 个月的患者感觉饥饿，并且可以吃较多的食物，但不会开始增加体重。最后，胃切除术后新的和适当的经口饮食习惯最好由营养师和其他辅助医生传授，而不是外科医生。尽管在结直肠手术后造口治疗师在门诊中似乎扮演着重要角色，但不幸的是，似乎没有医疗专业人员在帮助上消化道外科医生。事实上，除非实施肠内或胃肠外营养等干预措施，否则仅通过定期到医院就诊并不能改善胃切除患者的营养状况。

有效治疗术后并发症的第一步是寻找一种对受损营养状况特别适宜的诊断工具来评估 HRQL。在术后检查的背景下，意识到食物摄入和吸收的质量恶化可能相当困难，因为医生通常将注意力特别集中在肿瘤学特征上，而患者自己也并没有明确报告大多数症状。欧洲癌症研究和治疗组织开发并验证了旨在评估癌症患者生活质量的调查问卷 EORTC QLQ-C30 [21]。问卷中与疾病相关的部分提供了患者对自身健康看法的详细信息。EORTC 调查问卷是将用于评估食管癌（QLQ-OES18）和胃癌（QLQ-STO22）HRQL 的问卷合并为一份针对食管肿瘤、食管胃结合部肿瘤或胃肿瘤的单一调查问卷，命名为 QLQ-OG25。QLQ-OG25 有 6 个等级：吞咽困难、饮食受限、反流、吞咽疼痛、疼痛和焦虑。当评估食管癌、结合部癌或胃癌患者的 HRQL 时，建议使用 QLQ-OG25 作为 QLQ-C30 的补充。

下一步应该是确定术后 HRQL 恶化的高危患者，这是许多论文的研究对象。瑞典的一项全国性人群研究前瞻性收集了 355 例在 2001—2005 年接受食管切除术的患者，该研究显示年龄、性别和 BMI 与术后 6 个月的 HRQL 无关，但患有合并症、更晚期肿瘤（Ⅲ至Ⅳ期）或位于食管中部或上部的肿瘤的患者 HRQL 差的风险增加。腺癌患者比鳞癌患者的 HRQL 低 [22]。另一项关于 HRQL 预后因素的相关研究由 McKernan 和

Coll 发表，包括 152 名苏格兰患者，他们在 1997—2002 年接受了根治性手术或姑息性治疗；在这项研究中，肿瘤部位在 EORTC QLQ-C30 问卷中无明显差异，但是，随着肿瘤分期的增加，生活质量和症状评分成为主要差异。特别是，随着肿瘤分期的增加，社会功能、疲劳、食欲下降和整体生活质量都受到损害[23]。令人惊讶的是，另一篇论文以上述瑞典系列人群为对象，对医院收治量进行了调查后发现在收治量大的医院或由手术量多的外科医生进行治疗的患者在 HRQL 方面并没有优势[24]。

一旦发现有风险的患者，外科医生应该意识到他们的技术选择对 HRQL 的影响。Barbour 和 Coll 最近发表的一项研究比较了经胸食管切除术（TTO）和仅经腹全胃切除术（TG）在一系列 63 个连续病例中的功能结果。患者在疾病分期、治疗相关死亡率和生存率方面相似，但选择 TTO 治疗的患者比接受 TG 治疗的患者更年轻，且合并症更少。因此，基线 HRQL 评分在选择进行 TTO 的患者中更好。然而，术后 6 个月，在角色和社会功能、总体生活质量和疲劳方面，TTO 术后 HRQL 的恶化程度比 TG 术后更严重。两组的疼痛和腹泻症状评分均有所增加[25]。然而，这些结果没有得到上述基于人群的瑞典食管癌手术网络的证实，在该网络中，较大范围的手术（经胸入路、更广泛的淋巴结切除术、更宽的切缘和更长的手术时间）与较小范围的手术相比并不会导致更差的 HRQL 评分[26]。对其他影响上消化道肿瘤切除术后 HRQL 的因素研究较少。例如，在 Rutegard 的系列研究中，采用手工缝合和吻合器吻合术的患者吞咽困难发病率相似，手术并发症对 HRQL 的几个方面有显著的有害影响。手术相关并发症的发生是术后 6 个月总体生活质量下降的主要预测因素（趋势检验 $P=0.03$），即使在 Viklund 和 Coll 发表的系列研究中也是如此[27]。在另一项研究中，主要关注一系列接受近端胃切除术治疗的 Siewert Ⅱ 型和Ⅲ型贲门腺癌的患者，接受管状胃重建术的患者在术后 1 年的总体健康状况、情绪功能、认知功能、恶心呕吐、反流和焦虑程度等方面比接受传统直接吻合术（残胃与食管吻合）的患者有更好的生活质量[28]。目前尚不清楚微创手术是否能改善患者中、长期的 HRQL；最近有一项纳入 56 个病例的非对照系列研究，对患者在术前和术后 6 周及 3 个月、6 个月和 12 个月的时候进行 EORTC QLQ-C30 和 QLQ-OES18 问卷调查，研究发现术后（6 周）患者 HRQL 在功能方面出现恶化，症状比基线时更多，但恢复迅速（大多数患者在 3 个月后改善，6 个月时恢复到基线水平，1 年后，85% 的患者在超过 50% 的 HRQL 范围内恢复）。不幸的是，这项研究没有开放手术的控制臂[29]。最近对 175 例接受微创食管切除术（MIE）和开放食管切除术（OE）以治疗早期食管和食管胃结合部癌的患者进行了系列比较，胃肠道并发症（$P=0.005$），尤其是胃轻瘫（$P=0.004$）在 MIE 中更为常见，而在 3 个月时，术后疲劳、疼痛（一般）和胃肠道疼痛在 MIE 中更少（分别为 $P=0.09$、$P=0.05$ 和 $P=0.01$）[30]。

应尽一切努力改善 HRQL 结果。事实上，在一项对 121 名接受食管癌和胃癌手术的患者进行的研究中，术前 HRQL 评分与主要并发症的发病率无关，但与调整已知临床危险因素后 6 个月的生存状态显著相关[31]。McKernan 的研究表明，自我报告的健康状况也可以预测长期生存，在多因素生存分析中，肿瘤分期（$P < 0.0001$）、治疗（$P < 0.001$）和食欲不振（$P < 0.0001$）是癌症特异性生存率的重要独立预测因子。许多针对胃食管癌的研究都证实了这一点。

参考文献

[1] Eom BW，Ryu KW，Lee JH et al（2009）Oncologic effectiveness of regular follow-up to detect recurrence after curative resection of gastric cancer. Ann Surg Oncol 18：358–364

[2] Kodera Y，Ito S，Yamamura Y，Mochizuki Y et al（2003）Follow-up surveillance for recurrence after curative gastric cancer surgery lacks survival benefit. Ann Surg Oncol 10：898–902

[3] Tan IT，So BY（2007）Value of intensive follow-up of patients after curative surgery for gastric carcinoma. J Surg Oncol 96：503–506

[4] Bohner H，Zimmer T，Hopfenmller W et al（2000）Detection and prognosis of recurrent gastric cancer；is routine follow-up after gastrectomy worthwhile？Hepatogastroenterology 47：1489–1494

[5] Bennett JJ，Gonen M，D'Angelica M，Jaques DP，Brennan MF，Coit DG et al（2005）Is detection of asymptomatic recurrence after curative resection associated with improved survival in patients with gastric cancer？J Am Coll Surg 201：503–510

[6] Baiocchi GL，Tiberio G，Minicozzi A et al（2010）A multicentric western analysis of prognostic factors in advanced，node-negative gastric cancer patients. Ann Surg 252：70–73

[7] Whiting J，Sano T，Saka M，Fukagawa T，Katai H，Sasako M et al（2006）Follow-up of gastric cancer：a review. Gastric Cancer 9：74–81

[8] Hur H，Song KY，Park CH，Jeon HM et al（2010）Follow-up strategy after curative resection of gastric cancer：a nationwide survey in Korea. Ann Surg Oncol 17：54–64

[9] Marrelli D，Caruso S，Roviello F（2012）Follow-up and treatment of recurrence. In：de Manzoni G，Roviello F，Siquini W（eds）Surgery in the multimodal management of gastric cancer. Springer-Verlag Italia，Milan

[10] Bang YJ，Cutsem EV，Feyereislova A et al（2010）Trastuzumab in combination with chemotherapy versus chemotherapy alone for treatment of HER2-positive advanced gastric or gastro-oesophageal junction cancer（ToGA）：a phase 3，open-label，randomised controlled trial. Lancet 376：687–697

[11] Allum WH，Griffin SM，Watson A et al（2002）Guidelines for the management of oesophageal and gastric cancer. Gut 50：v1–v23

[12] Baiocchi GL，Marrelli D，Verlato G et al（2014）Follow-up after gastrectomy for cancer：an appraisal of the Italian research group for gastric cancer. Ann Surg Oncol 21：2005–2011

[13] Jones J，Hunter D（1995）Consensus methods for medical and health services research. BMJ 311：376–380

[14] Baiocchi GL，Kodera Y，Marrelli D et al（2014）Follow-up after gastrectomy for cancer：results of an international web round table. World J Gastroenterol 20：11966–11971

[15] D'Ugo D，Baiocchi GL（2013）Rationale of oncological follow-up after gastrectomy for cancer—the consensus conference. Transl Gastrointest Cancer 2：233–234

[16] Jackson C，Cunningham D，Oliveira J，On behalf of the ESMO Guidelines Working Group（2009）Gastric cancer：ESMO clinical recommendations for diagnosis，treatment and follow-up. Ann Oncol 20：iv34–iv36

[17] Villarreal-Garza C，Rojas-Flores M，Castro-SÃ¡nchez A et al（2011）Improved outcome in asymptomatic recurrence following curative surgery for gastric cancer. Med Oncol 28：973–980

[18] Ozer I，Bostanci EB，Ozogul Y et al（2009）Laparotomy with a curative intent in patients with suspected locally recurrent gastric cancer. Tumori 95：438–441

[19] Tiberio GA，Coniglio A，Marchet A et al（2009）Metachronous hepatic metastases from gastric carcinoma：a multicentric survey. Eur J Surg Oncol 35：486–491

[20] Djärv T，Lagergren J，Blazeby JM（2008）Long-term health-related quality of life following surgery for oesophageal cancer. Br J Surg 95：1121–1126

[21] Aaronson NK，Ahmedzai S，Bergman B et al（1993）The European organization for research and treatment of cancer QLQ-C30：a quality-of-life instrument for use in international clinical trials in oncology. J Natl Cancer Inst 85：365–376，for the European Organization for Research and Treatment of Cancer Study Group on Quality of Life

[22] Djärv T，Blazeby JM，Lagergren P（2009）Predictors of postoperative quality of life after esophagectomy for cancer. J Clin Oncol 27：1963–1968

[23] McKernan M，McMillan DC，Anderson JR（2008）The relationship between quality of life（EORTC QLQ-C30）and survival in patients with gastrooesophageal cancer. Br J Cancer 98：888–893

[24] Rutegård M，Lagergren P（2008）No influence of surgical volume on patients' health-

related quality of life after esophageal cancer resection. Ann Surg Oncol 15：2380–2387

[25] Barbour AP，Lagergren P，Hughes R，Alderson D，Barham CP，Blazeby JM et al（2008）Health-related quality of life among patients with adenocarcinoma of the gastro-oesophageal junction treated by gastrectomy or oesophagectomy. Br J Surg 95：80–84

[26] Rutegård M，Lagergren J，Rouvelas I et al（2008）Population-based study of surgical factors in relation to health-related quality of life after oesophageal cancer resection. Br J Surg 95：592–601

[27] Viklund P，Lindblad M，Lagergren J（2005）Influence of surgery-related factors on quality of life after esophageal or cardia cancer resection. World J Surg 29：841–848

[28] Shen C，Yang H，Zhang B et al（2013）Improved quality of life in patients with adenocarcinoma of esophagogastric junction after gastric tube reconstruction. Hepatogastroenterology 60：1985–1989

[29] Parameswaran R，Blazeby JM，Hughes R et al（2010）Health-related quality of life after minimally invasive oesophagectomy. Br J Surg 97：525–531

[30] Nafteux P，Moons J，Coosemans W et al（2011）Minimally invasive oesophagectomy：a valuable alternative to open oesophagectomy for the treatment of early oesophageal and gastro-oesophageal junction carcinoma. Eur J Cardiothorac Surg 40：1455–1463

[31] Blazeby JM，Metcalfe C，Nicklin J et al（2005）Association between quality of life scores and shortterm outcome after surgery for cancer of the oesophagus or gastric cardia. Br J Surg 92：1502–1507

第 **25** 章
食管和食管胃结合部的外科解剖^①

25.1　大体解剖

25.1.1　食管

　　成人食管是一个连接咽喉和胃的扁平管腔。它的长度是与个体身高相关的，其长度为 25 ～ 30 cm，男性为 19 ～ 25 cm（中位数为 22 cm），女性为 18 ～ 22 cm（中位数为 21 cm）。它起始于颈部的咽食管交界处，通常位于环状软骨的下缘（第 5 和第 6 颈椎之间的空隙），通过上、后纵隔向前下降到脊柱。食管在第 10 胸椎水平的膈裂孔处穿过膈肌后，止于胃贲门口（第 11 至第 12 胸椎水平）。虽然食管基本上是一个中线结构，但在第 1 胸椎层面，食管在颈部稍微向左偏移，在第 6 胸椎层面，食管在胸部向右偏移。当它穿过第 10 胸椎椎体水平的横膈肌间隙时，它再次向左弯曲（图 25.1）。它也呈现前后弯曲，与颈椎和胸椎部分的弯曲相对应[1-3]。

　　该管保持永久性张力，由上食管括约肌（UES）和远端食管下括约肌（LES）固定，形成两个高压区。在胸腔内负压事件（吸气）期间，UES 闭合可防止食管充气，并可防止食管蠕动时食管咽 / 喉反流。LES 的功能是建立一个屏障，防止胃液回流到食管。黏膜下静脉丛的存在优化了这两个括约肌的闭合功能[1, 4-5]。

　　食管有 3 个管腔狭窄区域：环状软骨处的环咽肌（咽食管）的压迫、支气管主动脉交叉处和膈裂孔处。支气管主动脉交叉处在解剖学上由第 4 和第 5 胸椎水平的主动脉和左主支气管收缩构成[1, 6]。

---

① Alberto Di Leo，Francesco Ricci，Unit of General Surgery，Rovereto Hospital，APSS of Trento，Italy
Andrea Zanoni，Simone Giacopuzzi，Giovanni de ManzoniUpper Gastrointestinal and General Surgery，University of Verona，Italy

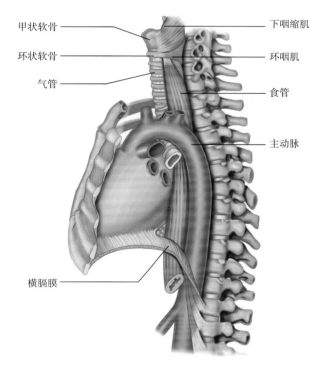

图 25.1　食管是一条从第 6 颈椎延伸到第 11 胸椎的肌肉管腔，横跨 3 个解剖区域

25.1.2　食管胃结合部

食管在食管胃结合部（EGJ）与胃相连，EGJ 位于腹部横膈肌的正下方。因此，术语"食管胃结合部"意味着从食管到胃的移行（图 25.2）。虽然这个词是能够理解的，但目前 EGJ 确切位置的争议仍然存在。事实上，EGJ 是一个复杂的结构，外科医生、解剖学家、放射科医生和内窥镜医生可能对其有不同的定义[1]。

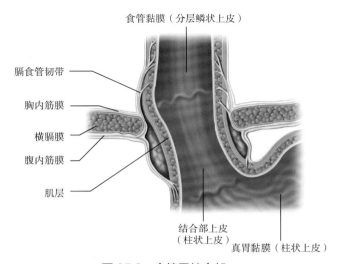

图 25.2　食管胃结合部

外科医生认为 EGJ 是在从胃到食管远端的腹膜反射的上缘到横膈肌之间。

大部分解剖学家认为 EGJ 是管状食管和囊状胃的终止处。显微解剖学家用来定义 EGJ 的标准是食管鳞状上皮的远端，胃黏膜的近端，此处黏膜下没有食管腺体，是从食管固有环形和纵形肌层向具有第三层斜肌的胃的不明显的固有肌层的变化。

放射科医生的 EGJ 是胃吊带的虚拟线，它在 His 的锐角到小曲度的连接黏膜的中间，此处也是食管的纵向黏膜皱襞变为胃的横向皱褶之处。

内窥镜医生将 EGJ 定义为淡粉色食管黏膜与鲜红色胃黏膜（Z 线）的交界处，但也参考了食管黏膜纵向静脉（栅栏血管）的远端和胃纵向黏膜皱襞的近端[7]。此外，形成 LES 的 EGJ 的肌肉结构可以通过生理测压方法进行评估，EGJ 可以定义为 LES 的测压远端[8]。

因此，使用了几个标准来定义 EGJ。有解剖学或组织学标准、内镜的标准、生理学的标准，还有一些外科的标准，但是由于这些方法很少同时使用，它们之间的相关性仍然不明确。外部 EGJ 可描述为食管与胃腔连接处，位于腹部第 11 或第 12 胸椎水平。内部 EGJ 是食管鳞状上皮与柱状胃上皮之间的不规则移行界，但此边界可能位于外层交界处上方 1 ~ 2 cm 处。内部连接处下方的柱状上皮含有分泌黏液的腺体（组织学家的贲门腺体），缺少胃体真正的胃腺的主细胞和壁细胞。"连接上皮"一词是由 Hayward[9] 提出的，外部 EGJ 和内部 EGJ 线并不重合。

此外，当胃腔充满食物时，疏松的黏膜下结缔组织允许黏膜在固有肌层上滑动，改变了它们间的相对位置。而且，随着胃食管反流对食管远端的损伤和食管裂孔疝的发生，交界处周围结构的标志点和关系会发生改变，准确的 EGJ 的识别变得更加困难[10]。

25.1.3　食管壁结构

食管壁分为 4 层：黏膜层、黏膜下层、固有肌层和外膜。与胃肠道的其他区域不同，它没有浆膜层[1-2, 4]。

黏膜由 3 层组成：上皮层、固有层和黏膜肌层。上皮是复层的，无角质化的鳞状上皮，下界为基底膜。除了食管胃结合部，它覆盖了食管的整个内表面。食管胃结合部是鳞状上皮和柱状上皮，两者的交界线称为 Z 线。上皮覆盖在固有层和黏膜肌层上，固有层是一层薄薄的结缔组织，黏膜肌层含有一层主要是纵向的平滑肌纤维，它将黏膜和黏膜下层分开。

黏膜下层是一层厚而松散的纤维层，连接着黏膜层和固有肌层。这是食管壁最坚固的一层，因为它含有弹性组织和纤维组织。它含有黏液腺、管状腺体及动脉、静脉和淋巴管。食管静脉在黏膜下层呈纵向走行，呈树干样结构分布。在 EGJ 处，静脉穿过黏膜肌层变浅，形成纵行栅栏状血管，这是胃壁没有的结构。组织学上，在食管横切面，观察到存在固有层中的栅栏状血管的直径是超过 100 μm 的大静脉，这在内镜下也可以看到。黏膜层和黏膜下层共同形成长的纵向皱褶，扩张后消失。这些褶皱解释了为什么食管横截面呈星形[10]。

固有肌层由内环外纵纤维组成。内外肌层都呈螺旋状延伸，但内环肌是一个非常紧密的螺旋，所以绕组几乎是环形的，而外纵肌是一个展开螺旋，实际上是纵向的。在食管上 1/3，肌层由骨骼肌（横纹肌）组成。在食管中 1/3，肌层主要是骨骼肌，也混杂着平滑肌纤维。在食管下 1/3，食管肌肉仅由平滑肌组成。UES 由环甲肌、食管壁纤维和咽下缩窄肌组成。LES 不是一个单独的解剖结构，它是一个通过测压法识别的存在内在高压的生理区域[8]。

外膜是食管壁的最外层，由疏松的纤维组织组成，它连接着食管和邻近的结构，含有小血管、淋巴管和神经纤维。

25.1.4　食管上括约肌（UES）

UES 是一个高压区，位于咽和颈段食管之间，垂直长度为 2 ~ 4 cm。UES 是由甲状腺和环状软骨后面、舌骨和咽甲肌、环咽肌和食管颈段肌肉 3 个肌肉组成的肌软骨结构。这 3 块肌肉从前向后依次排列，在穿过对面的肌束后，它们插入食管黏膜下层（图 25.1）。

咽甲肌（颅骨）和环咽肌（尾端）是咽下缩肌的两个部分；咽甲肌的纤维是斜向的（斜部），而环咽肌是横向的（深部）形成 UES。在这两块肌肉之间，有一个 V 形区域，其顶点位于中线上方，有少量的肌肉组织，即 "Killian's 三角或裂孔"，Zenker's 憩室可能在这里出现。咽甲肌起源于甲状腺翼上的斜线和甲状腺与环状软骨之间的纤维弓。其上部纤维与上、中括约肌重叠，下部纤维与环咽肌相邻。它是 3 种 UES 肌肉中最厚的一种，它包含主要是快速收缩纤维的厚的外层和主要是慢速收缩纤维的薄的内层，这些纤维很可能促成 UES 的强直收缩。环咽肌是附着在环状软骨上的横纹肌，宽 1 cm。它起源于环状软骨，以 "C" 形或 "马蹄形" 的方式环绕咽部，然后插入环状软骨（全身中起源和插入同一部位的独特肌肉）。这条肌带在前后方向产生最大张力，在侧向产生较少张力。在结构上，它不同于周围的咽肌和食管肌，实际上它是由快肌和慢肌纤维混合而成，慢肌纤维占主导地位。因此，环咽肌可以维持恒定的基音，但在吞咽、打嗝和呕吐时也有快速反应。环咽肌悬于环状突之间，环绕咽的最窄部分，并向尾端延伸，与颈段食管的环状肌融合。

颈段食管主要含有横纹肌纤维，但偶尔会在肌肉中心发现平滑纤维。由于它主要含有慢收缩纤维，所以它与环咽肌相似。肌肉纤维排列在含有纵行纤维的外层和含有环形或横向纤维的内层中。前者与环咽肌融合较好。然而，外层在上端分开，在食管周围形成两条横向和向前摆动的带，附着在环状软骨后面的一根肌腱上。因此，这些分叉带之间的食管后壁被一层圆形纤维覆盖，形成第二个潜在的薄弱 V 形区，其顶端位于中线下方，称为 "Laimer's 三角" 或 "Laimer's 区"。第三个薄弱区，被称为

"Killian-Jamieson 三角"，位于环状咽肌的下方，环状软骨的两侧，颈部食管近端的前外侧壁。这个肌肉间隙是环咽肌与环状软骨粘连区下方的薄弱区域，位于食管悬韧带的外侧，食管悬韧带附着于环状软骨的后部，也是舌骨、甲状腺和环状软骨共同的筋膜鞘的一部分。它最初被 Killian 描述为喉返神经插入咽部的位置。Jamieson 证实了这一发现，因此这片区域被命名为 Killian-Jamieson 三角。Laimer's 和 Killian-Jamieson 三角很少出现获得性搏动性憩室。此外，Killian's 三角和 Laimer's 三角可能是内窥镜操作致穿孔的部位[1-5, 11-13]。

25.1.5　食管下括约肌

食管下括约肌（LES）是一个位于食管胃结合部的高压区，在保护食管免受胃酸反流方面起着重要作用。这个括约肌是一个由内在和外在因素组成的功能单位。

LES 的固有成分包括 2 ~ 4 cm 长的张力收缩节段，静息压高于胃内压 15 ~ 25 mmHg。正常人的食管末端通过膈肌裂孔，因此 LES 有 1 ~ 2 cm 长的胸段和 1 ~ 2 cm 的腹段。

总长度、腹部长度和 LES 的静息压力共同作用，形成一个屏障，阻止胃内容物逆向流入胸段食管的负压环境。它的固有成分是由食管的内环肌组成，它比相邻的食管厚，并延伸到贲门。在心脏区，食管内环肌层在右侧沿小曲率变为钩状半圆形平滑肌纤维，在左侧沿大曲率和 His 角度转变为条索状胃斜肌纤维（图 25.3）。LES 的三维压力评估显示压力分布的径向和纵向明显的不对称，最高压力在左后方向。这一高压区似乎与食管胃结合部肌层不对称增厚相吻合，这与胃吊带样和半圆钩状纤维相对应。

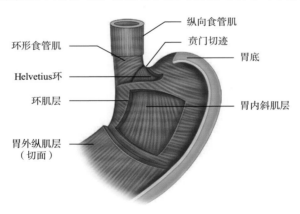

图 25.3　食管胃结合部的肌层

LES 的外部组成部分是左、右膈肌脚。左、右膈肌脚由肌纤维组成，肌纤维从第 4 腰椎的前外侧表面形成腱带。两个膈肌脚共同构成肌肉收缩的系带，形成食管裂孔，标志食管进入腹部的通道。食管裂孔通常由右膈肌脚形成，但也有解剖上的变异，约 20%，左膈肌脚对其形成也有部分贡献。脚的纤维朝颅尾方向。食管裂孔是一个两级管，上部肌肉发达，长 2.5 cm，但下部形成一个沟槽，开口于前面，在后面和侧面被右膈肌脚的肌肉包围。中央纤维呈相对环形排列，但外周纤维呈头尾向排列。

食管收缩时，其肌纤维的独特排列导致两种不同类型的作用：垂直运动或颅尾运动和周向挤压。膈肌脚环绕 LES 近端 2 ~ 4 cm，决定了 LES 的吸气压力增加量。安静吸气时，LES 压力增加 10 ~ 20 mmHg，但在膈肌最大收缩的情况下，可升高 100 ~ 150 mmHg。呼气末 LES 压力归因于 LES 的固有成分的强直收缩[1-5, 8, 14]。

25.2　局部解剖学

食管经过 3 个解剖区域：颈部、胸部和腹部。因此，分为颈段食管、胸段食管和腹段食管。

25.2.1　颈段食管

颈段食管长约 5 ~ 6 cm，从环咽肌（第 6 颈椎）延伸到胸骨上切迹水平的胸腔入口（第 1 和第 2 胸椎之间的空隙）。颈动脉结节（Chassaignac 结节）是第 6 颈椎横突可触及的前结节，是食管上限的一个有用的标志物。颈段食管位于椎前，在颈深筋膜和中筋膜之间，其走向略向左偏。它的前界为喉和气管，后界为椎前筋膜下的颈长肌，每边前外侧由外向内，与颈动脉鞘、甲状腺下动脉和甲状腺相连。气管（膜状部分）通过一个疏松的结缔组织与食管相连，在两个器官之间的一个凹槽中，喉返神经从两侧上升到喉。从后面看，颈段食管与颈部中部筋膜的内脏层（颊咽筋膜）有关，后者包括咽、气管、食管和甲状腺。这种薄的纤维层向下延伸到食管后壁和颈动脉鞘，形成食管后（咽后）和食管旁（咽旁）间隙的前缘。食管后间隙以翼筋膜（颈深筋膜的前板）为界，上至颅底，下至气管分叉处纵隔。在鼻翼筋膜和椎前筋膜（颈深筋膜的后板）之间，靠近食管后间隙，有一个所谓的危险间隙，从纵隔向下延伸到膈肌水平。两个潜在的间隙（食管后间隙和危险间隙）可能对感染扩散到纵隔，导致潜在的致命性纵隔炎很重要。双侧颈动脉鞘包括颈总动脉、颈内静脉和迷走神经。甲状腺腺叶的下极位于食管动脉和两侧颈动脉之间。与颈部食管远端相关的还有胸导管，胸导管在到达锁骨下静脉和颈内静脉的左侧汇合处之前，沿食管左侧上升一小段距离[1-5, 15]。

25.2.2　胸段食管

胸段食管长约 20 cm，从第 1 至第 2 胸椎水平延伸至第 11 胸椎（图 25.4）。胸段食管位于上纵隔和后纵隔。它位于上纵隔气管和脊柱之间，与左主支气管相连，然后下降到主动脉弓后面，稍微向右转，进入第 4 和第 5 胸椎间隙水平的后纵隔。胸主动脉产生分支，直接向食管的胸段供血。从胸廓入口到气管分叉，食管与气管（膜部）和左主支气管相连。之后，它下降，并与肋下淋巴结、右肺动脉、邻近左心房心包和膈肌裂孔有关。在气管分叉处（第 4 和第 5 胸椎之间的空隙）下，食管壁被迷走神经丛包围，在膈肌裂孔水平形成一个前迷走神经干和一个迷走神经干。后段，胸段食管紧邻脊柱，与右侧肋间后动脉和胸导管相连，直至第 8 胸椎。在这个水平，胸主动脉越过食管后，通过主动脉裂孔进入腹部。右侧，胸段食管的侧面被右纵隔胸膜覆盖。

在右主支气管水平，奇静脉从椎旁右侧位置向前上升至上纵隔，汇入上腔静脉，穿过食管。交感神经丛和神经节与奇静脉垂直、平行和侧行，横穿肋间血管。在肺下静脉下方，食管位于心脏和降主动脉之间，降主动脉位于食管后面和左侧。右胸膜贴近食管下 1/3，几乎一直到膈肌裂孔。右胸膜紧邻膈肌裂孔，会增加腹部手术在裂孔处发生气胸的风险。在左侧上纵隔，胸段食管的外侧表面被主动脉弓的最后一部分和左锁骨下动脉和左纵隔胸膜所覆盖。再往左，是胸导管，它在食管后面的第 5 胸椎水平处向上和向左经过，然后在食管左侧上升进入上纵隔。在尾部，在后纵隔，左侧食管被胸降主动脉覆盖，直至第 8 胸椎，然后仅被左纵隔胸膜覆盖。因此，有两个三角形，其中食管被纵隔胸膜覆盖，可以从左侧遇到。在上纵隔，食管三角由降主动脉、锁骨下动脉和脊柱组成。在后纵隔，Truesdale's 三角的下界是膈肌，前面是心包，后面是降主动脉（图 25.5）。在主动脉的后面和外侧，半奇静脉在椎体的前外侧走行，接纳左肋间静脉。它从胸段食管的后面穿过，并与右侧的奇静脉在第 8 胸椎水平处汇合。左侧交感神经丛的解剖结构与右侧相似。胸段食管向下延伸，在胸腔下部由前方的心包、后方的主动脉和两侧的胸膜包围。在膈肌裂孔上方 2 ~ 3 cm 处，通过从膈肌下表面（膈食管韧带的升叶）插入一个坚韧的、裙状的延长的内筋膜，将其固定在其下端。它插入食管，并通过纤维弹性组织束附在食管壁的黏膜下层和肌间隔上。右、左纵隔胸膜在胸段食管和降主动脉之间的后部近似处形成所谓的食管中段[1-6, 15]。

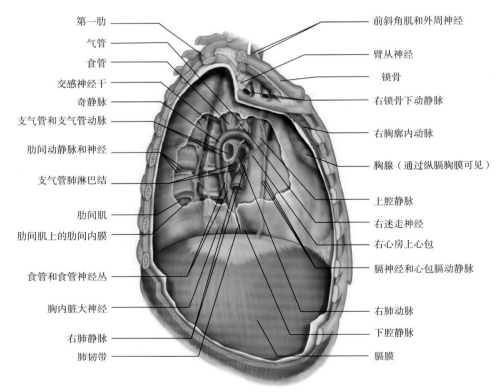

图 25.4　胸段食管（右侧面）

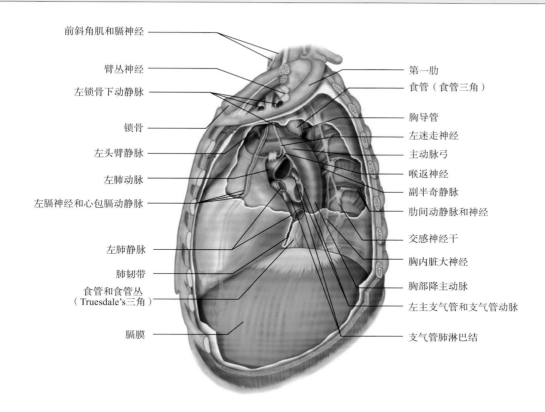

图 25.5　胸段食管（左侧面）

左侧标注（从上到下）：
前斜角肌和膈神经
臂丛神经
左锁骨下动静脉
锁骨
左头臂静脉
左肺动脉
左膈神经和心包膈动静脉
左肺静脉
肺韧带
食管和食管丛
（Truesdale's 三角）
膈膜

右侧标注（从上到下）：
第一肋
食管（食管三角）
胸导管
左迷走神经
主动脉弓
喉返神经
副半奇静脉
肋间动静脉和神经
交感神经干
胸内脏大神经
胸部降主动脉
左主支气管和支气管动脉
支气管肺淋巴结

25.2.3　腹段食管和食管胃结合部

　　腹段食管的长度在 0.5 ～ 4 cm，但有的也长达 7 cm。一旦食管穿过横膈肌裂孔（第 10 胸椎平面），沿着高小曲度（第 11 至第 12 胸椎水平）到达胃贲门，食管的这一部分在前面和左侧被腹膜覆盖。迷走神经前干位于食管的前表面，部分嵌入肌肉组织中，而迷走神经后干位于食管后表面。其分叉通常隐藏在胃食管周围脂肪内。约 12% 的患者表现出典型的解剖变异，通常包括食管神经丛伸入腹部或膈上两干的早期分叉。在前面，腹段食管与肝左叶紧密接触，形成食管沟。它的右边界均匀地延伸到较小的弧度，而左边界与胃底的距离是由 His 的角度决定的。食管与膈肌右侧或两侧脚、左侧膈下动脉和腹主动脉相连。腹主动脉位于椎体前方，食管裂孔正后方。食管裂孔和腹段食管被 Laimer-Bertelli 的膈食管膜覆盖，该膜主要来自腹内（横膈下）筋膜。在食管裂孔的下缘，它交叉成上下叶或韧带。上叶通过裂孔伸入胸腔，伸入食管 2 ～ 3 cm。下叶是弹性纤维的松散集合，向下插入到腹段食管，与外膜融合，也可能伸入胃底。上叶由胸膜和胸膜下筋膜组成，尽管它的名字叫韧带，但它的特点是有一个坚固的、轮廓分明的膜而不是韧带。膜的两片叶子被疏松的肺泡组织隔开，这使得食管远端通过食管裂孔有更大的活动性。与腹段食管和食管胃结合部相关的韧带有 5 条：左三角韧带、冠状韧带后部左侧部分、肝胃（胃肝）韧带、胃脾（胃脾）韧带和胃膈韧带。左三角韧带和冠状韧带后部左侧部分是接近腹部食管和食管胃结合部的必要条件。腹段食管位于两层肝胃韧带之间，该韧带从肝门延伸至胃小曲度，并将小囊与腹膜腔的其余部分分开。该韧带包括胃左血管、迷走神经左支的肝支和淋巴结，当它从胃左动脉发出时，也可能包含左肝动脉。在右侧，肝胃韧带分开包绕胃，其腹膜前后叶在左侧重新接合形成胃脾韧带。在腹部食管水平，由于后叶未到达食管胃结合部，肝胃韧带仅由其前叶形成。因此，胃的后壁留下了一小块裸露的区域，位于横膈肌的左小腿上方。胃脾韧带包含胃短血管，淋巴结进入其上部，胃网膜左血管、淋巴结和脾动脉的末端分支进入其下部。胃膈韧带起源于胃底水平的较大弯曲处，并向上延伸至横膈肌。其上部无血管，与左侧冠状韧带后部连续，而下部则有一些短的胃血管和淋巴结，与胃脾韧带连续 [1-6, 15-18]。

25.3 血管和神经

甲状腺下动脉发出 2 ~ 3 cm 长的分支，称为气管食管动脉。它们沿着每侧的尾端和内侧向气管食管间沟走行。两侧血管由气管周围相互交错的交通支连接，分成 3 ~ 4 个气管的分支，其中 2 ~ 3 个分支通向食管。这些血管在进入食管壁之前，又在食管周围组织内细分成管腔直径小于 0.5 mm 的血管。罕见的变异，如锁骨下动脉、甲状腺上动脉、甲状腺动脉和颈总动脉的直接发出食管分支，这是相当少见的 [4-5, 15, 19-20]。

近端胸段是由 1 ~ 4 条不成对的气管支气管动脉供应，这些动脉起源于主动脉弓和上降主动脉的凹陷处，以及支气管食管动脉。气管支气管动脉向食管发出几条小分支，这些分支在食管周围组织内细分为直径小于 0.5 mm 的血管。通常，一支支气管食管动脉从降主动脉前外侧延伸至血管束的尾端 1 ~ 3 cm 处。在这个与气管分叉的区域，所有的血管都是直而短的（＜ 1.5 cm），在主动脉、气管和食管之间形成牢固的连接。即使有变异如肋间动脉的分支，这对人类食管的血液供应似乎无关紧要。末端 1 ~ 2 条不成对的食管固有动脉直接从胸主动脉前部发出。这些血管在纵隔内斜向食管下降，分成升支和降支。在进入食管壁之前，它们都细分为几个直径小于 0.5 mm 的食管周围血管 [4-5, 15, 19-23]。

腹部食管和 EGJ 由胃左、左膈和脾动脉的分支供应。胃左动脉主要供血于食管壁的前、右侧，其升支沿食管纵轴走行于 EGJ 外侧。腹部食管左、后壁由左膈下动脉和脾动脉的分支供应。脾动脉主要通过一个或两个直接分支或胃底血管（胃短动脉）供应胃后部和左侧（心脏切迹）。两个主干血管的分支产生小分支，这些小分支围绕形成血管网与对侧相通。此外，它们在食管周围组织中向上延伸 4 ~ 6 cm，穿过膈裂孔形成一个纵向网状结构。在不同的距离，在主血管穿入食管壁之前会发出内径小于 0.5 mm 的小分支 [4-5, 15, 19–23]。

供应颈、胸、腹食管的动脉分支是彼此相通的。事实上，除了 1 ~ 2 条直接起源于主动脉的固有食管动脉外，血管形态起源于供应不同器官的较大的主干血管。因此，食管动脉血供依赖于血管网。在进入食管壁之前，已经很细的食管血管的多级分支会在食管周围组织中再次分出非常细的血管，撕裂时食管收缩可止血。此外，在穿入肌壁后，供应食管的动脉终止于一个广泛而密集的血管网，并形成黏膜下血管丛。在黏膜下层，大多数细血管在纵向上相互平行，其余的形成环状血管。这个黏膜下血管网连接着所有的壁外血管。因此，食管不存在供血不足或无血管区。这种丰富的血液供应允许在任何水平放置吻合口，这可以解释为何食管较少出现缺血坏死[5, 21, 24]。

25.3.1　静脉引流

在固有层内，上皮下血管丛接收来自邻近毛细血管的静脉血，并流入黏膜下丛。从这个广泛的血管丛，静脉血流入食管周围神经丛，这是纵向的。食管静脉起于这个血管丛，并以类似于动脉供应的分段方式引流。在颈部，颈段食管静脉流入甲状腺下静脉，最后流入头臂静脉。在胸部，来自胸段食管的静脉流入奇静脉、半奇静脉、肋间静脉和支气管静脉。腹段食管的食管周围静脉从末端流入胃左静脉和膈静脉。因此，由于胃左静脉是门静脉系统的一个分支，食管最低部分的黏膜下血管丛连接腔静脉和门静脉系统[4-5, 15]。

25.3.2　淋巴管引流

淋巴毛细血管起源于黏膜下和黏膜下层之间的内皮管网或有盲端内皮囊泡。在黏膜下层，丰富的淋巴管形成一个致密的黏膜下淋巴管丛，淋巴在这里纵向流动。在食管的上 2/3，淋巴主要流向颅内和末端的下 1/3。从颈部流出的血管流入食管旁和咽后淋巴结。前面淋巴结位于食管外侧，咽后淋巴结位于椎前筋膜上咽后。淋巴通过这些淋巴结流入颈内、锁骨上和上气管旁淋巴结。胸段食管的淋巴管流入后纵隔淋巴结。来自上胸廓的淋巴第 3 次流入上食管旁淋巴结，侧附于食管，尾侧进入椎前淋巴结。中胸段第 3 段的淋巴管汇入食管旁淋巴结，进入气管旁、气管支气管和支气管肺淋巴结。然而，有些淋巴管可直接进入胸导管和颅内、末端淋巴结。来自下胸廓的淋巴流入下食管旁淋巴结、椎前淋巴结和上膈淋巴结。从腹部食管和食管胃结合部流出的淋巴流沿着小弯和大弯流入胃周淋巴结，然后流入胃左和腹腔淋巴结[3-5, 15]。

胸导管起源于乳糜池，位于腹主动脉右侧，第 1、第 2 腰椎水平。导管从腹部通过主动脉裂孔进入胸腔，并在后纵隔到达食管和奇静脉中线的右侧。在这个区域，导管后面有脊柱、右侧肋间动脉和半奇静脉，它们穿过中线进入奇静脉；膈肌、食管和心包位于导管前面，导管与心包被右侧胸膜腔的一个隐窝隔开。虽然通常只有一个通道，但在胸部，30% ~ 40% 的人有多个（两个或更多）胸导管。在第 5 或第 6 胸椎的水平，它穿过食管后向左进入上纵隔。在这里它上升到主动脉弓和左锁骨下动脉的胸段，在食管左侧和左侧胸膜之间，到达颈部底端。在那里，它上升到左锁骨上方 2 ~ 3 cm，然后拐向右侧和尾状，流入淋巴静脉连接处。2/3 的人，导管经过颈内静脉和颈总动脉后方。胸导管呈弓形下降时，在锁骨下动脉、椎动静脉、甲状颈动脉或其分支的前方通过。胸导管也经过膈神经和前斜角肌内侧缘，但椎前筋膜将它和这两个结构分开。左颈总动脉、迷走神经、颈内静脉在其前方。胸导管通常在左颈内静脉距颈静脉角 2 cm 范围内引流，较少流入左锁骨下静脉与左颈内静脉（颈静脉角）交界处或左锁骨下静脉。胸导管以单通道或多通道的形式进入静脉系统；在近 3/4 的病例中，它以单通道结束，即使导管最初可能分成两个或多个通道，在汇入单个导管之前，距离淋巴静脉接头 5 cm[5, 25]。

25.3.3 神经支配

食管神经有两个来源，它们相互有拮抗的作用（外部神经支配）：交感神经（使血管收缩、括约肌收缩和肌壁松弛）和副交感神经（使腺体和蠕动活动增加）。与其他胃肠道相似，食管壁内有两个神经丛（固有神经支配），其作用不同：黏膜下层的 Meissner's 神经丛调节黏膜分泌和黏膜肌层收缩，纵向和环状肌层之间的 Auerbach's 神经丛调节固有肌层的蠕动收缩[3-5]。

咽、喉和食管近端的交感神经来自颈上、颈下神经节的左右支和胸上神经节。交感神经通过内脏大神经和内脏小神经的分支及来自腹腔神经丛的左胃和膈下血管丛的分支供应食管远端和食管胃结合部。通常，交感神经分支与动脉血管一起运行，并与副交感神经颈丛和胸丛的纤维交织在一起[3-5, 26]。

副交感神经来源于迷走神经（第十对颅神经）的喉神经和食管神经丛。迷走神经干沿着颈部两侧走行，直到胸段食管，在那里形成一个广泛的神经丛。在气管分叉处，肺门后面，迷走神经形成肺丛和食管丛。左迷走神经主要促成前迷走神经和右迷走神经至食管后神经丛（LARP= 左前，右后）。在膈肌上方，它们再次合并成两条主干。当左主干通过食管裂孔时，左主干向前走，右主干向后走。然后，前干分为肝支和 Latarjet 前神经，后干分为腹腔支和 Latarjet 后神经。后一个分支在距胃小弯 1 cm 处的胃肝韧带中延伸，平行但比 Latarjet 前神经深。咽、喉、UES 和食管上半部分的肌肉和黏膜的神经支配由双侧喉上神经和 / 或喉下（返）神经形成。喉上神经靠近结状神经节，由迷走神经干发出。它在靠近咽的颈部向下延伸，在颈动脉鞘内侧，在甲状腺上极上方 2 ~ 3 cm 处分为内支和外支。外支是运动支，供应环甲肌和咽下收缩肌的环咽部。喉内神经包括副交感神经和感觉纤维，支配声带上方和梨状窝区域的喉黏膜。喉（下）返神经起源于迷走神经右侧，在 T1 ~ T2 水平以下，在锁骨下动脉前方，绕动脉向后转，斜向上升至气管右侧，气管食管沟稍前方，在气管和气管之间穿行甲状腺。在左侧，喉下（返）神经起源于胸廓中的左迷走神经，位于主动脉弓前面。它向下移动，在环绕主动脉弓后，在动脉韧带后面的弓后面，斜向上升到气管的左侧。它从头颅进入颈部，到达气管的左侧，略位于气管食管沟的前面，但比右侧更靠近气管。喉下（返）神经不返的异常在右侧少见（＜1％），在左侧（＜0.1％）。这种异常情况的发生通常需要 3 种情况：右主动脉弓、食管后左锁骨下动脉和右动脉韧带右侧位。虽然三重异常非常罕见，但喉下（返）神经的不返的异常情况是手术的主要风险。两条喉下（返）神经沿其走行方向，向气管和食管（8 ~ 14 支）提供相同数量的神经纤维。到达咽食管交界处时，它们靠近食管，左侧通常比右侧近。在甲状腺下极附近，两条神经始终与甲状腺密切相关，并经常在甲状腺下血管的分支之间穿行。两侧喉下（返）神经的末端在上面通过，进入咽下收缩肌下缘的深部在环甲关节的正后方，支配杓间肌、环杓后肌和环杓外侧肌。偶尔主要终末支与喉上神经相通。由于喉下（返）神经和喉上神经供应相同的喉肌和黏膜，这种双重神经支配可能缓解喉下（返）神经损伤的一些后遗症[27-32]。

参考文献

[1] Oezcelik A，DeMeester SR（2011）General anatomy of the esophagus. Thorac Surg Clin 21：289–297

[2] Long JD，Orlando RC（2002）Anatomy，histology，embryology，and developmental abnormalities of the esophagus. In：Feldman M，Fieldman LS，Sleisenger MH（eds）Gastrointestinal and liver diseases. WB Saunders，Philadelphia，pp 551–560

[3] Gavaghan M（1999）Anatomy and physiology of the esophagus. AORN J 69：372–386

[4] Broering DC，Walter J，Halata Z（2009）Surgical anatomy of the esophagus. In：Izbicki JR，Broering DC，Yekebas EF，Kutup A，Chernousov AF，Gallinger YI，Bogopolski PM，Söehendra N（eds）Surgery of the esophagus. Textbook and atlas of surgical practice. Springer，Berlin/Heidelberg，pp 3–10

[5] Patti MG，Gantert W，Way LW（1997）Surgery of the esophagus. Anatomy and physiology. Surg Clin North Am 77：959–970

[6] Riddell AM，Davies DC，Allum WH，Wotherspoon AC，Richardson C，Brown G（2007）High-resolution MRI in evaluation of the surgical anatomy of the esophagus and posterior mediastinum. AJR Am J Roentgenol 188：W37–W43

[7] Huang Q（2011）Definition of the esophagogastric junction：a critical mini review. Arch Pathol Lab Med 135：384–3898

[8] Mittal RK，Balaban DH（1997）The esophagogastric junction. N Engl J Med 336：924–932

[9] Hayward J（1961）The lower end of the esophagus. Thorax 16：36–41

[10] Takubo K，Aida J，Sawabe M，Arai T，Kato H，Pech O，Arima M（2008）The

normal anatomy around the esophagogastric junction: a histopathologic view and correlation with endoscopy. Best Pract Res Clin Gastroenterol 22: 569–5483

[11] Kumoi K, Ohtsuki N, Teramoto Y (2001) Pharyngoesophageal diverticulum arising from Laimer's triangle. Eur Arch Otorhinolaryngol 258: 184–187

[12] Rubesin SE, Levine MS (2001) Killian-Jamieson diverticula: radiographic findings in 16 patients. AJR Am J Roentgenol 177: 85–89

[13] Sivarao DV, Goyal RK (2000) Functional anatomy and physiology of the upper esophageal sphincter. Am J Med 108 (Suppl 4a): 27S–37S

[14] Preiksaitis HG, Diamant NE (1997) Regional differences in cholinergic activity of muscle fibers from the human gastroesophageal junction. Am J Physiol 272 (6 Pt 1): G1321–G1327

[15] Skandalakis JE, Ellis H (2000) Embryologic and anatomic basis of esophageal surgery. Surg Clin North Am 80: 85–155

[16] Bombeck CT, Dillard DH, Nyhus LM (1966) Muscular anatomy of the gastroesophageal junction and role of phrenoesophageal ligament; autopsy study of sphincter mechanism. Ann Surg 164: 643–654

[17] Eliska O (1973) Phrenoesophageal membrane and its role in the development of hiatal hernia. Acta Anat (Basel) 86: 137–150

[18] Friedland GW (1978) Progress in radiology: historical review of the changing concepts of lower esophageal anatomy: 430 B.C.—1977. Am J Roentgenol 131: 373–378

[19] Miura T, Grillo HC (1966) The contribution of the inferior thyroid artery to the blood supply of the human trachea. Surg Gynecol Obstet 123: 99–102

[20] Williams DB, Payne WS (1982) Observations on esophageal blood supply. Mayo Clin Proc 57: 448–453

[21] Liebermann-Meffert D, Siewert JR (1992) Arterial anatomy of the esophagus. A review of literature with brief comments on clinical aspects. Gullet 2: 3–10

[22] Yan Y, Chen C, Chen Y, Wu Y, Shi Z (1998) Arterial patterns in the thoracic and abdominal segments of the esophagus: anatomy and clinical significance. Surg Radiol Anat 20: 399–402

[23] Liebermann-Meffert D, Lüscher U, Neff U, Rüedi TP, Allgöwer M (1987) Esophagectomy without thoracotomy: is there a risk of intramediastinal bleeding? A study on blood supply of the esophagus. Ann Surg 206: 184–192

[24] Orringer MB, Orringer JS (1983) Esophagectomy without thoracotomy: a dangerous operation? J Thorac Cardiovasc Surg 85: 72–80

[25] Phang K，Bowman M，Phillips A，Windsor J（2014）Review of thoracic duct anatomical variations and clinical implications. Clin Anat 27：637–644

[26] Cunningham ET，Sawcenko PE（1990）Central neural control of esophageal motility：a review. Dysphagia 5：35–51

[27] Cernea CR，Ferraz AR，Nishio S，Dutra A Jr，Hojaij FC，dos Santos LR（1992）Surgical anatomy of the external branch of the superior laryngeal nerve. Head Neck 14：380–383

[28] Haller JM，Iwanik M，Shen FH（2012）Clinically relevant anatomy of recurrent laryngeal nerve. Spine（Phila Pa 1976）37：97–100

[29] Skandalakis JE，Droulias C，Harlaftis N，Tzinas S，Gray SW，Akin JT（1976）The recurrent laryngeal nerve. Am Surg 42：629–634

[30] Liebermann-Meffert D，Walbrun B，Hiebert CA，Siewert JR（1999）Recurrent and superior laryngeal nerves：a new look with implications for the esophageal surgeon. Ann Thorac Surg 67：217–223

[31] Henry JF，Audiffret J，Denizot A，Plan M（1988）The nonrecurrent inferior laryngeal nerve：review of 33 cases，including two on the left side. Surgery 104：977–984

[32] Galletta G，Cesario A，Margaritora S，Granone P（2008）Anomalous intrathoracic left vagus and recurrent laryngeal nerve course. Ann Thorac Surg 86：654–655

第 26 章

外科技术：开放手术[①]

26.1　引言

贪门腺癌手术切除的选择和重建类型直接取决于肿瘤学特性，尤其是内脏切除（胃和食管）的范围和淋巴结切除术的选择（见第 14 章）。

如前所述，Siewert 的分类有助于外科手术的选择。为了正确定义手术计划，还应考虑到手术并发症和术后死亡率受器官选择和吻合位置的影响。

我们可以简单地断言 Siewert Ⅰ 需要食管次全切除术，通过管状胃重建消化道。使用经胸入路重建的选择被许多作者广泛认同，但是正如最近的国际案例研究所发表的那样，经膈肌裂孔食管切除术仍然是一种选择。对于 Siewert Ⅲ 型患者，可选择全胃切除术加远端食管切除术和纵隔内食管-空肠吻合重建。

Siewert Ⅱ 需要一个决定：食管切除、食管胃吻合术（如 Siewert Ⅰ），胃切除术和远端食管切除术伴纵隔内食管-空肠吻合或食管次全切除加全胃切除术，以及食管空肠吻合术重建。基于先前在 Siewert Ⅱ 型肿瘤中所描述的情况，我们选择食管切除术，如果肿瘤在食管内延伸超过 2 cm，我们将进行全胃切除术。另外，我们做一个全胃切除术 + 远端食管切除术 + 纵隔内吻合。

吻合的位置和类型是手术选择的一部分。我们不认为颈部吻合术是一种有效的系统的方法，这在控制肿瘤和术后并发症方面都没有优势；我们对不能接受开胸手术的患者保留颈部吻合术的选择。吻合术的类型是相当有争议的；文献没有足够的证据来确定最佳选择（第 20 章）。我们赞成使用器械吻合，以保证更大程度的标准化。

我们根据个人实践，基于临床经验、成果分析、文献比较，描述了最常用的外科技术。

---

① Simone Giacopuzzi，Andrea Zanoni，Giovanni de Manzoni，Upper Gastrointestinal and General Surgery，University of Verona，Italy

26.2 经胸食管切除术

26.2.1 腹部分期

26.2.1.1 站位

患者取仰卧位，双腿闭合，手术床中间有卷起的功能，以便于接近心脏。两臂平放患者两侧。术者站在患者的右侧，第一助手在对面，第二助手站在外科医生的左边。

26.2.1.2 切口

最常见的腹腔入路是脐正中切口，有时需要将切口延伸至脐下，尤其是肥胖患者。

最好将切口扩大到剑突的左侧，使食管裂孔更加明显。腹腔打开后，侧牵引牵开器和肋侧自持式牵开器牵开固定，以便更好地接近肋弓下区。

26.2.1.3 探查

第一步探查是直视和触诊肝脏表面，并检查壁腹膜、大网膜和膈下腹膜，以排除转移和腹膜种植。

探查时需腹腔灌洗细胞学检查；将约 200 mL 生理盐水倒入腹腔约 2 分钟，取至少 50 mL 的样本，以评估循环癌细胞。重要的是，在游离胃手术开始前进行此项检查，以避免对过多的红细胞进行非诊断性细胞学检查。如果病变累及胃后壁，则应切除小网膜，在小网膜囊内进行腹腔灌洗。探查膈肌角区，确认病变范围，需分离肝脏左三角韧带，用右手扳下肝左外叶，便于用电刀切开韧带。

切面必须在外侧 - 内侧方向进行，直到镰状韧带，使肝左叶完全游离，肝左叶可部分向右移位，完全暴露贲门前面。

26.2.1.4 胃的游离

将大网膜从胃上分离，距幽门约 5 cm 处从右到左分离，以便于胃网膜弓的可视化。助手拉结肠尾端，而术者用左手抬起大网膜并将其拉向头侧。这个操作使大网膜、结肠表面和横结肠系膜上表面之间的无血管分离面更加明显。大网膜从横结肠分离后进入小网膜囊。为了便于完成这一步，可以打开小网膜，助手用牵引带将胃拉开（图26.1）。继续向左解剖，直到脾脏的下极。应注意分离大网膜粘连，以避免牵引大网膜时导致脾包膜撕裂。术者将胃大弯拉向右侧，助手向尾侧牵引结肠，展平胃网膜左血管，胃网膜血管在起始处分开，以保证管状胃良好的血供。游离胃底继续选择性地结扎和切断胃短血管及胃脾韧带，直至左膈脚。

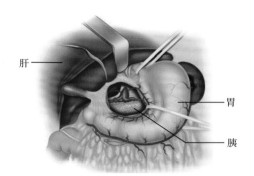

图 26.1　打开小网膜，牵拉胃体

结肠大网膜的游离在右侧十二指肠处完成。结肠肝曲的游离对这一步也是有用的，从而暴露十二指肠表面；在这基础上，更容易确定胃网膜右静脉的位置，在大约一半的病例中，胃网膜右静脉与结肠中静脉汇合，形成 Henle 静脉干。胃网膜右静脉与周围的组织部分分离，增加胃的活动度，注意不要损伤静脉。

助手向尾侧牵拉胃，向幽门上方延伸皱襞，与胃右动脉相对应。动脉必须在肝固有动脉起点附近结扎并分开。幽门静脉的识别和切除使上幽门上区完全游离，幽门上淋巴结清扫完成（第 5 组淋巴结）。

小网膜的完整切除是靠近肝下缘从下至上的沿膈肌脚切除。术者准备打开 Laimer-Bertelli 膜，并视情况游离食管。

松解胃胰韧带的粘连，一助向腹腔内上方牵拉胃，向胃内侧和向上移动以松解开后壁。在这一点上，胃和食管被拉到左边，使胃胰皱襞变得明显，显露胃左血管。一助右手放在胃小弯，用两个手指提起胃胰皱襞；左手用纱布将胰腺压向脊柱。这样胃左静脉就很明显，胃左静脉必须在根部结扎。下一步是确定胃左动脉，在靠近腹腔干的地方将其分离并结扎，注意清扫沿胃左动脉和腹腔干周围的所有淋巴结（第 7 和第 9 组淋巴结）。在胰上区和肝十二指肠前韧带行淋巴结清扫术（D2 淋巴结清扫术）。

胃不受血管轴（除了胃网膜左血管）和腹膜韧带的限制。为了使胃更加游离，可以进行 Kocher 手法。

26.2.1.5　消化道重建

利用直线性切割闭合器切断食管和胃。如果病变延伸到贲门以下，从胃平面进行解剖至关重要，从胃大弯开始，向小弯方向（距病变边缘约 5 cm）。胃完全游离，远端旋转时注意不要拉伸血管。距胃网膜弓约 3 cm 处切开大网膜，这对保持其完整性至关重要。Allis 钳夹住在胃大弯的预制管状胃的顶点。从这一点开始，术者利用直线性切割闭合器沿平行于胃大弯制作管状胃，管状胃的直径约 3 ~ 4 cm，长度约 5 ~ 6 cm。然后再沿胃小弯的方向进行截断。从幽门上方 2 cm 处的胃小弯开始，平行于胃大弯，距上一条缝合线约 4 ~ 5 cm。这就形成了一个在胸部阶段适合圆形吻合器进入的残胃（图 26.2）。缝合线用 4–0 可吸收缝线的连续缝合。

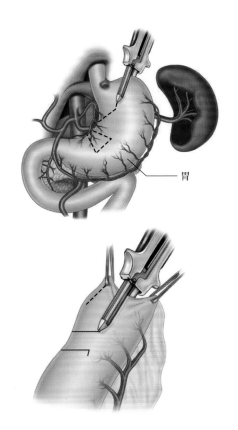

图 26.2　管状胃制作准备：制作胃状管，以便于圆形吻合器的进入

26.2.1.6　腹腔和纵隔食管切除术

向尾侧牵拉食管残端，显露出膈肌裂孔。通过精确操作，心包被膈肌隔开，术者切开前纵隔约 2 cm，以便更容易进入下纵隔。牵开器拉开膈肌脚，术者向上解剖纵隔食管。使用超声刀或电刀可以使这些步骤更容易。通常解剖是从后方开始的，从主动脉表面向两侧进行，以确保彻底切除包含下段食管周围和下纵隔淋巴结在内的食管周围组织（110–111 组淋巴结），如图 26.3 所示。

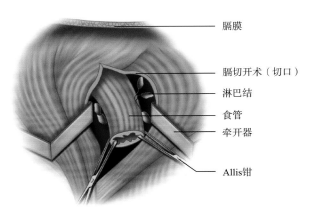

图 26.3　在前纵隔切开 2 cm 切口，术者向上游离纵隔食管，在横膈角上放置一个牵开器

意外打开左侧胸膜不一定需要行胸腔引流，但需术后观察可能发生的气胸和胸腔积液。打开右侧胸膜有助于食管的准确剥离。

应注意的是，我们建议只采用钝性手法进行前切除术。完成食管游离，引流管用缝线固定在食管残端。腹部操作至此已完成。

26.2.2 胸部阶段

26.2.2.1 体位和开胸术

患者取左侧卧位，右臂抬起并固定在臂板上。左腿弯曲。在左肩胛骨的顶端放置一个胸部卷枕，以扩大肋间隙。

在第五肋间的右前外侧开胸进入胸部。沿第六肋的皮肤切口，从背阔肌前缘到胸大肌外侧缘的长度一般不超 15 cm。

之后从锯齿肌表面分离背阔肌。锯齿肌的纤维被分离张开，露出肋平面。然后通过肋间隙进入胸腔，延长肋间肌的部分，向后低于胸部背肌。

26.2.2.2 食管切除术

探查胸腔后，纵隔胸膜在奇静脉上下缘水平分开。静脉周围被 Finocchietto 包围，小心不要损伤右支气管动脉，因为右支气管动脉可能会被切断。奇静脉结扎切断。从上向下沿食管前缘切开纵隔胸膜，后沿奇静脉方向切开。游离食管从气管隆嵴下方开始，电凝切断食管血管。用 Penrose 管套住食管，由第一助手向上牵引。因此，外科医生可以沿着食管的整个长度完成对食管的切除，同时注意整体切除中下段食管周围淋巴结和下纵隔淋巴结（108–110–112 组淋巴结）。一定要小心地采用钝性剥离的方式将食管从部分气管膜分离出。奇静脉上方进行吻合，但如有必要，我们可以将切除范围扩大到胸前。然后将管状胃拉入胸腔。

26.2.2.3 吻合术和淋巴结切除术

有不同的吻合术，可以用来恢复食管胃的连续性。我们的选择是利用一个 25 mm 圆形吻合器进行端-端吻合术，这样可以使其标准化并且相对容易实施；将食管残端从气管隆嵴上方游离出来，术者在奇静脉上方约 2 cm 处放置荷包钳，穿入荷包线。切断食管，评估荷包缝合的完整性，应注意缝合处的黏膜。置入两个 Allis 钳，操作者将圆形吻合器的铁砧头插入荷包内，并收紧荷包钱打结。纵隔现在完全游离，很容易切除隆突淋巴结（No.07 组淋巴结），因为解剖应该从右支气管的下缘开始；在此处，可以识别出右迷走神经，其支气管和心脏分支必须加以小心，选择性地切断食管支。如果事先保留支气管动脉，在淋巴结清扫时，可以识别支气管动脉并会被抬高，以避免损伤。解剖采用双极，先在右支气管边缘从下向上的方向进行解剖，然后沿左支气管从上向下的方向进行。

26.2.2.4 吻合

为了制作食管胃吻合术的管状胃，使用线性吻合器从先前的缝合线开始向胃大弯方向进行（图 26.4）。

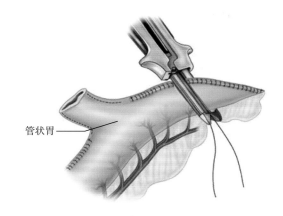

图 26.4　管状胃制作完成

在选择管状胃断面高度时，应考虑充分的血供和无张力吻合。

管状胃不宜太长，因为长的管状胃不能完全置于后纵隔，但它会在游离胸腔中运行，在腹部和胸部之间的压力梯度较大，管状胃排空会延迟，反流增加。

然后，使用两个 Allis 钳将残胃提起，并从侧面打开。通过胃侧方开口将圆形吻合器放入管状胃。线性闭合器的尖端靠近缝合线（图 26.5）。这样，吻合器的砧头位于食管中，吻合器杆位于管状胃中。因此，收紧吻合器，检查胃和食管是否对齐，击发吻合器。重要的是线性缝合线的夹子和环形缝合器之间只有一个交叉角，以减少吻合的薄弱点。使用 60 mm 切割闭合器关闭胃壁开口（图 26.6）。然后，用一个连续的缝合加固创面。

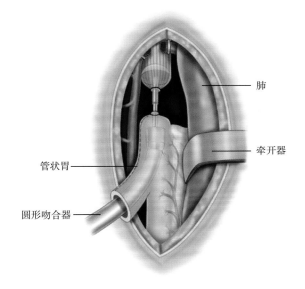

肺

牵开器

管状胃

圆形吻合器

图 26.5　圆形吻合器枪身置入管状胃腔内

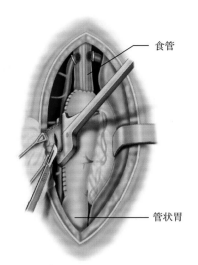

食管

管状胃

图 26.6 用 60 mm 切割闭合器关闭胃腔开口

有关技术的考虑有以下几个方面。

①管状胃的宽度：胃腔直径不应大于 4 cm，这样，胃腔受腹部和胸部之间的压力梯度的影响较小，因为只有一小部分胃窦位于膈下，而且整个胃腔可以放置在后纵隔。此外，较小的直径确保器官血管化更好。

②幽门成形术：幽门括约肌切开术是不必要的；我们刚刚完成了一项关于用这种手术的试验，结果显示在固体和液体排出及反流方面没有显著差异（数据未公布）。

③端端吻合术：我们的技术提供了端端吻合的优点是吻合口周围有适当的血管化，没有缺血区。

26.2.3 非开胸的经裂孔食管切除术（Orringer 手术）

26.2.3.1 体位

取平卧位，手臂内收平放，头部后仰偏向右侧。为更好显露颈部，拉加颈部后仰，可肩部垫高，为了伸展头部，露出颈部。

26.2.3.2 腹部操作

该步骤的探查与胃的游离和经胸食管切除术中的相似。我们更喜欢在进行纵隔和胸段食管的解剖操作之前先将胃切除。无需对圆形吻合器制作一个插入口。应用多个直线切割闭合器，从 His 角的顶端开始，平行于胃大弯，直至胃小弯侧幽门上 2 cm，将胃切割分为两部分。缝合线在幽门近端 2 cm 处停止，在较小的曲度上，减小胃窦的大小。可吸收缝合加固创面。

26.2.3.3 颈部操作

颈部操作可由另一个外科团队与腹部操作同时进行。左胸锁乳突肌的前边缘取长 6 ~ 7 cm 切口。必要时，可将切口伸出颈静脉上方 2 cm。

颈阔肌分离后，会看到胸锁乳突肌的胸骨缘，并在颈浅筋膜切开后，仔细地从侧面解剖。电刀切开肩胛舌骨肌内侧，打开颈中筋膜，露出颈部主要血管。通常，我们更喜欢在切口的远端切除一些胸骨舌骨肌，以增加手术范围。

一助站在患者的右边，用两个手指轻轻地将甲状腺左叶向右移位。甲状腺下动脉、甲状腺静脉常在手术野穿过，需结扎切断。继续向椎前筋膜剥离。沿着椎前筋膜，手指钝性分离，游离颈段食管后方，继续在上纵隔管远端分离。钝性分离食管与气管之间的软组织。

手指提起部分颈部食管，横向置入直角夹钳牵引，并用棉带悬吊。通过精确操作，可以将纵隔内的食管完全游离到气管隆嵴。

26.2.3.4　纵隔操作

在颈淋巴清扫的同时，也将下纵隔解剖。术者牵拉食管边缘，手指钝性分离将心包从膈肌上分开。将膈肌前方切开约 2 cm 是有用的。若不牵回膈肌，直视下将食管游离到颈部是可能的。然后，解剖时将右手指伸入膈肌裂孔继续分离，在牵引的情况下，将右手伸入食管后方。这样，食管可与椎前筋膜分离。

同时，在颈部，用"剥离子"完成相同的操作。当胸段食管完全从背部游离时，可以继续向前进行，注意中纵隔组织。食管本身组织（动脉或迷走神经食管分支）可以被一个直角夹钳包围，然后用电刀进行解剖。当整个食管胸段完全游离时，附在下段食管上的管状胃被拉出，并从颈部切口取出。然后管状胃移到颈部。

26.2.3.5　颈部吻合

我们可以选择不同的颈部吻合术，取决于食管的长度和管状胃的长度。对于食管颈胸段鳞癌，我们更倾向于传统的手工吻合术，以确保合适的切缘；对于食管腺癌，可选择器械吻合。

端侧吻合：将 21 mm 圆形吻合器铁砧头置于食管残端，打开管状胃顶端，置入圆形吻合器杆，在距顶端 4 ~ 5 cm 处，尖端从管状胃后壁伸出并完成吻合。吻合时要注意吻合线内不要有网膜组织。管状胃断端是用线性吻合器闭合的。加固缝合所有创面（图 26.7）。

侧对侧吻合：食管后壁与管状胃后壁在其侧缘用浆膜肌连续缝合，长度 5 cm。在两个器官上分别打开两个对称的小孔后，插入线性缝合器并击发。共同开口是用线性闭合器封闭的。所有创面加固缝合（图 26.8）。

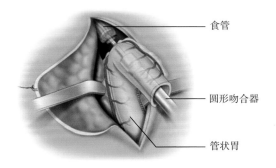

图 26.7　21 mm 圆形吻合器完成端侧吻合

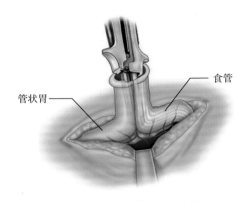

食管

管状胃

图 26.8　订舱完成侧对侧吻合

26.3　全胃切除术

26.3.1　胃切除术

手术的第一个目标是正确显示心底区。切断左三角韧带游离肝左外侧叶。然后，需要将大网膜从横结肠上剥离，这样更容易到达无血管解剖平面。按从右向左的方向将大网膜从横结肠系膜剥离，继续向上剥离胰头和胰体表面腹膜（网膜囊切除术）。完整切除大网膜后，术者横断膈 - 结肠韧带和肝 - 结肠韧带继续游离右结肠肝曲，横断膈 - 结肠韧带和脾 - 结肠韧带继续游离左结肠脾曲。打开小网膜后，一助向尾侧牵拉右半结肠和横结肠，同时在胃体放置牵拉条，二助利用牵引带将胃向头侧牵拉。一旦大网膜和右结肠肝曲游离后，就可以确定胃网膜右血管和幽门下淋巴结。胰腺下缘游离后，在胰十二指肠前上静脉水平上识别并结扎胃网膜右静脉；分离胃网膜右动脉，并从胃十二指肠动脉起始处将其结扎，清扫幽门下淋巴结。

接着，从肝固有动脉起始处分离显露胃右动脉并结扎离断，清扫幽门上区域淋巴结（No.5）。此处，可实现整个胃窦和十二指肠的第一部分的完整游离，即用吻合器在幽门远端 1 ~ 2 cm 处切断十二指肠。可吸收缝线加固断端。靠近肝脏下缘切断小网膜完成胃的游离。异常或副肝动脉可能起源于胃左动脉，位于小网膜内。通常，这条动脉是孤立的，结扎该动脉不会损伤肝功能。因此，切断胃胰韧带、起始脾门处的胃短血管和胃网膜血管。将胃牵拉，显露胃左血管，解剖分离至腹腔干起始处，清找周围脂肪组织及淋巴结（7 组）。解剖 Laimer-Bertelli 膜，贲门、腹段食管整体游离，左、右心淋巴结转移（1 ~ 2 组）。胃被展开，食指钝性分离食管后壁疏松的结缔组织。切断双侧气管迷走神经是必要的，以便向下牵引更长食管。下一步是从膈肌裂孔处垂直切取膈肌 2 ~ 3 cm。这样，钝性分离膈肌与心包的粘连，腹部和纵隔食管可被游离出 5 ~ 6 cm。膈肌用特殊的牵开器牵开，荷包缝合食管后，在离心脏近端分离食管 4 ~ 5 cm。

远端食管、胃、大网膜和周围脂肪组织、胃周淋巴结被整体切除。

26.3.2　消化道重建

我们选择 Roux-en-Y 重建。从 Treitz 韧带检查第一空肠袢及其血供是有必要的。由于个体的解剖差异，第一和第二级空肠动脉不应用于袢的旋转。通常，肠系膜和空肠袢在空肠动脉起始处的第二和第三血管弓之间被切断。打开相应肠系膜后，空肠袢可被提起，以确保间置空肠的足够长度。重建的第一步是空肠吻合术，可采用手工或器械吻合。

在手工吻合中，重建采用 4-0 可吸收缝线，两层间断缝合。在器械吻合中，圆形的吻合器（通常为 21 mm）穿过近端空肠段边缘，在进入肠袢内 30 ~ 40 cm 处，推出钉子。

在 Roux-en-Y 袢底部的空肠袢上置入荷包钳、荷包线，插入铁砧头后收紧打结。连接吻合器与砧座后，完成端侧吻合，并将肠系膜放置在同一水平面上。吻合口采用可吸收线单层缝合。再行食管空肠端侧吻合，切除空肠 5 ~ 6 cm，保留肠系膜，实现充分血供、无张力吻合。

在食管残端，用荷包钳或手工进行荷包缝合，置入圆形吻合器的砧座（通常为 25 mm 管型吻合器）。通过输入袢的近端置入吻合器杆，完成吻合。用线性闭合器切断空肠边缘，用 4-0 可吸收缝线加固缝合。总之，食管空肠器械吻合术需加固缝合。

参考文献

[1] Battocchia A，Laterza E（2002）Le malattie dell'esofago. Piccin Nuova Libreria，Padua，pp 443–456，497–516

[2] Cordiano C，de Manzoni G（1991）Staging and treatment of gastric cancer. Piccin Editore，Padua，pp 243–278.

[3] Cordiano C，de Manzoni G，Guglielmi A（1996）Il trattamento del carcinoma gastrico. Collana monografica della società italiana di chirurgia. Società italiana di Chirurgia，Roma，pp 245–250

[4] Cordiano C，Stipa V，Tendella E（1982）Chirurgia dell'esofago e dell'ipofaringe，Trattato di tecnica chirurgica，vol. V/2. Piccin Editore，Padua，pp 700–800

[5] de Manzoni G（2012）Treatment of esophageal and hypopharyngeal squamous cell carcinoma. Springer，Milan，pp 241–256

[6] Orringer MB（2005）Transhiatal esophagectomy without thoracotomy. Oper Tech Thorac Cardiovasc Surg 10（1）：63–83. doi：10.1053/j.optechstcvs.2005.03.001

第 27 章

外科技术：微创手术[①]

27.1　腹腔镜食管次全切除术

患者处于仰卧位并且固定手和腿。我们采取五孔法。摄像端口由肚脐插入，其余 4 个穿刺孔呈 V 字形排列：一个 5 mm 的穿刺孔位于右侧季肋区，另一个 10 mm 的穿刺孔在之前两个穿刺孔连线弧线的中间。剩下的两个 10 mm、5 mm 穿刺孔和之前的穿刺孔呈镜面对称分布。术者站在患者的右侧，扶镜手在患者的两腿之间，第一助手站在患者的左侧。

在 12 mmHg 的气腹压建立以后，我们置入一个 Penrose 引流管来提起左侧肝叶。3 根缝合线固定在引流管上，彼此之间相距约 5 cm。我们在膈肌和肝脏之间的三角韧带中，在靠近镰状韧带的地方创建了一个孔隙。通过这个孔隙我们将固定在引流管（从下到肝脏的上方）中间的缝合线穿过，然后通过剑突附近的 Endo CloseTM 穿刺器（Covidien，Mansfield，MA，USA）将其从腹腔中拉出。第二根缝合线从三角韧带的右侧拉出腹腔，第三根缝合线从剑突的左侧拉出。3 根缝合线同时提起以用来抬起肝脏。

---

① 　Simone Giacopuzzi，Andrea Zanoni，Maria Bencivenga，Giovanni de Manzoni，Upper Gastrointestinal and General Surgery，University of Verona，Italy

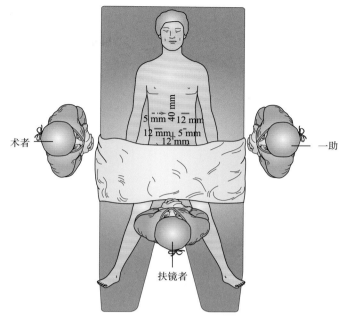

图 27.1　术者和患者体位

　　解剖从胃结肠韧带开始，距胃网膜弓 3 cm。务必小心保护血管弓来保证胃的血供。助手用右手钳抬起胃体（而不是放在器械弯曲处以免损伤它），同时左手将较大的网膜尾部向左侧拉。术者用左手将较大的网膜尾部向右侧拉，因此产生一个三角形（这个必须在网膜区域的解剖过程中持续保持）使得网膜区域的解剖变得十分清晰。通常我们用超声刀来切开大网膜。左侧胃网膜静脉被找到并分离出来。胃短静脉和胃膈韧带被分离直至食管裂孔。最精细的步骤是解剖网膜右侧区域，因为这里可以遮盖胃网膜右静脉；如果没有给予足够的注意，特别是对于肥胖患者，这条静脉可能会被损伤。在这种情况下，为了更好地定位，找到并沿着结肠中血管解剖可能是有用的。小网膜被切除。助手用右侧手术钳抬起胃胰襞，左手用纱布下压胰腺。胃左静脉和动脉的根部比较容易找到。然后静脉用夹子结扎并离断。肝总动脉淋巴结（8a 组）被提起，而且动脉周围神经的解剖平面很容易找到。按照这种方式，继续朝胃左动脉进行淋巴结清扫。动脉左右的软组织被分离，动脉右侧的清扫可以想象为按 "U" 形线清扫，左侧的可以想象为 "V" 形。通过种方法，可以解剖出肝总动脉、腹腔干，以及近端脾动脉，并且可以离断胃左动脉（图 27.2）。肝总动脉及脾远端动脉淋巴结的清扫标志着淋巴结清扫术的完成。打开右侧膈肌脚。通过朝下方拉胃，Laimer-Bertelli 膈食管膜被打开，食管被游离出来并且周围放置引流管。通过左侧穿刺空置入 Endo-GIA 切割闭合器，从贲门下离断胃。我们通常会在左侧切开一小部分膈肌脚。助手拉住末端食管，术者沿膈食管解剖 4 ~ 5 cm。

　　胃通过与幽门在腹壁上的投影相一致的横切口从腹膜腔中取出。在开腹的情况下重建一个管胃。在重新置入腹腔后，管胃与食管残端用两针缝合。患者改为左侧卧位，继续按照上述方法进行胸部的开放手术。我们并不认为在微创手术中进行胸腔内吻合是必要的，原因是考虑到技术难度高及吻合口裂开的风险。我们在用于治疗鳞状细胞癌的三野食管切除术中保留了完全微创手术。

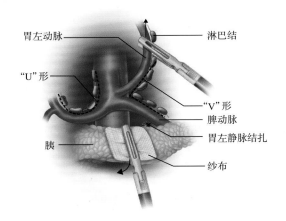

图 27.2 胰上淋巴结清扫，右侧呈"U"形，左侧呈"V"形

27.2 腹腔镜下全胃切除术

在我们的操作中，术者在右侧，一助在左侧。

对于腹腔镜下全胃切除术，我们通常使用 5 个穿刺器。穿刺器的位置呈"V"形，并且顶点位于肚脐：首先我们在开放状态放置肚脐的穿刺器，然后在显示器的观察下放置右边两个穿刺器及左边两个穿刺器。在右侧，上端的穿刺器位于肋下 1 cm，下端的穿刺器位于上端和肚脐穿刺器的中间。在左侧，穿刺器的位置几乎是相同的，但是上端的穿刺器距离肋弓 3 cm。

肚脐和右侧低位的是 12 mm 的穿刺器，其余的都是 5 mm 的穿刺器。在上腹部增加一个 5 mm 的穿刺器可用于肝脏抬举。

考虑到目前我们仅在早期胃癌的情况下采用腹腔入路，部分大网膜切除术是笔者进行 LTG 的第一步。

在这一步骤中，助手右手提起胃前壁，左手向下牵拉近结肠侧大网膜，术者从距离胃大弯 4 ~ 5 mm 处大网膜开始离断进入网膜囊。然后，解剖继续向左侧进行直到左胃网膜静脉及动脉，离断胃网膜左动脉至脾下极之间的滋养动脉。为了便于这部分的操作，应将患者置于头低足高位并向右倾斜。同时 4sb 和 4d 组淋巴结被清除。接下来，我们解剖胃短血管，从脾脏到贲门区分离胃的大弯侧。

然后，我们继续行右侧大网膜部分切除术，从胰头到十二指肠降段，解剖横结肠系膜与大网膜的融合界面。在这个步骤中，助手向上及左侧抬起胃窦后壁，向下中部推横结肠系膜。

在仔细解剖这个融合界面的同时，胃网膜右静脉和动脉的根部会暴露出来，然后它们在胰头水平处被离断和结扎。作为一个正确的 6 组淋巴结清扫术，此区域至胰十二指肠上静脉的软组织均应被切除。

下一步是在近端十二指肠的内侧壁和胰头之间进行解剖来暴露胃十二指肠动脉。然后我们继续沿着胰腺上缘进行分离，仔细分离开胰腺和肝总动脉之间的平面，暴露出胃右动脉。此时，我们转换到从胃的前面进行操作。

在助手左手向下推胃前壁，右手抬起小网膜时，术者小心地沿着十二指肠上缘和远端胃进入之前的解剖空间，在切除幽门上第 5 组淋巴结时确保不要损伤胃右动脉。此时，十二指肠被切断，然后抬起胃放置在左侧。

接下来，我们继续进行胰上分离，小心提起淋巴组织，沿着自然平面分离，在内侧和背面以肝固有动脉和门静脉为界，尾端为肝总动脉，侧面为腹腔干。在这个分离中，冠状静脉通常会在腹腔干右侧或者肝总动脉头侧或尾侧暴露出来，我们离断它并继续进行解剖，游离清扫腹主动脉和腹腔干近端右侧的淋巴脂肪组织。我们继续沿着胰腺上缘进行解剖，沿着脾动静脉及左侧肾上腺到脾门之间切除所有淋巴组织。当解剖到了左侧腹腔干的时候，就可以看见并分离结扎胃左动脉根部。在胰上分离的过程中，依次清除第 8a、第 9、第 11p 和第 7 组淋巴结。

到此时，我们开始从心脏右侧区域清扫胃小弯测（1 组和 3 组淋巴结），然后分离出食管并且离断迷走神经的前支和后支。

此时，如果我们想进行手工吻合，我们会做一个 5 ~ 6 cm 的腹正中切口，然后像开放式全胃切除术一样进行 Roux-en-Y 吻合术。

如果我们要进行体内吻合术，我们通常使用线性吻合器。在我们用线性吻合器切开食管后，我们稍微加宽脐部的穿刺孔，从而通过这个切口取出标本。然后，通过这个切口，我们可以准备空肠袢，并进行食管—空肠侧侧吻合术。此时，我们同时在末端食管左侧及空肠臂做了插入孔，通过这两个插入孔我们置入线性吻合器并完成食管侧壁和空肠的吻合术。共同开口由手工缝线缝合（图 27.3）。

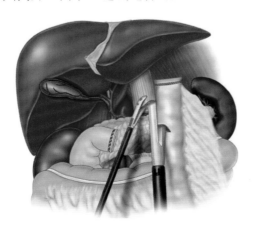

图 27.3　食管—空肠侧侧吻合术

参考文献

[1] de Manzoni G（2012）Treatment of esophageal and hypopharyngeal squamous cell carcinoma. Springer，Milan，pp 257–270

[2] Inaba K，Satoh S，Ishida I et al（2010）Overlap method：novel intracorporeal esophagojejunostomy after laparoscopic total gastrectomy. J Am Coll Surg 211（6）：e25–e29. doi：10.1016/j.jamcollsurg.2010.09.005

[3] Kitaino S，Yang HK（2012）Laparoscopic gastrectomy for cancer：standard techniques and clinical evidences. Springer，Tokyo/London

[4] Shinohara T，Kanaya S，Yoshimura F et al（2011）A protective technique for retraction of the liver during laparoscopic gastrectomy for gastric adenocarcinoma：using a Penrose drain. J Gastrointest Surg 15：1043–1048. doi：10.1007/s11605-010-1301-0

第 28 章

腹腔镜下经左侧膈肌加左胸辅助孔 Siewert Ⅱ型食管胃结合部癌根治术

患者取平卧分腿位，头高 45°~60°。术者位于患者左侧，第一助手位于患者右侧，扶镜手位于患者两腿之间。我们在传统五孔法的基础上，增加左胸辅助孔（图 28.1a、28.1b）。镜头孔位于脐下，1 号孔（12 mm）位于左侧腋前线肋缘下 2 cm，2 号孔（5 mm）位于左侧锁骨中线脐上 2 cm，3 号孔（5 mm）位于右侧锁骨中线脐上 2 cm，4 号孔（5 mm）位于右侧腋前线肋缘下 2 cm，5 号孔（12 mm）位于右侧腋前线第 6、第 7 肋间。

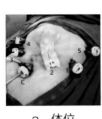
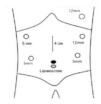
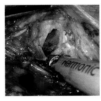

a 体位　　b Trocar 分布　　c 切开左侧膈肌及左侧胸膜

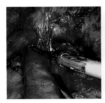

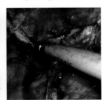

d 游离显露双侧下肺静脉　　e 下纵隔 No 110 组淋巴结清扫　　f 下纵隔 No 112 组淋巴结清扫

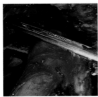
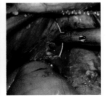

g 经左胸辅助孔离断食管　　h 直视下完成胸腔内食管空肠 Orvil 吻合　　i 吻合口浆肌层连续缝合

图 28.1　Trocar 布局及术中实例

建立气腹，气腹压常规设置在 12 ~ 14 mmHg，对于高龄、心肺功能欠佳的患者，可适当降低气腹压。气腹完成后，行腹腔探查，如无腹腔内转移，腹水脱落细胞阴性，则行进一步根治性手术。

首先行肝脏悬吊，用超声刀自肝十二指肠韧带左侧切开肝胃韧带，向头端游离至右侧膈肌角，部分患者可见副肝左动脉，予以结扎切断。于剑突下约 2 cm 穿入荷包针单针，在三角韧带中近镰状韧带的无血管区由左向右穿过，绕过肝圆韧带后自原穿刺点旁穿出。助手将肝脏抬起，主刀以 hemolock 夹将荷包线固定于肝胃韧带切开处，一般 2 ~ 3 处。助手上提腹壁外荷包线至肝脏悬吊满意位置，两线间可放置纱布一块，打结固定。

28.1 腹腔淋巴结清扫

助手左手在前，右手在后，展开大网膜，主刀下牵横结肠，自横结肠中部向左右两侧游离大网膜与横结肠附着处，左侧游离至近胰腺尾部，右侧将大网膜与横结肠肝区附着处完全切开。充分显露胰腺及胃后壁。对于体型较瘦的患者，向右侧游离时需认真辨别，避免损伤横结肠系膜，造成结肠缺血坏死。

自胰腺下缘游离显露肠系膜上静脉，探查肠系膜上静脉淋巴结（No 14V）。

拓展胃结肠系膜间隙，于胰十二指肠上静脉汇入处上方结扎胃网膜右静脉，于胰腺上缘显露胃网膜右动脉后，结扎切断，并清扫幽门下淋巴结（No 6）。

游离胰腺背膜，显露胃十二指肠动脉后，自远心端向近心端分离显露至肝固有动脉，于肝固有动脉与十二指肠之间无血管区切开后（将胃管退至 35 cm），置入腔内直线切割闭合器切断十二指肠。先离断十二指肠可以帮助助手更好地显露胰腺上区及幽门上区，帮助主刀更加轻松地完成肝十二指肠韧带旁及胰腺上区的淋巴结清扫。

将胃牵向左上方，循肝固有动脉向肝门方向游离，显露胃右动静脉，分别予以切断，并清扫幽门上淋巴结（No 5）。

清扫胰腺上区，以胰腺背膜为指引，显露胃左静脉，自根部结扎切断。游离并清扫肝总动脉前方淋巴结（No 8a），助手上提肝总动脉，下压胰腺，进入肝总动脉与门静脉之间间隙，拓展层面后清扫肝总动脉后方淋巴结（No 8p）。8p 淋巴结的清扫并不作为常规，一般根据术前影像学检查和术中探查结果而定。向肝十二指肠韧带方向进一步游离并清扫肝十二指肠韧带内（沿肝动脉）淋巴结（No 12a）。沿脾动脉显露并清扫脾动脉干淋巴结（No 11）。显露胃左动脉，予以双重结扎后切断，清扫胃左动脉干淋巴结（No 7）、腹腔动脉周围淋巴结（No 9），充分拓展胃后间隙，向上游离至两侧膈肌脚处。

于胰尾部显露胃网膜左动静脉，结扎切断后清扫胃大弯淋巴结（No 4）、脾门淋巴结（No 10）。向头侧游离切断胃短血管，清扫贲门左淋巴结（No 2）。

沿胃小弯侧游离清扫贲门右淋巴结（No 1）、胃小弯淋巴结（No 3）。

28.2 下纵隔淋巴结清扫

自食管右侧向左侧游离，切开膈食管韧带，右侧显露心下囊，左侧自食道左外上方切开左侧膈肌，长约 8 cm（图 28.1 c）。清扫膈下淋巴结（No 19）、膈肌食管裂孔淋巴结（No 20）。

进行下纵隔淋巴结清扫：清扫范围上界为下肺静脉水平，下界为膈肌脚处，前界为心包后壁，后界为胸主动脉前方，双侧界为下肺韧带。完整清除胸下部食管旁淋巴结（No 110）、膈上淋巴结（No 111）、后纵隔淋巴结（No 112）。自下肺静脉水平进行食管系膜裸化（图 28.1 d）。No 110 组淋巴结解剖标志：下肺静脉的尾端边缘至胃食管联合部（图 28.1 e）。No 111 组淋巴结解剖标志：位于膈顶上方，临近或位于膈角后方。No 112 组淋巴结解剖标志：下肺韧带内（图 28.1 f）。

28.3 胸腔内食管空肠吻合

自 5 号 Trocar 孔置入腔内直线切割闭合器，于肿瘤上缘 3 cm 切断食管（图 28.1 g），取上腹正中切口，移除标本，送术中冰冻，上切缘阴性后再行吻合。

吻合方式：采用全腹腔镜下 Orvil 吻合（图 28.1 h）：自屈氏韧带远端约 30cm 切断空肠，自远端断端置入吻合器身，经空肠对系膜缘穿出。经口放置 Orvil 抵钉座，全腔镜下行食管空肠端侧吻合，空肠断端以直线切割闭合器关闭。

吻合口均在腹腔镜下行浆肌层缝合加固（图 28.1 i）。距食管空肠吻合口远端 45 ～ 60 cm 空肠与输入袢空肠行布朗吻合。

28.4 该术式的主要优势

该术式主要应用于 Siewert Ⅱ型食管胃结合部腺癌的经腹微创手术治疗。目前，针对食管胃结合部腺癌的分型多采用 1987 年德国学者 Siewert 等提出的 Siewert 分型，Ⅱ型指肿瘤中心位于齿状线上 1 cm 至齿状线下 2 cm。AEG 主要通过淋巴结转移，大量研究证实腹腔及纵隔淋巴结清扫对 AEG 有重要价值。针对 Ⅱ型 AEG 的纵隔淋巴结转移率的研究表明，其纵隔淋巴结转移率与肿瘤侵犯食管的长度密切相关，当肿瘤上端侵及 EGJ 上方 2 cm 时，下纵隔的淋巴结转移率升高；当侵及 EGJ 上方 3 cm 以上时，上中纵隔的淋巴结转移率增加。因此，对于 Ⅱ型 AEG，肿瘤侵犯 EGJ 上方 2 cm 以内时，手术应常规行下纵隔淋巴结的清扫，但当肿瘤侵犯食管 ≥ 3 cm 时，则需同时清扫中、上纵隔的淋巴结。在日本多中心的前瞻性研究中，Siewert Ⅱ型 AEG 的纵隔淋巴结转移以下纵隔为主，其中以 N110 淋巴结转移最为常见，转移率为 9.0%，N111、N112 淋巴结转移率分别为 3.4% 和 2.0%。因此，目前普遍认为，针对食道受侵距离小于 3 cm 的食管胃结合部腺癌可以仅行下纵隔淋巴结清扫。解放军总医院第六医学中心通过增加胸腔辅助孔，使下纵隔淋巴结的清扫路径更短，操作更加灵活，视野更加清晰，可以充分显露双侧下肺静脉，降低术中副损伤的风险。解放军总医院第六医学中心的相关研究结果提示，下纵隔淋巴结清扫数为 6.2 ± 4.09 枚，110 组淋巴结阳性率为 9 ± 12.45%，与既往报道基本相符，可以达到满意的效果。而清扫平均时间为 20.6 ± 6.84 分钟，较经食管裂孔行下纵隔淋巴结清扫的时间大为缩短。

该术式的另一大优势在于，通过切开左侧膈肌及左胸辅助孔，可以满足较高食道切缘的要求，对于食道侵犯范围较大的患者来说，该术式可以达到更加安全的肿瘤学要求（图 28.2）。肿瘤部位的特殊性使得局部空间狭小，肋弓及膈肌的遮挡使得食管胃结合部腺癌开腹手术状态下的淋巴结清扫和消化道重建都变得极为困难。然而，腹腔镜设备和技术的不断发展，腹腔镜良好的放大效果，以及 30° 腹腔镜在视角上的优势，极大地改善了传统开腹手术视野的局限。但是，对于体型肥胖、肿瘤位置偏高、肿瘤较大的患者行腹腔镜经腹食管裂孔入路可能无法保证完整切除肿瘤或下纵隔淋巴结清扫困难，若术中中转开胸，可能会导致手术时间延长、手术风险增加。而切开左侧膈肌及左侧胸膜后，下纵隔空间得到了进一步的拓展，可以清晰显露食道下段及下纵隔各区域淋巴结。另外，胸腹腔镜 Ivor-Lewis 术中变化体位后，腹腔情况不易判断，系膜扭转、系膜出血常有发生。经腹食管裂孔入路行食管空肠吻合，往往由于空间狭小，无法完成较高部位的吻合。对于分期 ≥ cT2 的 Siewert Ⅱ 型 AEG，一项回顾性研究显示：在 45 例切缘阳性的病例中，91% 的切缘距离 < 3 cm，且切缘距离 < 3 cm 是切缘阳性的危险因素。另一项纳入 505 例 AEG 的回顾性研究发现，离体食管切缘距离 > 3.8 cm（在体距离约 5 cm）是影响预后的独立危险因素。解放军总医院第六医学中心完成的食道上切缘距肿瘤的平均距离（离体距离）为 3.2 ± 0.84 cm，无一例系膜血运障碍或系膜扭转的发生，上切缘的术中冰冻及术后病理均为阴性，在切除的安全距离方面得到了很好的保障。

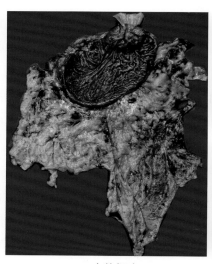
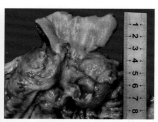
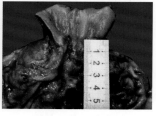

a 大体标本　　b 食道切缘距肿瘤距离　　c 肿瘤下缘距齿线距离

图 28.2　术后病理展示

在胸腔内消化道重建方面，该术式也有着较大的优势。吻合口瘘是食管癌及贲门癌术后最严重的并发症，其病死率高达 44.7%。一项腹腔镜辅助经左胸行食管胃结合部癌根治术的报道中，6.8% 的患者出现术后吻合口漏。而另一项纳入 160 名患者的临床研究中，发现吻合口加固缝合组术后吻合口漏发生率更低。一项近期的动物实验也表明，端端吻合后行加固缝合，吻合口漏发生率降低。因此，行胸腔吻合后如能行浆肌层加强缝合，有利于降低术后吻合口漏的发生。在解放军总医院第六医学中心早期开展的切开左侧膈肌完全腹腔镜下食管胃结合部癌根治术中，我们发现如食道拟切除位置偏高，经腹行食道切断及吻合后吻合口浆肌层包埋较为困难，浆肌层包埋平均时间为 11.2 ± 2.77 分钟，经腹操作路径较长及角度过大是其主要的原因。而经左胸第 6、第 7 肋间加左胸辅助孔后，几乎平行状态下行食管离断及吻合口缝合，操作便利，吻合口浆肌层缝合牢固，浆肌层缝合时间明显缩短。由于浆肌层的确切缝合，使吻合口漏发生率显著降低，术后可鼓励患者早期进食，该组患者进食平均时间为 2.2 ± 0.45 天，符合快速康复外科的理念。

28.5　注意事项

首先，该术式需要打开左侧胸膜，因此术后胸腔积液较为常见。为预防术后气胸及肺部感染的发生，常规经左胸辅助孔放置闭式引流，一般术后 2 ～ 3 天根据引流量可予以拔除。同时，术后需要加强呼吸道的管理，尤其对老年长期吸烟的患者，加强翻身拍背、雾化排痰等工作。

其次，需要注意膈肌的缝合关闭，以 降低术后膈疝的发生。以倒刺线自左上角向食道侧缝合，一般剩余间隙大约容一引流管粗细，0.8 ～ 1 cm。同时，必须注意的一点是，胸腔负压引流压力不宜过大，电动负压装置需慎重使用。

参考文献

[1] HUANG Y，LIU G，WANG X，et al.Safety and feasibility of total laparoscopic radical resection of Siewert type Ⅱ gastroesophageal junction adenocarcinoma through the left diaphragm and left thoracic auxiliary hole[J]. World J Surg Oncol，2021，19（1）：73.

[2] PANG W，LIU G，ZHANG Y，et al.Total laparoscopic transabdominal-transdiaphragmatic approach for treating Siewert Ⅱ tumors：a prospective analysis of a case series[J].World J Surg Oncol，2021，19（1）：26.

[3] 张炎，庞玮，刘刚，等 . 全腔镜下经腹膈入路全胃切除治疗 Siewert Ⅱ型食管胃结合部腺癌的围手术期疗效分析 [J]. 转化医学杂志，2019，8（3）：157–161.

[4] KURTOM S，KAPLAN B J.Esophagus and gastrointestinal junction tumors[J].Surg Clin

North Am，2020，100（3）：507–521.

[5] REYHANI A，ZYLSTRA J，DAVIES A R，et al.Laparoscopic-assisted left thoracoabdominal esophagectomy（LLTA）：an innovative approach for locally advanced tumors of the gastroesophageal junction[J]. Dis Esophagus，2020，33（11）：doaa014.

[6] WANG W P，GAO Q，WANG K N，et al.A prospective randomized controlled trial of semi-mechanical versus hand-sewn or circular stapled esophagogastrostomy for prevention of anastomotic stricture[J]. World J Surg，2013，37（5）：1043–1050.

AJCC 第 8 版食管及食管胃交界部癌 TNM 分期

美国癌症联合会（American Joint Committee on Cancer，AJCC）

AJCC 预后阶段组（腺癌）

临床分期（cTNM）

	cT	cN	M
Stage 0	Tis	N0	M0
Stage I	T1	N0	M0
Stage IIA	T1	N1	M0
Stage IIB	T2	N0	M0
Stage III	T2	N1	M0
	T3	N0-1	M0
	T4a	N0-1	M0
Stage IVA	T1-4a	N2	M0
	T4b	N0-2	M0
	Any T	N3	M0
Stage IVB	Any T	Any N	M1

病理分期（pTNM）

	pT	pN	M	G
Stage 0	Tis	N0	M0	N/A
Stage IA	T1a	N0	M0	G1
	T1a	N0	M0	GX
Stage IB	T1a	N0	M0	G2
	T1b	N0	M0	G1-2
	T1b	N0	M0	GX
Stage IC	T1	N0	M0	G3
	T2	N0	M0	G1-2
Stage IIA	T2	N0	M0	G3
	T2	N0	M0	GX
Stage IIB	T1	N1	M0	Any
	T3	N0	M0	Any
Stage IIIA	T1	N2	M0	Any
	T2	N1	M0	Any
Stage IIIB	T2	N2	M0	Any
	T3	N1-2	M0	Any
	T4a	N0-1	M0	Any
Stage IVA	T4a	N2	M0	Any
	T4b	N0-2	M0	Any
	Any T	N3	M0	Any
Stage IVB	Any T	Any N	M1	Any

新辅助治疗后病理再分期（ypTNM）

	ypT	ypN	M
Stage I	T0-2	N0	M0
Stage II	T3	N0	M0
Stage IIIA	T0-2	N1	M0
Stage IIIB	T3	N1	M0
	T0-3	N2	M0
	T4a	N0	M0
Stage IVA	T4a	N1-2	M0
	T4a	NX	M0
	T4b	N0-2	M0
	Any T	N3	M0
Stage IVB	Any T	Any N	M1

A　pTNM Adenocarcinoma

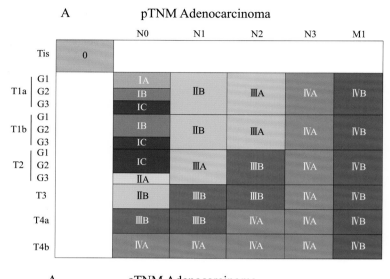

A　cTNM Adenocarcinoma

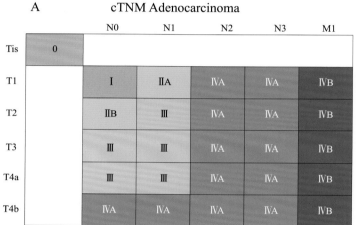

ypTNM

	N0	N1	N2	N3	M1
T0	I	ⅢA	ⅢB	ⅣA	ⅣB
Tis	I	ⅢA	ⅢB	ⅣA	ⅣB
T1	I	ⅢA	ⅢB	ⅣA	ⅣB
T2	I	ⅢA	ⅢB	ⅣA	ⅣB
T3	Ⅱ	ⅢB	ⅢB	ⅣA	ⅣB
T4a	ⅢB	ⅣA	ⅣA	ⅣA	ⅣB
T4b	ⅣA	ⅣA	ⅣA	ⅣA	ⅣB